【美】尼克·卡明斯　珍妮特·卡明斯　著　　崔琳琛　译

REFOCUSED PSYCHOTHERAPY

AS THE FIRST LINE INTERVENTION IN BEHAVIORAL HEALTH

重新聚焦心理治疗

作为行为健康的第一线干预

上海交通大學出版社
SHANGHAI JIAO TONG UNIVERSITY PRESS

内容提要

本书介绍了创新高效的“新生心理”治疗及其如何在初级医疗中综合行为为健康医疗服务的方法。作者指导心理学家如何与初级医疗机构的医生并肩合作，提供有效验的、有效的、高效的服务，从而保持心理干预的最佳标准。书中有详细的案例学习，其中包含了诊断的讨论、各类型分析、作业布置和展示治疗技巧等，指导读者如何个性化地治疗病人，如何通过洋葱型和大蒜型的概念快速诊断病人，为更好地治愈病人打好基础。

图书在版编目(CIP)数据

重新聚焦心理治疗作为行为健康的第一线干预 / (美) 卡明斯(Cummings, N. A.)，(美)卡明斯(Cummings, J. L.)著；崔琳琛译. — 上海：上海交通大学出版社，2013

ISBN 978-7-313-10720-6

Ⅰ. 重… Ⅱ. ①卡… ②卡… ③崔… Ⅲ. 精神疗法—研究 Ⅳ. R749.055

中国版本图书馆 CIP 数据核字(2013)第 304949 号

重新聚焦心理治疗作为行为健康的第一线干预

著　　者：(美)尼克·卡明斯(Cummings, N. A.)
(美)珍妮特·卡明斯(Cummings, J. L.)

译　　者：崔琳琛

出版发行：上海交通大学出版社

地　　址：上海市番禺路 951 号

邮政编码：200030

电　　话：021-64071208

出 版 人：韩建民

印　　制：上海宝山译文印刷厂

经　　销：全国新华书店

开　　本：710mm×1000mm 1/16

印　　张：17

字　　数：245 千字

版　　次：2014 年 1 月第 1 版

印　　次：2014 年 1 月第 1 次印刷

书　　号：ISBN 978-7-313-10720-6/R

定　　价：42.00 元

警　告

如果你害怕创新，只想死守着一种心理学信仰，

或者认为心理治疗是没有效果的，

请不要阅读本书。

序

一个不用书本钻研医学的人像航行在未知的海洋。如果他学习医学而不接触病人,就是根本没有下过海。

——威廉·奥斯勒先生

从事心理学和从事医学是一样的,可惜的是,很多心理学专业方面的书是由那些可能是好老师或研究者这类学术型医生撰写出来的,这些人从不看病人。正是这些学者们培训着我们未来的心理治疗师,所以今天的心理治疗可能有更多的效验性研究,但在效率和效果上可能就远远不如非学者培训出来的心理师。而这本书是由能将病人作为中心,把干预放在第一位,也能积极地为病人提供有效证明的治疗师撰写的。本书作者们有近一个世纪的从业经验,也影响了成千上万的病人、学员和接受过督导的人。我们从卓越的Cleveland诊所的心脏外科经验学到,如果一个医生没有成功治愈过1 000个病人,无论他看过多少本书甚至写过多少本书,都不能称为一名卓越的医生。

本书的上一个版本叫《聚焦心理治疗》(Focused Psychotherapy)。它是为了适应治疗师应对快速发展的管理式医疗(managed care)的需求,从而教授他们非凡的技巧,让他们得到提高,能逾越管理式医疗报销框架的限制下的服务体系。该书写于1995年,因为在当时,管理式医疗已经成为满足心理健康的普遍方式,药物治疗成了心理健康的新威胁。这导致了心理治疗服务的减少,因为药物取代了心理社会(psychosocial)服务，并成为主要的治疗模式。

由于我们认为能为我们治愈心理疾病的抗抑郁药物和其他精神抑制药物是失败的，心理治疗再次有机会复活，能恢复为行为治疗的第一线干预方式。但它也需要由有效和高效的心理治疗师在医疗保险系统中，显示治疗效果，并能体现治疗的成本效益。为此，经修改的1995年版本的《聚焦心理治疗》(Focused Therapy)被重新命名为《重新聚焦心理治疗》(Refocused Psychotherapy)来表现这些改变。

尼克·卡明斯

2012年3月1日

于里诺，内华达州

目　录

导 论

过去：心理治疗的黄金时代

让我们将时光倒流到20世纪50年代和60年代早期，看看心理健康服务的治疗曾经是怎么样的。当时精神病学已经成功建立，心理治疗正在舒展筋络，开始大展拳脚；社会工作也受到重视，但很少有社工像精神病学家和心理学家一样以私人从业方式提供心理治疗。咨询师和婚姻/家庭治疗师不作为独立的专业人士存在。由于美国人对心理治疗趋之若骛，心理治疗师广泛缺乏。没有人会料到后来会出现我们所知的管理式医疗（managed care），会将心理治疗排除在健康保险政策之外。要自己掏腰包做心理治疗并没有阻止需要它的病人，而这个费用只是象征性的：有经验的精神病学家的50分钟治疗收费15美元，而新手心理学家的费用是10美元。

社会倾心于心理治疗。电影、电台、早期的电视，还有平面媒体的文章都赞美心理治疗。整整20年，民意调查都显示，心理学家是年轻女性最想要的交往对象，人们毫不羞涩地将自己的心理治疗师介绍给周围的朋友。大众都认为心理治疗是长期的，著名的精神分析家们都有着长达数月的等待名单，病人急切地希望能接到电话去看诊。心理治疗在第二次世界大战期间在威廉·门宁格将军（William

Menninger)的指导下得到了发展，威廉·门宁格将军也是后来位于堪萨斯州托皮卡(Topeka)的著名的门宁格诊所(Menninger Clinic)的创始人。这些军方的精神病学家和心理学家的成功影响，在20世纪60年代的一系列畅销书和受欢迎的电影传播开来，然而公众对心理治疗的需求似乎是无法满足的。本书的老作者于1948年作为一名心理治疗师新手在加州开始私人执业，也乘着这股潮流与那些受惠于政府退役军人资助项目并接受了专业训练的同事们一起工作发展。

当一个病人想要看病时，他/她会直接给精神病学家或者心理学家打电话，然后会在电话中完成预约。他/她会被安排坐在等待室中，直到被叫到，病人很少能在约见时间准时见到医生，但访谈一定会在50分钟后结束。心理治疗师需要有10分钟的时间去写笔记、听电话，做好准备见下一位病人。很少的心理治疗师有接待员，很大一部分都是自己一个人工作。儿童和精神病患者会有人陪同前来，当然，是一起见医生的。大约60%的病人由他们的医生转介而来，而有高达40%的病人是自己来的，他们从朋友处得到心理治疗师的电话号码，偶尔也有病人是从黄页中获得信息。儿童治疗中的玩耍治疗非常流行，儿科医生常常会做转介，因此很多心理学家会保留一间游戏室。心理测评占了所有心理学家业务的很大一部分，精神病学家也往往会转介自己的病人来做测评。同样，心理学家会将精神病患者转介给合作的精神病学家去获得药物。

在心理治疗的黄金时期，心理学家们很成功。精神抑制药很少用到，即使需要用到都会在见过心理治疗师(或者精神病学家)后才会获得。病人的治疗方案都是先用心理治疗，再结合相关的药物，很少的情况是病人会需要用药物结合心理治疗。

但是，那个年代存在以下两个问题：一是心理治疗的主要病人都是中产和富有家庭，他们都有较高的学历。那些工薪阶层或所谓的蓝领阶层很少会去寻求心理治疗的服务。二是精神病病人让精神科医院人满为患，在州立医院里更为严重。所有这一切都需要改革心理健康服务方式，这也引起了用精神科药物取代心理治疗去提高效率的呼声，也就是让药物取代心理治疗，成为第一线的干预。

将心理治疗扩展到普通人群

这一系列的问题先由凯撒医疗机构(Kaiser Permanente)*健康系统开始着手解决,当时在20世纪50年代的后期,心理治疗开始包括在医疗保险内。本书的老作者通过医疗费用抵消研究证明心理治疗不但是经济的,它的加入可以节省医药/手术的费用——这些都是在计算了行为医疗服务的费用后的结论(Follette & Cummings, 1967; Cummings & Follette, 1968)。在这个研究的基础上,尼克·卡明斯在1959年撰写了美国第一个预付心理治疗的保险法案,这也是在医疗产业将心理治疗看为可实施且经济上可行的基础(Cummings & VandenBos, 1981)。凯撒医疗机构的医药拓展研究很快复制了随机控制的夏威夷项目,其中包括整个夏威夷人口的医疗补助,也包含整个州的政府雇员(Cummings, Dorken, Pallak, & Henke, 1991; 1993)。这两个服务系统(凯撒医疗机构和夏威夷项目)变成了20世纪80年代开始的一个预支付管理式行为医疗服务系统的雏形,其在10年内在50个州中增长到5 000万个注册会员。这个系统成为了美国新生系统,它是以心理学家为主导的系统。尽管每个州都有一名医学主管,他/她上面要报告的临床主管是一名心理学家。

这三个服务系统(凯撒医疗机构,夏威夷项目,美国新生)在超过40年间扩展到有成千上万的心理治疗师来为病人提供服务,覆盖了成千上万的人口,有着无数次的治疗,但没有一次治疗失当的记录。这个记录在医疗行业中仍是无法被复制的,而在医疗行业中医疗诉讼一直是司空见惯。新生模型的驱动力是,在预付服务系统中提供心理治疗服务的心理学家和社工,总是第一线的干预,而不是应用药物。药物是在少有的、必需的情况下从属配给的。心理学家虽然接受过精神药学的培训,但他们无处方权,这就要求他们通过从同一中心任职的精神病学家处获得

---

* 又称"凯撒医疗集团",美国的一个预付费的会员制医疗机构。——译者注

处方。这个处方由精神病学家开列，然后交给心理治疗师，由治疗师连同用药的指南给予病人，并且会与病人一起讨论药物的副作用。这就保证了处方不会干扰心理治疗的移情(therapeutic transference)或避免病人从心理治疗为主要治疗的方式中因添加药物而分散。这个流程在过去50年中都应用在凯撒医疗机构的系统中，它只经历过一次挑战。在2001年，一位因为不满意裁员的医生在加州奥克兰(California Oakland)起诉指控凯撒医疗机构的心理学家和社工事实上在开处方。法庭裁定认为这个流程已经持续了40年，并没有对任何病人造成伤害而取消其申诉。

在新生模型的早期，精神病学家(如凯撒医疗机构)是与心理学家和社工一起工作的心理治疗师。在20世纪80年代，精神病学开始用药物治疗，心理治疗不再包含在他们的训练中。所以在美国新生模型中没有受过心理治疗训练的精神病学家不可以提供心理治疗。事实上，这些新的精神病医生轻蔑地将心理治疗称为“空谈治疗”，他们强调说行为问题是因为脑袋中的化学物质不平衡，心理治疗是与其不相关的。本书的老作者曾发现一名精神科医生在做心理治疗，并且这名精神科医生拒绝改变时，这名精神科医生马上被解雇了。

面对超负荷住院的精神病人的挑战

凯撒医疗机构(Kaiser Permanente)的项目领导着几乎是普遍应用的第三方支付心理治疗，并将它的用途延伸到工薪阶层和少数人种，与此同时夏威夷项目说服了政府将心理治疗服务纳入为医疗补助的一部分。然而过度住院的精神病人以及人满为患的州立医院的问题都没有得到巧妙的解决。最后，这些问题导致了医院让该住院的精神病患者出院，到了20世纪80年代，街道成为了精神病医院，监狱系统也受到牵连。

更重要的是，尽管国家心理健康研究所(National Institute of Mental Health，缩写NIMH)决心要通过研究以社区为基础的行为健康服务来解决这个问题。社区的心理健康系统，是在肯尼迪执政期间设计，肯尼迪总统被杀后，在约翰逊总统任期内通过法案。它设计为在社区给不在精神病院住院的病人提供扩展的门诊行为干预服务。另外，国家心理健康研究所(NIMH)大胆地给出项目研究经费，如在20世纪60年代和70年代在加州进行的索特瑞雅(Soteria)项目。这个项目由国家心理健康研究所有前瞻性的精神病学家罗兰·莫舍(Loren Mosher)领导兼设计，其中两个索特瑞雅之家(Soteria Houses)，起名于希腊词"deliverance(解放)"，是作为住院治疗可选择的行为改变为导向。在它随机控制的研究设计中，每第三个到圣克拉拉镇(Santa Clara)精神病医院要住院的病人都会被建议到两个索特瑞雅之家中的一家。这个项目以行为为基础，采用环境疗法，实行社区自我管理，配合心理治疗和家庭治疗以及其他适当的行为技巧，当中不到10%的人要服用精神科药物，就算服药也只是短期的(Mosher and Hendrix, 2008)。

在索特瑞雅项目进行的30年间，本书的老作者有幸成为位于帕洛阿尔托(Palo Alto)的著名心理研究所(Mental Research Institute，简称MRI)的主管。他花了相当多的时间在他们的场地观察不应用药物的情况下病人如何快速减少精神病症状，也通过数年的跟踪表明病人在治疗后没有再重复出现症状。这个项目非常有效地在没有依赖药物的情况下减少了病人住院率。而国家心理健康所也有意在美国的其他地区复制这个模式。这威胁着迅猛发展的精神药物治疗，这些事件将在第一章中详细说明。国家心理健康所的新一任领导如杰拉尔德·克勒曼(Gerald Klerman)、酒精药物成瘾及心理健康管理署(Alchohol, Drug abuse and Mental Health Administration 简称ADAMHA，现在重新命名为SAMHSA)贬低心理治疗来推崇以药物为基础的大脑化学不平衡理论。罗兰·莫舍被国家心理健康所解雇，索特瑞雅的资金一夜间断掉了。这个项目也忽然中止了。国家心理健康所亲自确认总结报告没有写出来，现在索特瑞雅项目的数据和其非凡有效性的证明已无从获取。精神健康历史学家罗伯特·惠特克(Robert Whitaker)也全面地记录了这一次溃败(Whitaker, 2010)。过后不久，一种新药物能代替精神科住院并让住院精神病人出院的做法迅速发展起来。

一个不常见到的有效减少精神病住院的方法是，无论多么晚，都在急诊室中进行门诊心理治疗。几乎无效率可言的标准程序是这样的：当一个有严重精神问题的病人到急诊室时——这往往出现在深夜，急诊室的医生会给值班的精神科医生打电话。在一个简短的电话讨论后，精神科医生会建议让病人入院，然后他/她会在早上检查这个住院的病人。等精神科医生出现的时候，病人已经在一个"疯子呆的地方"住了一晚上。病人断定："我肯定是比我想象中还要疯。"用一个简单明显的方法，这个程序可以被中断，几乎能让所有不需要住院的病人都得到好处。一个专门受过训练的博士学位的心理学家或者精神科护士，而不是精神科医生，无论多晚都会到急诊室。在那里，门诊心理治疗开始。如果病人能积极回应，很明显住院治疗是不需要的，病人会被带到急诊室让陪同人员送回家。然后病人会在第二天适当的时间再来，这样给了他们机会睡觉，还可以在接下来的几天每天都接受治疗。所有这些都比只是一天住院治疗的费用少得多。这个程序被凯撒医疗机构成功地应用，后来应用在美国新生模型中。后者成功地降低住院率达到九成，也前所未有地将很大比例的节约经费转移到覆盖门诊的心理治疗，这包括往往被排除在外的婚姻和职业咨询(Cummings，2011)。

被管理式医疗侵占的心理治疗

在1990年代的早期，管理式医疗扩展其工业化。到今天，它能控制心理治疗——能决定通过网络预约多少次访谈，什么干预可以得到报销。通过确认的治疗计划几乎都是由不专业的案例经理决定的。他们是通过表面上的限制服务来降低费用。美国心理学协会(American Psychological Association，简称 APA)没有注意到医疗系统的工业化警报(Cummings，1986)，而美国精神病学协会(American Psychiatric Association，简称 ApA)则欢迎这个趋势，这样它还能继续在此行使自己的影响。因为药物的统治取代了心理治疗，美国心理学协会现在面临着行为科学和业务的递减，这符合了美国精神病学协会推崇药物的目的。

在20世纪80年代和90年代，唯一一个保持着忠诚于行为治疗的管理医疗公司是以心理学为主导的美国新生模型。它的发展是那些缺乏执业知识，只依赖精神科和强调精神科药物，被华尔街控制的管理医疗系统所无法复制的。这个模型数次被美国精神病学联会(ApA)挑战，每次它都能通过其有效的行为医疗服务成功地在法律上和经济上赢得挑战。因为自己的美国心理学联会跟美国精神病学联会之间无休止的争吵，本书的老作者，也是美国新生公司的联合创始总裁，与他的同事一起，在20世纪90年代中期卖掉了公司。销售条件中就含有了在这个医疗系统中要有限制性条款，且必须继续保持的规定。可是对限制性条款的侵蚀几乎是马上就开始的，承诺也在六个月内全面瓦解。

将心理治疗作为第一线的干预

本书将探讨心理治疗再次作为行为医疗第一线干预的需要，并提供指导性的方法。心理治疗将其地位让给了药物，导致了治疗中不尽如人意的结果。现在社会都已经准备好迎接改变，也需要有行为医疗的从业者能在这个机会中崛起。但是，放弃心理病理学的基础，心理治疗就会迷失方向，这会导致无法避免地增加应用药物来紧急处理所有焦虑症和抑郁症，因此现在医生开处方时不再考虑行为导致这些感觉的心理因素。反复无常的症状集合都有了听着很科学的名称，并取代了真正疾病或者状况的准确性。在第一章中，这些大同小异/反复无常的症状集合会被重组，从一种DSM到另一种中获得新命名。对所有这些重组的症状的干预总是用最新的精神抑制药物，而它们的效果还面临很严峻的挑战，让人担忧的副作用也正在堆积。

这就需要我们再次强调在行为医疗中，要有坚实的精神病理学基础，将它融入成为主流综合医疗保健系统的一部分。很大部分的情感苦恼病人都在初级医疗保健系统中发现，2010年的国家医疗改革方案必不可少地将初级医疗保健医生(PCP)去主导行为健康医疗的服务，这就强调了行为保健医师(BCP)能在单独的执业办公室走出来，与医生们一起并肩工作。在这个角色中，行为保健医师不仅作为初级医疗保健的心理治疗师，也同时根据需要培训医生，提供各种及时和适当的行为干预。这需要有效验（意为已经证明有效的干预），经历过临床测试（意为有效性）并且最后是有效率的（意为不是死板的 50 分钟治疗）。换句话说，行为保健医师会更像医生一样，而同时不放弃将行为健康作为基础。简单地说，初级医疗保健系统会呈现的局面，就体现为如英国心理健康先驱迈克尔·巴林特（Michael Balint）在半个世纪前说的："心理学家需要变得更像医生，而医生需要变得更像心理学家"（Balint，1957：43）。

以上所描述的系统，就是我们所熟知的新生模型，它不仅以实证为基础，也有超过 40 年的实践经验，是覆盖全美国有超过3 000万到4 000万的覆盖人群的医疗保健体系。它在 1959 年起源于凯撒医疗机构，在那里他们有先见之明的发起医生——西特尼·加菲尔德（Sidney Garfield），发现了心理学超越精神病学的价值，而他的后来人和得意门生，莫里斯 F·科伦（Morris F. Collen）本身也是医生，给了尼克·卡明斯自由去创建一个模型，后来该模型有了 400 万人的覆盖率（Cummings & VandenBos，1981）。后来在 1980 年到 1987 年间政府有 12 万个研究对象的随机化夏威夷医疗补助项目中经受了测试（Cummings et al.，1991；1993）。在 1985 年，他成立了国家专利的行为医疗体系，美国新生的基础，它在 10 年内覆盖了 50 个州的2 500万人的心理健康需求。就如前面提过的，这个经验是零失误，也没有因病人投诉需要走司法程序，这个成绩在任何国家级的医疗保健公司中是空前绝后的。有了这个历史，新生模型是效验、效果和效率的卓绝的范例。它的行为治疗模型会在本书中描述。

关于本书作者

本书作者是父女档的心理学家，这已经是他们一起合作的第九本书了。尼克（Nick）是 1979 年美国心理学联会会长，曾经是凯撒医疗机构的行为健康负责人，夏威夷项目的主研究人，专业心理学运动的发起人，有四个校区的加州专业心理学学院(现在的阿里安特大学 Alliant University)的创始人，位于帕洛阿尔托(Palo Alto)的心理研究所分所的负责人，美国新生的创始总裁。最近，他是亚利桑那州立大学尼古拉斯 A・卡明斯行为健康博士课程的设计师。在这个课程中珍妮特(Janet)是创始协作主管，并继续在大学中担任副教授。珍妮特是精神病药理学、精神病理学、病理生理学上的权威，她曾经在成为心理学家前学习分子生物学，曾经获得其取得博士学位的莱特州大学的年度校友称号。父女两人都是位于里诺(Reno)的内华达大学的教授，尼克是荣誉教授而珍妮特是副教授。他们治疗过成千上万的病人，指导过上千的心理治疗师，也在研究生院教过许多的学生。他们是一心一意，亲力亲为的治疗师。除了以上所做的一切，他们还继续自己的私人心理咨询服务和在行为医疗行业中执业。

第一章　回归精神病理学和病理生理学：效验性和有效性

今天心理治疗的缺失是因为缺乏了真正的因果精神病理学。症状都只看表面。不管是 Axis I 还是 Axis II 病人，都是应用认知治疗来配合动机访谈的治疗方法来代替真正了解病人的抗拒，再用技巧的治疗去回应这个抗拒。结果是，我们的精神健康服务陷入了被边缘型人格病人操纵的困境中，年复一年，这些病人根据自己的利益去操控系统，或利用系统来逃避麻烦。

现在的心理治疗，离开了主流医疗体系，躲到心理治疗办公室中，甚至将病人这个名称改为"客户"。医生、牙医、护士、验光师、足科医生、兽医，甚至是按摩技师都要面对病人，而律师、会计、股票经纪人、经济师以及心理学家、咨询师、社工们针对的是客户。这难道不奇怪么，还是我们堕落到今天最多只能提供不完善的学习性或者带着政治上永远正确的毫无效用的建议。我们不再"治疗"病人；我们给病人提供"意见"。事实上，极受吹捧的心理治疗方法是接受同意治疗（ACT)。这其中传递的意思是不开心是人的自然情况，客户越早接受越好。这最早由史蒂夫·海斯(Steve Hayes，2000)提出，他是一个彻底的行为学家，30 年前他不会采取认知行为学，我们已经看到 ACT 注重并复制了现在过时的格式塔治疗，更甚的是，有时难以在流行心理学中将它区分开来。这只是众多在这个年代流行的心理治疗的一种，精神病理学和病理生理学的准确性是不存在的。

一时间,所有药物都似乎以症状为导向。在 20 世纪,医学行业在发现疾病的原因和治疗上迅猛地进步,21 世纪只将精神病学看作医学的一个分支,并仍然保持着是以症状或综合症(不能确诊为一种疾病的随便一堆症状)来命名和治疗的习惯,就如同它们就是疾病。为了说明,精神病理学家和病理生理学家会说:

● 发烧不是一个诊断,但是一个可能有多重不同疾病引起的症状。

● 抑郁也可能是一系列疾病伴随而来的一个症状。

● 焦虑也是一个症状,而不是一个诊断。

● 丧亲不是病,是回应失去重要的人的自然恢复反应。

● 很可能创伤后应激障碍不是一种失调症,而是人在面对无法承受的严重压力的自然恢复过程。就如丧亲,释放压力可能需要一到两年,这可能是极痛苦的恢复过程并且需要配合药物的干预。

● 可能 ADHD 和自闭症都不是疾病,是一个还没有确诊的疾病或者一些疾病的症状。让人质疑的新版 DSM 对这些情况的延伸造成了很多错误的确诊。

今天,症状等同病,而且每个症状都能配到一种药物。这就相当于诊断头痛为失调症,阿司匹林就是针对这头痛的处方,而不去弄明白头痛是由哪一系列的原因引起的,如眼张力紧张、偏头痛,或者一个快速长大的脑部肿瘤。如果是前面的两种情况,阿司匹林就能暂时减轻头痛,但对偏头痛患者是没有帮助的,病人还会继续受罪,直到偏头痛发作过去。而在第三种情况,病人很可能会死。

过去,心理治疗师不仅仅评估病人的信念和烦恼,也会帮助病人钻研是什么将他们引到了今天这一步(所谓的起因)。我们是怎么从心理治疗的黄金时代到了今天缺乏了所有的精神病理学的呢?现在偏向用药物治疗一串随机的症状,而不用必不可少的技巧性心理治疗的过程稳定地蚕食着确定性的过程长达 30 年。在这个年代:

(1) 很难能碰到年龄在 50 岁以下还会采用心理治疗的精神科医生。

(2) 精神科已经变成了“15 分钟确诊,给病人开药”的行业,已经不再受研究生院医学生欢迎并被选择作为他们的职业。这导致的结果是,现在我们严重缺乏精神科医生(Shorter，2010)。

(3) 有85%的精神抑制药物处方是由非精神科医生开出的，这个不可避免的结果在30多年以前就被精神学家斯坦·勒斯(Stan Lesse)预言到了(Lesse，1982)。

(4) 大部分精神病治疗只包括简单地配给精神科药物，而利用行为医疗服务的比例继续在缩小。

(5) 研究生学位的心理治疗师增长到超过了博士学位的心理学家的数目。因为他们的费用较少，现在在美国心理咨询大部分由“咨询师们”完成的。由于精神科医生本身就是医生，他们控制着大部分的精神健康机构，他们监督这些研究生等级的工作人员去提供他们早就已放弃，也不再在行的“空谈治疗”。大部分心理治疗都包括了开精神抑制药物处方，这也往往是行为医疗对付反应缓慢或者棘手病人的方式。

简短的历史方面原因

我们猛然地惊觉，不知不觉间，我们曾经受训从事的专业不再存在，或已被严重削减。有趣的是，不断更新的《精神疾病诊断和统计手册》(DSM)给出的标准进一步推进了所谓的“精神病医学药物化”进程，接着无可避免地是在精神医疗的行业中，确定性丧失了。

《精神疾病诊断与统计手册》，众所周知简称为DSMs，在1950年美国精神病学会开始引入DSM-I，已经经历了超过半世纪的深化。我们所知的，口头上称为是“精神病学圣经”，成为了报销服务的基础，也是政府和其他机构收集心理和情感性疾病的统计数据基础。似乎除了广泛的应用，它充满了争议。DSM不同版本推出得越多，争议就越多，后来到了要重新修改DSM-V的地步。

今天，很少有心理健康领域的工作者认识到这个空白，更准确地说是他们不相信在首个DSM的引入前存在的诊断。1948年本手册老作者在加州独立从业，他翻过一些早期诊断报告，还收集了一堆古老、有趣的、我们曾经都接受的诊断。想象一下，比如，“肛门克制型性格的人最终会得直肠癌”。或者，如果你能看着一个被所有女人拒绝的人说：“言过其实的女性受虐狂容易嫁个施虐狂丈夫。他会在每次虐打过后因为愧疚给太太情感上更多的爱作为赎罪。”往往，这些返祖的诊断都是要去归咎原因，如，“严重恋母综合症会无可避免地发展成同性恋和女人型性格”。并且，当然，还有任何时期都受用的诊断，“蠢货、智商低下”。

现在很明显这些诊断是多么的荒唐，这反映出的事实是每个精神病学学院（后来发展成临床心理学学院）用着他们自己秘传的术语。换句话说，诊断都是狭隘的，每个系统都忽视了其他的流派。这就阻碍了不同的执业者之间的交流，很快也变成了在20世纪50年代的时候政府和私人保险给精神病学服务报销时的大问题（注意这个对精神病学服务的报销有许多年都优先于对心理学家服务的报销，而社工和咨询师的服务紧随其后）。诊断是如此五花八门，第三方支付者在辨别哪个诊断是恰当的，可以获得报销的问题上充满了困难。因此，促成DSM-I无可置疑是因为经济原因，这就适时地将DSM确认为是“精神病学圣经”的地位。就如所见的，经济目的仍然保持着控制的促进力，而所谓的诊断分类其实也就是一组症状而不是我们医学上能反映出的真正疾病。

DSM-I：焦虑的年代

1952年出版的《精神疾病诊断与统计手册》第一版与其最新的版本比较，是相对简练和简单的文本。在20世纪50年代和60年代，精神病学仍然受到欧洲科学传统的影响，有对有理由的正确诊断的需求，这些需求也反映在了DSM-I中（Shorter, 2010）。还有，我们必须记得，尽管我们已经很难相信在最近的20年，精神病学仍然是以心理疗法为主导的。“精神神经症”是当年的主要诊断。简单地说，如果病人投诉感觉“忧郁、心神不安或者是情绪易变，‘神经质’是通常的诊断。当年心理疗法为主导的精神学，‘精神神经症’曾经等同于神经质”（Shorter, 2010：1）。我们没有理由再去描述更多，因为医生和病人都明白“神经质病例”是什么。

DSM-I在20世纪50年代广泛使用,其尖锐的对比是从1980年开始它才成为必用的权威。它是一股融合力,统一规定了混乱的术语,给我们作者很久前称呼为"心理信仰"带来了规矩。它的简洁让有分歧的从业者得以统一。"焦虑是所有心理问题的中心"这个概念是由于当年两本广被阅读和总体上所接受的书:罗洛・梅(Rollo May)的《焦虑的意义》(1950年,1977年)和汉斯・塞勒(Hans Selye)的《生活中的紧张性刺激》(1956)。"紧张性刺激"这个名称的创造,塞勒添加了那个年代广泛受到精神病学家(还有心理学家)使用的词(Menand, 2010)。

这个后来普遍的焦虑的本质造成了最早期的精神抑制药物的失败。在1955年,安宁,有一个商标名"米尔顿(Milltown)"被引进来作为抗焦虑药物,并很快成为了美国历史上最畅销的药物(Tone, 2009)。事实上,它占了美国医生处方药的1/3。惊人地召回米尔顿很快让其他两个分别在1960年和1963年进入市场的抗抑郁药利眠宁(Librium)和安定(Valium)也陷入了低谷。在1968年,Valium是西方社会最多处方的药物,其生产厂家的股票,霍夫曼・罗氏(Hoffman-La Roche),在1972年增值到73 000美元一股(Tone, 2009)。

因有FDA批准为不上瘾药物来推广,本书老作者因为有众多来寻找他治疗的严重依赖抗焦虑药物病人而警觉。他最早让大家警觉的尝试都被生产厂家和FDA忽略了,但在1980年研究表明其依赖性是无可辩驳的,并且后来FDA出示了警告标签,而这在历史上是继会致胎儿缺肢畸形的药物萨立多胺后的第二次警告。这个警告表明不允许因应对每天生活的紧张性刺激得到授权去应用高度成瘾药物(Tone, 2009)。利眠宁和安定的销售市场完全毁灭意味着焦虑年代的结束,但这也同时是DSM-II被引入的时候。

DSM-II:性格障碍成为精神疾病的弗洛伊德精神分析法文件

第二个版本的DSM更加复杂,基于西格蒙德・弗洛依德(Sigmund Freud)和阿道夫・曼耶(Adolph Meye)的概念,后者从瑞士来到了美国(Menand, 2010)。因此,它是基于精神分析理论,也反映了阿道夫・曼耶的延续,这引申到包含了一系列流行病(这后来称为性格障碍症),而这些之前都不被认为是病人的类型。

在 1968 年引入的 Axis II 失调症,第二个 DSM 给了性格失调一个新名字称为人格障碍,这让他们的范围覆盖了精神病学治疗。过去,它们被称为"本性"。因为它们是人性格中永久的一面,是治疗无法改变的。改变了这个定义,就增加了上千万需要精神病学服务的病人,也让行业永远充满了棘手的问题,会极大损害非 Axis-II 的病人还有那些严重精神疾病的患者的权益——这两类病人不会用大声叫嚷的需要吸引注意,这些增加的人格型病人不断地攻击和困扰我们的系统。

DSM-III:精神病理学的结束

1980 年出版的第三个版本有着海量的变化,并注定了精神健康医疗到今天会处在危机的地步。充满活力并全身心投入的精神病学家勒内・斯皮策(Rene Spitzer)负责掌舵,决定解决可靠性问题是——给每个从业人员一套症状,都得出同样的诊断。这么做,手册没有处理更大的问题,也就是确定性。这个确定性可以被定义为将症状和病原联系在一起(Greenberg ,2010;Menand,2010)。换句话说,最终不是疾病,最后的结果是一系列的"状况"或"综合症",用同样的符号和症状去分类,往往只有个大概,它的存在和确定性都无法被证实。

斯皮策完成了一个积极的改革:他净化了 DSM 中上一个版本的弗洛伊德的混杂语。可是这么做也把好的坏的一起丢掉了。精神分析最少还挣扎着将其根本树立在精神病理学上(解释:原因和结果),但斯皮策无意地完全省略了精神病理学。考虑有药物能脱离病理生理学——这就如在一个世纪以前,我们只处理情况和症状,而不是病因本身。这可能就是精神病学在了解到是用什么药物去治疗确切的疾病前过了头,赞同了精神药物学(Kirsch,2010)。

为了更进一步说明诊断系统的独断,下一个版本的 DSM-III 开始"通过投票定诊断"的过程。用一分钟想象,我们居然用投票而不是用血液检查或切片检查的方式去确诊胰腺癌或卵巢癌。

DSM-IV 和 IV-TR：我们困扰的现在

不足为奇的是，这个版本的一系列争议和独断的立场没有减少，更因为应用了投票诊断增加了它前者留下的可质疑的方面。例如这个版本首先是通过取消了同性恋作为一个诊断，取而代之是自我矛盾型同性恋（Dystonic Homosexuality）去取得认同，然后无声无息地在没有解释的情况下妥协（说明，自我矛盾型同性恋）就不算在精神问题里面了。同性恋是否是一个诊断（这些作者相信它不是），问题在于令人惊讶的投票诊断而不是用研究实证的精神病理学。这个过程由 DSM 委员会加强了，往往私底下缺乏正确性地对加减诊断作投票。

现在的 DSM 导致了现在的抑郁症时代，就如 1960 年代的米尔顿，以利眠宁和安定为标志的焦虑年代。现在是因为过度诊断抑郁症并配给处方抗抑郁药物，我们预测抗抑郁药物也会走上同样的轨道（Greenberg，2010；Herzberg，2008；Kirsch，2010）。这个倾向表现为对处理日常生活的问题都用抗抑郁药物应对，威克费尔德（Wakefield）和霍维兹（Horwitz，2007）谴责它去掉了伤感作为生活中正常和信息化的情感。这些同样的作者总结出的越来越多的文章反映了相关的抗抑郁药物的无效性，特别是在轻微的病例中，还会伴随着惊人的一系列的副作用，很多都是非常严重的。精神病学家卡雷特（Carlat，2010）果断地总结为心理治疗可能更加有效，也不会如抗抑郁药物一样对身体健康有破坏。他的看法受到越来越多行业内外专家的拥护（Whitaker，2010）。

一些症状和征兆组合在一起被起名为了各种综合征而找不到原因，然后没有心理治疗干预了，病人都吃药了。每一个症状，表面上都能处方一种药物。尽管我们现存有许多的精神抑制药，却只有太少数的分类。而往往同样的药物会处方给不同的症状。比如，抗抑郁药不仅处方给抑郁症，也同时能处方给强迫症、戒烟、对工作不满、性欲低下、早泄、饮食失调症或者其他多种可质疑的文献建议的问题。更深一层，焦虑和抑郁也如头痛或者发烧那样的诊断，它们后面可能隐藏着很多的疾病。因为 DSM-IV 包含了重新改组的同样症状来冠以新的名称，这就导致了如曼内德(Menand，2010) 的批评，责问我们可能不是在对付一种疾病(心理疾病)，而可能是对付一系列不同阶段的症状。

由一致性而非科学性决定的诊断

在没有确定性，只强调可靠性，用达到意见一致的方法来决定诊断的方法是没有发展前景的。每个人都看着一系列的症状总结为同样的"诊断"，甚至即使这个认同跟真正的疾病没有关系。这就远离了科学确定性。它的缺陷是偏向社会和政治观点达到一致意见而不是根据需要治疗的疾病本身。更确切的是，达到一致是靠临床经验(但大部分人的经验都只是看个感冒发烧，不代表他们是专家)。

到了 2010 年，非精神科的医生——那些看诊身体的疾病已细致到从病因为导向的医生们，他们完全接受了 DSM-IV 的术语，也变成了主要的精神抑制药处方的源头。他们是 85%的精神抑制药物的处方者。这在中国是不同的，就在本书编写期间，新生模型被引进到了中国。数十年来，中国的医生和普通群众都接受了中文里面等同躯体化的词语，如"神经衰弱"。DSM-III 的出现和医药公司代表进驻中国市场的后果是，精神病学抛弃了心理学概念，就像美国一样，开始接受症状/抑郁的概念，同样的确定性和药物滥用的问题也都出现了。对比美国，中国无论是医生还是普通大众都更能接受神经衰弱和躯体化的概念(Lee，1997；Lee &Kleinman，2007)。这解释了为什么滥开处方药的行为只在中国精神科医生中存在，而没有被非精神科医生效仿。

伴随着放弃精神神经症(psychoneurosis)，我们很快轻视了兼顾病人的历史和应用心理测试。现在主要使用的简短的抑郁书面筛查测试都很不准确，特别是早已过多的爱操控人的 Axis II 病人们看上去会因抑郁来寻求住院躲避麻烦，然后在适当的时候或麻烦过去的时候看上去恢复正常，他们就能按自己意愿离开医院。让我们看看有哪些因为现存的社会和政治偏见而存在的更可耻的非科学决定。

在构想 DSM-III 的时候，里面有相当多的精明交易。以越年轻的生物学为导向的精神病医生越容易抛弃原来那些听上去像精神分析学的繁杂学名，并开始应用新的主要的抑郁症术语，但也为了给他们的老同事让步，创造了附加的精神抑郁症。对于精神分析，这听上去像是他们所钟爱的神经机能的抑郁，这个让步受到了影响。进一步加入躁郁症人格障碍的一个单向躁郁症人格，我们有足够多的分类去让每个人都有抑郁因素，尽管这些"抑郁"是同样的情况，只是存在症状形成上的微小区别(Shorter, 2010)。焦虑时代结束了，现在我们让所有人都有资格去用抗抑郁药物作为治疗。格林贝格(Greenberg,2010)一针见血地指责我们的专业抛弃了伤感这个情感，将其当作是脑海中的化学性疾病。

因为医生通过一致同意和妥协来决定诊断，这就很难避免政治上的纠正会在这个过程中插入。1973 年，美国精神病学协会取消同性恋为一个可以治疗的异常情况。这里的问题不是这个决定是否正确，而是这个过程是怎么做完的。它由女同性恋和男同性恋激进分子的团体在精神学领域上掀起政治上的轩然大波，他们是为了反对几个坦率的精神病学家所说的，为能使同性恋病人正常化，将那几个精神病学家形容成魔鬼甚至威胁他们，而不是在科学上去反驳他们的观点。精神病学家代表委员会(Psychiatry's House of Delegates)为了避开冲突，就将这件事交由会员去投票，这是医学上第一次让诊断由投票决定而不是由科学决定。同样的，一系列关于女权主义者和其他激进分子敏感的问题，也是政治上决定(一个综合的描述请看怀特和康明斯 Wright 和 Cummings,2005)，贬低了精神病学的诊断本质。这可能发生在胰脏癌或结核病的诊断上，我们可以不用身体检查和医学化验吗？暂时，这个趋势继续下去，下个例子可能就是让恋童癖也在未来的 DSM-V 中成为正常化。

初步起草的 DSM-V 强调精神科诊断的无端性。在几乎秘密筹划的 3 年间，有足够多的起草内容因被泄露而引起了轩然大波的异议。结果，它的完成推迟了两年，而同时需要考虑广泛的意见。最多，这结果只是一致意见，不是具有确定性的。

因为新的诊断是基于委员会投票而不是神经生物学测试，领域中对"创造疾病"极其脆弱，并规定了扩大"疾病"定义来增加市场的药物治疗需求(Carlat, 2010)。我们已经见过包含了人格障碍让我们的病人增倍的情况。在 2001 年重新定义 ADHD 让能被确诊的儿童的数量增长了四倍，而增加抑郁的分类并去掉伤感作为正常情感就让几乎每个人都能得到抗抑郁药物的处方（Cummings & Wiggins，2001）。有时，这种扩张变得五花八门，带着季节性影响的失调，还有可逆转的季节性抑郁障碍（可逆转 SAD），也就是为什么有些抑郁病人夏天比冬天的情况严重。不仅诊断扩大侵犯到正常的生活范围内，分类的数目亦已经增大到异常的程度。考虑 DSM 从原来的 50 页增加到了 900 页，诊断分类的数目从 100 个扩大到了 800 个（Follette&Houts，1996）。这只是为什么有些评论会偏好我们的精神诊断系统的例子之一，他们将其评说为精神病蔓延（Carlat，2010）。这些都是为什么有些评论将我们的精神病学诊断系统称为精神病蔓延。加上点幽默，一个很有知识的前病患来看诊，用了她建议的 DSM-V 系统作评估。她和她那位 80 多岁的女性友人在讨论男人在她们太太变弱之前就失去性能力的问题。她自己，已经有 8 年没有性生活了。在深入讨论后她们都给 DSM-V 委员会提交说任何超过两年没有过性生活的太太都应该被诊断为一个新综合症，叫做“再生处女”（Janet，Simpson，personal communication，January 2011）。花哨吧？可真花哨，但它满足了今天的新 DSM 综合症的标准：由委员会专横地一致同意，创造一个能让所有医生都认识和分辨的定义，并且能用一种现有药物或未来研发出来的“反处女药”来治疗的病。

最后，我们需要强调症状为主导的诊断不仅对真正的疾病缺乏效验，也错过了甚至是削弱了将病人的症状与根本问题或现存的行为精神病理学联系在一起的能力。就如新生模型在 1980 年到 1995 年间遭遇管理医疗却取得成功，现在它已经准备好去处理生物医学革命并将心理治疗回归到它应有的位置，也就是成为行为健康医疗的第一线干预。人们可以通过其效验性、有效性和高效性进行治疗，所有这些都能在我们所描述的创新中体现。

总　结

精神病学是医药中最后一个还是凭直觉诊断的分支。这意味着诊断是根据症状/综合症状决定，而不是用客观测试如血样、X光、造影、化验分析，还有很多现在医学中可以用的确定方法来决定。在20世纪初期曾经有一个阶段所有的药物都是凭直觉处方，那个年代可以被总结为：不要质疑唯一可用的程序，要不然就什么都没有了。一个基本的例子是失血：当一个病人死去，总是因为一个疾病而不是因为失血。同样的，在今天的精神病学，当有那么多药物有有害的副作用，有些可能严重到致死或者自杀，发展的动向是将这些问题归因为病人的症状，而不是药物。为什么？因为精神病学在治疗全套配备中除了精神抑制药物外什么都没有。除了它以外，精神科医生就如没有了弓箭的射手，对疾病无计可施。

将心理治疗恢复到第一线干预，就需要包含客观的测试和病人的全面的病史，也要恢复因果关系的重要性。这些是处理病人的焦虑或抑郁的根源，并都能在心理治疗中解决。问题还是焦虑或抑郁的增加或减少是因为血清素和多巴胺的波动程度引起，或这些症状都是因为工作压力、婚姻不满、法律问题、严重的丧失，伴随着其他的症状如头痛、发烧、血压升高或呼吸受阻引起，等等。这些都是一个疾病的症状，不是疾病本身。

心理治疗师没有扎实的能力用治疗性手段来处理因果关系，以至于将心理治疗的失败都归因于病人。我们都听过这样的借口：如病人不积极，或他/她缺乏“心理学的头脑”（不管是什么），或者他/她不配合治疗。在新生模型中，我们没有这样的借口，因为治疗师都接受了如何将病人的抵御变成我们的治疗帮手的训练。

第二章　因果关系心理治疗：不止治疗症状

治疗的不仅是症状

不幸的是在过去的 20 年，精神抑制药物的控制降级到了次要的地位，心理治疗的组成被模糊了，现在需要我们澄清。在美国，初级医疗保健医生开出了精神抑制药物的 85%的处方，大部分都是通过直接处方，偶尔也有通过咨询后再开出处方。这是现在缺乏精神科医生的权宜之计，但这些由初级医疗保健医生做的咨询，不仅在技术上，还是在是否恰当的评估上，都远远不如心理治疗。首先，心理治疗是一个治疗性的行为健康治疗。很多事情都是有治疗性的，但他们不是一个纯粹治疗：睡一晚好觉，获得一份工作，读一本好书，做爱，跟朋友外出，甚至是祈祷（后者见 Cooper，1995 和 Cummings & Cummings，1997 文章中对治疗性的总结）。在医学上干预和治疗的区别就很明显，心理学上治疗的定义直到曼内斯特（Manaster）和可辛尼（Corsini，1982）才将其定义为行为健康治疗。

将这个定义进一步，不是所有的治疗都是有治疗作用的。用蚂蟥清除“坏血”在过去的医药上算是一个治疗，但它永远都不会有治疗作用。眼动脱敏（EMDR）是一个治疗，但是它仍然在它是否有治疗作用上有争议，尽管最近的研究表明伴随眼动，可能是有治疗性的。在心理治疗的时候抓着水晶球，曾经流行一时，但现在在亚利桑那的喜多纳(Sedona)所谓新世纪心理治疗师也让心理治疗的科学性蒙受耻辱。他做的事情不但不是心理治疗，甚至都不是治疗。另一方面，生物反馈是一个治疗，并也表现出对偏头痛很有治疗作用，但它不是心理治疗。简单地说，心理治疗是心理治疗师和病人之间的"谈话治疗"(一个病人或一组病人)，偏向面对面地谈话，在那个过程中谨慎地决定因果关系，为的就是能改善病人的行为和健康。简短地说，心理治疗符合有治疗作用的治疗的定义。

在医疗保健中的治疗一般都会根据事件来报销，而不是根据时间。比如，胃肠医生在做结肠镜的时候，不论是结肠比较干净而很快完成，还是因为发现有几个息肉要切除而花比较长的时间，都是根据这一个事件标准付费。一个半世纪之前，某人(大概就是西格蒙德·弗洛依德 Sigmund Freud)决定心理治疗师应该像我们付费给水管工那样按小时付费。这就导致了两个不幸的结果。第一个是心理治疗师会有激励来做长期的治疗，特别是在他/她的所有时间没有被填满的时候。第二个问题是第三方支付(比如，保险，健康项目)都注重控制访谈的时间。在两者中动机都是因为金钱，而不是治疗。这些项目都包含一个"病例比例"，有一套支付的治疗结果概率。费用的大小都是根据案例的本质和严重程度预先决定的。因此，有技巧的治疗师会在经济上做得很好，而没有技巧的会延长到用了不该用的时间，从而消极地影响了收入。在按小时报销中，偷工减料和在案子未做完时宣布结案都会导致治疗师从推荐名单中被删除，第三方支付者保存了病人满意度和病人是否因同样问题和后继问题再求诊的纪录。大部分的行为治疗师不喜欢按病例比例报销，因为他们的低效率会削减他们的收入。

新生心理治疗模型

聚焦心理治疗是基于决定起因然后影响改变足够大的重要因素去改善一个人的生活。因此，Biodyne 这个字是由两个经典的希腊词组成，bio 的意思是"生命"，并且 dyne(or dyna)表示“改变”。所以，新生模型(Biodyne model)的目标是改变生活。这个名称的因由就是精神病理学，对应就是心理治疗。在详细介绍治疗过程和技巧这些细节之前，两个压倒一切的原则不仅我们要理解，治疗师还必须完全投入。没有深入地尊重和应用这两个指导性的原则，帮助病人的技巧看上去就像是花拳绣腿而不是真枪实弹，也可能表现错误显得太粗糙甚至有时看上去不真诚。在进入真正的干预之前，我们花时间去思考和消化这些话。如果不能产生共鸣，你就不用再读下去了。

原则一：治疗师的责任

病人有在最短的时间内，靠最少侵入性的干预方法，在没有受到伤害的情况下从痛苦、焦虑和抑郁中得到缓解的权利。为了达到这个目标，治疗师有责任去训练技巧，要尽力做到。

原则二：病人的义务

只要你还需要我，我永远都不会抛弃你，并且我绝对不会让你做你没有准备好的事情。作为回报，你必须跟我合作，在最短时间内脱离我(的服务)。

这些构词可以根据病人的方言和他的教育程度稍微修改，但在所有的个案中这些原则都必须要仔细地讨论过，直到病人不但明白了所有内容，也同意和接受这些指导的原则。很少有病人不同意的情况，那访谈就会结束并且病人会得到一个转介。这里的作用是要给病人和治疗师建立起能够影响病人康复或生活改变的合作关系。

今天的心理学风气，病人有义务这个概念不仅让大部分病人惊奇，也让很多从业者都惊讶。这个要求对病人来说不是新的，都已经有两千年之久了。它是希波克拉底誓言的基石。大部分读者都知道希波克拉底誓言提到：“首先，不能伤害。”他们没有意识到的是，除了医生的誓言，希波克拉底还写了一系列病人的义务，其中不仅包括要配合治疗。不那么做的话，希波克拉底写到，那么医生就没有责任去治疗病人。

在新生模型中,治疗师在病人没有履行义务的情况下可以要求中止治疗。治疗师态度必须坚决,但也要顾及病人感受。并且,我们后来会看到,这其实能促进病人改善。这对治疗人格障碍症特别有效,往往能让病人快速进入积极治疗的方向,终结并避免有可怜的、过分妥协的治疗师陷入无休止的操控游戏。

新生模型也是高效的。只是因为一个侵入性的治疗是成功的,不代表我们就要应用更有侵入性或需时更久的治疗方法,或者抛弃另外一个更有效并有实验为基础的方式。心理治疗师和病人的合作关系能进一步消除"治疗性偏离",这种情况指在一次访谈里什么都没发生。但自从第三方给他们付费,只要未来有积极的情况出现,为什么就不能一次访谈又一次访谈地继续下去呢?

最后强调,接受服务者要不感羞耻地被称为病人。我们强调这不是自我探索、修养、自我提升或自我确认,而是一个可诊断的心理问题,这时这个人在接受一名叫心理治疗师的医生提供的心理咨询服务。

新生模型的特点

它是混合治疗

在过去一百年里,我们的从业者都因为是不同学派出来而有竞争,我们偏向称这为"心理学信仰"。因为彼此都坚持着每个人都对真相从一而终的信念。尽管每个心理学信仰都在某些方面有效,但它们大部分时候都有限制,当我们忽略了更宽广的范围中它们未必有效时,我们的争议就进一步激化了。我们的模型可以在行为学、认知、心理动力系统和治疗策略的方面都有效地切入。更详细地对 40 年的持续研究的详细讨论,请看附录 II。

过去 20 年,我们见证了只有认知治疗领导的实证为基础的研究,给了我们错误的印象是只有认知治疗才是有效验的。这些有限制的研究只是反映出了认知变量是容易被量化的。在这个一边倒的年代，心理动力学在大部分培训中都失去了光彩，导致我们好的坏的都丢了。总结是缺乏证据，反映出的是缺乏确实性而不是缺少研究。最新的乔娜莎·谢特乐(Jonatha Shedler)的扩大调查表现出心理动力治疗有很强大的好处(Shedler, 2010a; 2010b)。不令人奇怪的是，这些发现证明了选择应用心理动力学也跟新生模型的一部分吻合。

它是贯穿生命周期的扼要的、综合的心理治疗

当一个人在生命中的不同阶段(这些首次由1950年由埃里克森(Erikson, 1950)描述的婴儿期、童年、青少年期、青年期、中年期和老年期，在学校、大学、婚姻、成为父母和最后变老的转折)会有不同的困难需要心理治疗师的服务去帮助。曾经有一段时间我们相信一个人要无休止地留在心理治疗中，直到现在焦虑的所有方面和任何潜在的未来问题都被取消。结果，治疗变长，直到这个谬论变得显而易见。我们的手法更像医生。病人会因为感冒接受治疗，但是病人会在感冒好了以后中断治疗。但病人可能会在1年后因为扭伤膝盖或者其他的身体问题来看医生。同样的，病人可能因为要离开家去上大学需要调整的困难来治疗，并且在许多年后因为离婚再来看治疗师，这也仅仅是我们的很多可能的情况之一。

不是去给病人准备一个终止，这也不是一个中断，因为病人是可以在需要的时候随时回归。我们发现：

(1) 当焦虑消除，就会结束；

(2) 回归治疗的段落偏向是简短的，因为病人在之前治疗已经与治疗师建立联系；

(3) 认识到总是可以得到治疗师的帮助，病人学会了在自己脑子里跟治疗师“讲话”，所以往往在没有见治疗师之前就能得到一个结论。常见病人告诉治疗师：“我知道是时候再次见你了，因为我在自己脑海里跟你对话得不到答案。”(Cummings & Cummings, 2000)

将病人的历史作为诊断性评估是必要的

在2 000多年前，希波克拉底说过，了解是什么样的人得了一个疾病比知道一个人得了什么病更重要。这对于治疗精神疾患上更加确切，因为我们的干预不是一个方法能适合所有的人。在我们看诊的时候，治疗师都会根据病人是否为精神神经症、精神错乱或者是人格障碍症而用不同的方法处理。进一步说，有的病人是无法被治愈的，但是需要被控制。还有一个区分就是这个病人是否能自己有真正自我省悟的能力，或者用可开导和不可开导这两个名词来概括。所有读者都该知道病人好的、坏的生活经验会改变病人，这些都需要让病人理解来得到一个纠正的经历。

一个有技巧的治疗师会在了解病人完整的病史后毫不犹豫地开始治疗。治疗会马上开始，甚至在跟病人在等待室打招呼的时候，或者如果是治疗师负责预约，可以在电话预约的时候就开始。在访谈开始的时候，治疗师会发现病人生活中的因果关系，并有技巧地提问，在病人不知不觉中获得病人的前史。我们不要现场记笔记，一个出色的治疗师会知道作记忆标签，会在病人离开的时候记下笔记，而不去打断会诊。

费用/治疗的有效性

医疗费用正在急剧增长，因此我们的资源越来越稀缺。现在，只有2%的美国医学院的毕业生会进入初级保健医疗；护士医生正在上升为未来的事实上的初级保健医疗医生。定量配合医疗有很多方式隐藏它的存在，并且很少会诚实地贴上标签。在美国，医疗行业应用了一系列表面上节省费用的技术：预授权、限制会诊数、记录分析治疗师个人特征、设定资格障碍，还有所谓的病例管理。这些“精打细算”都因为医疗行业不懂如何通过有效执业控制过分利用系统而失色。因为医疗行业对应用高效执业从而减少精神医疗的费用这个事实知道得更少，而最终的方法都是用药物作为一个更便宜的解决方法，尽管药物的有效性被很多病人质疑。

费用反映了供求关系。如果佛罗里达州经历了一个寒冬，使柑橘作物受损，那么橙子的短缺就会反映在大家冰冻橙汁的涨价上；相反，柑橘的丰收就会导致商店中的橘子汁减价。因为医疗资源常年有限，医疗公司尝试用表面的方法限制需求和金额持续上涨的费用，让服务变得更难，甚至让病人无法得到。这是可耻地通过有目标地减少供应来阻止需要，或者我们称其为定量配给。最近几年的最公然的定量配给的案例就是女性乳房X线检查服务。因为少于1%的女性在40～50岁之间的会患乳癌，那些偏向定量配给的就作出调整到50岁才开始乳房X线检查。因此，我们选择牺牲几千名女性患者的性命来节省数百上千万美元的费用。

对比通过让服务不那么容易获得来限制需求这些很表面的方法，新生模型通过增加快速高效的心理治疗资源（供应）来减少需求，同时也消除没完没了或者无效的心理治疗和同样无效的药物治疗，大量减少医疗/手术费用高达40%以及更多地处理60%心理问题躯体化的医药病人。这种情况，称为"医药费用降低"，它首先由卡明斯（Cummings）和佛雷（Follette）发现（Follette& Cummings，1967；Cummings &Follette，1968），且由非常多的国家心理健康所（NIMH ）赞助的研究项目所证实（Jones &Vischi，1979）。医疗行业继续用表面的压制需求方式是因为他们都是由生意人经营，而不是由医疗专业人士管理的。不仅如此，医师如何将医药费用降低还要让应用在他们自己的医疗安排中，会在第五章和附录二中详细讨论。

在高应用者的医药/手术护理中的拓展

现代医疗系统的三大考虑是：费用、费用，还是费用。这在医药和手术领域上都是很集中的，因为在最近这些年，心理治疗上所有多余的肥肉都给割走了。心理健康医疗系统已经是瘦骨嶙峋。另外，大部分的精神健康费用都转移到了精神抑制药物，管理医疗公司现在都应用在了所谓能节省费用的技巧上。但是，当病人的心理问题没有被适当地处理时，他们就会出现很多躯体化的抱怨，变成医药/手术系统的重担，那些在精神健康上节省的花费都远远不够。

新生模型应用了高应用者外扩项目，它不但能马上被应用，也能有效减少看医生次数、手术程序、看急诊次数和处方药物，并且，也特别符合初级医疗保健的医生应用消除常见的在医生办公室中的病人情绪失控导致影响工作的情况。以上考虑到的应用外扩项目和根据不同环境实行平均数在 5.4～6.2 次的跟踪心理治疗会诊的医疗费用远远低于医疗费用（总结研究，请看 Cummings，O'Donohue，& Ferguson，2002）。

这个流程简单易行。医药报告显示 15%的高度应用医疗系统，并在医学上重复测试却没有确定病因的人都有需要排查可能存在的心理问题的躯体化现象。然后，那些有身体疾病的病人如高血压、哮喘、糖尿病、局部贫血心脏病、慢性阻塞性肺病等，可能有着心理问题阻碍他们的康复，也往往存在着不配合治疗的现象。在这 15%的高应用者中，他们有成瘾患者，包括酒精和药物上瘾者，他们有着不成比例的医生看诊，特别是在他们的成瘾导致健康问题开始出现，而病人又不愿意断瘾的情况下。新生模型有规则能在这 15%的高应用者中识别出不同的种类。

每个在执业环境中的心理治疗师都分配了一部分高应用者，并会在他们不忙于见病人的时候给他们打电话。他们不会挑战病人的躯体化，但会表示关心说：“一个有这么多健康问题的人肯定很苦恼。可能我可以在这上面帮到你。”并且，作为最后的一个劝说方法，用“可能我可以帮你找到更有同情心的医生”这个说法去产生共鸣，因为这些病人一般都有让他们的医生烦恼激怒的经历。如果做得得体，有 80%～85%的这类病人会安排会诊，更有说服力的是他们最喜欢的事情——他们能被安排见另外的医生。

见这些病人的医生必须能有技巧地激励他们去进一步加入治疗。我们必须记住的是，不要挑战病人，他们得的是身体上疾病的想法。成瘾病人会给一个妥协的处理方法，我们叫预成瘾小组。这个做法可以让病人满意，因为他们想自己不过是偶尔使用而不是上瘾。有技巧的心理治疗师，可以让 90%的病人在访谈后进一步加入治疗，让人惊讶的是成瘾人群也包括在这个百分比内。

让这个外扩系统减弱能力的方法实在很多，如果不是大多数的健康系统中，医药和心理健康记录都在分开的电脑系统中，没有互相联系。我们要用更多的努力去逾越这个障碍，其中也包括撼动医疗系统高层管理者的商业决定。但在不同种类的大型服务系统的多年研究发现，结果是非常具有说服力的。以下的总结是从Cummings，Cummings & Johnson 中（1997：19—20）摘录：

在 35 年中的医药费用抵消研究中，跨越了三代的活动，我们发现费用抵消降低幅度会变得更大，如：①有组织的环境中；②行为健康和初级保健医疗能完全综合；③行为医疗服务系统基于在实践中证明的效验性、有效性和效率性。

第三章　新生模型的重新聚焦心理治疗

为了满足病人权利中的在最短的时间内用最少侵入性的方法让病人从痛苦、焦虑和抑郁中解脱出来的承诺，治疗师必须能够提供有效和高效的心理治疗。必须强调的是，这不是一般敷衍的技能培训，因为传统心理学只涉及以证据为基础的干预。在很少情况下，心理治疗也解决了是否有实证为基础，就能将实验室转化到现实生活中的共病和其他复杂情况，这些在纯实验案子中是无法涉及进去的棘手问题。“用最短的时间”的问题是，如果有的话，是回应管理医疗现在批准的规定还是限制会诊数量报销的规定。

在新生模型中，治疗师需要特别的技巧来做到有效和高效，这不只是在个人心理治疗，也要在群组治疗中做到。最终，它渗透在服务系统本身的每一个方面，在最大范围内表现出有效性和高效率。以下的特点我们会仔细地讨论：

● 治疗师的时间分配中有 15%要投入在持续的质量保证中，这包括不断地磨炼治疗的技巧，还有一直提升治疗干预的配套技巧。

● 新生模型培训的治疗师将抗拒变成治疗的帮手，而不是将它看成治疗进展的障碍。

● 在确定好治疗方案前，必须先确定操作诊断。它的定义是病人为什么在现在，而不是上周、去年或者下个月来寻求帮助。

● 同时，在确定治疗方案之前，心理治疗师要确定病人来到这里的真正原因。这称为隐性合同，他往往跟病人表现出的显性合同有很大的区别。只是根据显性合同作为基础开始心理治疗会延长治疗，因为治疗师和病人都犯了错误，他们都错过了病人到这里来最真正的原因。

● 因此，相关的历史极其重要，但有技巧的治疗师能在病人不知不觉间了解到他的病史。这些必要的信息通过治疗师与病人互动有技巧地获取。

● 谁在这里往往比是什么呈现在这里更重要。人格障碍必须用不同的态度去处理。当此不被遵守时，治疗就几乎是百分百会失败。

● 效率是通过技巧决定，而不是通过精打细算的节省费用限制的来决定。

新生模型是认知/行为，心理动力学的、战略的，还有人道主义的，但它不是折中的。治疗师应用什么治疗是根据多年证明的特别干预方法，必须针对特定案例的研究结果决定，而不是过分偏向一个心理信仰。我们的治疗的配套包括了敏锐并及时地应用自由联系，对移情的解读，内部冲突的解读，根据抗拒开处方，理解投射，模仿移情，还有加入错觉——这些都属于心理动力学。它也包括了行为干预方法，如放松、系统化的脱敏、有安排地强化执行、暴露治疗、布置作业、认知重组，还有角色扮演。它还进一步伴随了策略性干预，如重设框架、自相矛盾的意图、双重结合、对抗拒做处方、对抗拒将计就计、压倒抗拒、做意料不到的新事情，还有对所有治疗师来说最难的干预，就是拒绝治疗。很多病人呈现了人道主义和现在心理治疗中存在的意愿和责任的问题。重新评估一个人生命的意义常常出现在中年的时候，经历挫折，或在极其伤心的悲剧后。流行的技巧，如动机访谈往往应用来让抵抗或困难的病人扭转过来，但治疗师必须认识到所有技巧的能力，甚至在恰当的时候，对 Axis II 或者精神病患者需要有他们独特的干预。

解剖重新聚焦心理治疗

重新聚焦心理治疗有固定的因素组成，但首先和最重要的是要强调心理治疗不是，或不应该是如下这些被很多同行错误接受的理念。

心理治疗不是付钱买同情

心理治疗师都应该是有同情心的人，但心理治疗不仅是博得同情，这种需求可以在家人、朋友、神职人员、慈善机构，还有从我们周围中很多好心人处得到。给予深沉的爱往往是与我们那些好心的同事做法相反的。例如，你该对一个已经看过六个无效但富有同情心的治疗师的52岁的病人——还哭着说"我妈妈不爱我"的老男人说出你应该说的话；去鼓励一个在悲痛中的寡妇去哭泣并独处，因为这样会加强哀悼的效果并缩短这个悲痛时间；去问一个具有攻击性行为，没有任何朋友的人他自己是否觉得自己让人讨厌；对一个玩弄治疗师同情心的病人加强作业，挑战病人"我只是感觉太难受了所以没有做"的解释；甚至打发走只是来利用系统而不是来寻求治疗的病人。

这些都不是没有同情心的例子，有效的心理治疗师用有效的治疗去表现他们同情心。多年的教育和培训不是为了让心理治疗师成为"要付费的朋友"，来复制已经做得很好的工作，而是去成为一个机敏有效的心理治疗师。我们没有空间给过于拘谨的心理治疗师。重病需要手术的病人绝对不会找怕血的手术师。那为什么要找一个怕"心理血液"、怕病人在有效的心理治疗过程中会经历不适甚至是痛苦的治疗师呢?

不仅个人心理学家往往因为错误的同情心而损坏了有效性，我们也有事例证明心理学整个专业都因为所谓的好意而成为了猎物。最主要错放同情心的例子是最近流行的，叫做"被害者主义"(victimology)。它反映了不去责备受害者的好意愿，但它有说服受害者他/她是无助的作用(Zur, 2005)。它导致了损害的效果，鼓励被害者放弃康复并保持是被害的状态。幸运的是，由需要治疗大批战地创伤应激障碍士兵的军方推动的，强有力的研究证明了被害者主义的奴性失败，并强调了人的复原力(Konigsberg, 2011)。

心理治疗不是拖延的

心理治疗不应该是长期或者短期，而应该是有适当的长度。如果治疗是长期的，那是因为病人的情况需要，不是因为心理治疗师的心理信仰所致。进一步，如果治疗是短期的，它应该是结合病人的情况和治疗师的技巧，不是管理医疗公司在会诊上的限制。

加菲尔德（Garfield，1998）在过去一个世纪跟踪了长期心理治疗到扼要治疗的转折，尽管其在大部分私人执业的心理治疗师中得到了抗拒。很惊讶地发现，在1937 年以前，精神分析经常是在 6 个月内结束，很少会超过 1 年。弗洛依德去世后，精神分析马上变得越来越长，甚至持续到 5 年、10 年、15 年，如著名的电影演员/导演伍迪·艾伦（Woody Ellen）经过看上去像是没积极效果的 25 年心理治疗。在 20 世纪的后半段，扼要治疗的书流行了起来，而处理长期心理治疗的书递减，少到了几乎没有。因为行业上已经对恰当长度的衡量标准没有规范，管理医疗就进入来设定了专横的规矩。乘其不备，被算计的行业责怪老作者给保险业衡量限制心理访谈的标准，而新生模型在根据病人情况设定适当长度治疗上做了领头羊。早在 30 年前，卡明斯（1977）在他的研究中发现，最少有 10％的病人需要并且也必须长期治疗；有 85％的病人需要扼要但周期性（间歇性）的心理治疗；还有 5％的病人是需要无休止但有效安排的，并且必须一辈子接受治疗。

心理治疗不仅仅是觉悟

觉悟是心理治疗的重要附加物，并且往往在出现进步之前，甚至有时候多到治疗师和病人一直叠加觉悟，延长了治疗，阻止了病人意识到几乎没有转变在发生。事实上，所谓的觉悟最终自己结束了，满足了病人的自负和平息了治疗师的内疚，治疗无必要地被延长。再次，持续的笑话是伍迪·艾伦（Woody Allen）在 25 年的精神分析治疗中有了源源不断的觉悟。他将这觉悟放到了娱乐和精彩的动作片中，但很少将它反映到他的私生活中。同样的，我们的同事和朋友，里奥纳多·布兰克博士（Dr. Leonard Blank）最近说："在 20 年的精神分析后，我在我的群组治疗的第一次访谈就发现我非常可恶可恨，我最终决定在自身找原因并努力改变"（Personal communication，July 2005）。

怎么强调也不过分的是:在新生模型中,治疗进度反映在积极的行为改变上,不是靠觉悟表达。症状的减少伴随着这些行为的改变不只是我们想要的,它也鼓励甚至加速了积极的行为改变。关于症状的替代已写得够多,其定义为当旧的症状消失时,突然出现新的症状。在我们的经验中,这只在病人的盔甲和抗拒的症状打断的时候,如让精神科医生用药物引入进行催眠,或者突然限制病人在极度限制的环境下,如在亚利桑那塞多纳(Sedona)的新纪元“动力中心”的所谓“流汗盒子”中,病人的症状被突然扯开而不伴随行为改变。所谓的在同类型可疑病人面前公开自己的经历,或者军事风格的“集训营”都盛行在治疗过失青年或者叛逆的孩子中,都是强行移除症状而没有带来行为改变的例子,并且会无可避免地导致症状的减少却往往甚至到最后会恢复到原来的症状。

有个特别的例子是止痛药可减少严重的疼痛,比如背痛还有其他如虚弱的症状。成瘾的危险一直都会有,并且一旦病人成瘾了,鸦片撤离会无可避免地复制原来的痛楚去刺激病人选择用药。现在有同情心的医生给病人继续止痛药处方的理由是引起成瘾的疼痛,其标准不再是原始的疼痛。这就如一个造成成瘾的过程,所牺牲的,肯定就是在所有鸦片成瘾中不断增加的用量,并且病人要么说服没意识到的医生疼痛正在增加,要么会寻求多个医生来获得多个处方。

心理治疗不是宣泄,而是纠正情感经历的过程

我们的病人要么是来自一个不正常的背景,要么给自己创造了难以处理的环境。在我们的大部分病人中,这两者都存在。宣泄往往是带情绪地对这个情况的抱怨,这与病人长大的时候遇到的,并可能还继续存在的问题有很大差异。这不代表说,治疗师没有义务去弥补发生在病人身上不幸的事情或者给病人借口。就如之前所说,新环境强调的是人的张弛力,而不是受害者主义。

治疗师必须可以并且必须作为催化剂

所谓的“重复强迫”,即倾向去重复对早期的创伤作回应,已经困扰了研究心理

学家数十年。强调这个理论，最原始从巴甫洛夫(Pavlovian)教条开始，假定一个回应的重复是因为它能获得奖励。在一定的周期后，它不再有回报了，这个回应就会消失。狗分泌口水是因为它学会了在一定情况下得到食物。但如果食物没有来，慢慢地，狗就不会因之前的有食物先兆分泌口水。然而，对早期创伤的回应会不停地重复，即使得到的是惩罚而不是奖励。到斯金纳(Skinnerian)的理论发现(Skinner，1938)，在非常早的阶段学习到的行为是不会消失的。在婴儿期的小狗如果一次次地被一个爱施虐的男人毒打，它会终生害怕男人。

另一个会推动重复强迫的动力，不仅是焦虑，也有成长的推动力去迫使我们重复一个能代表需要我们修正的早期创伤象征的情形或者场景。这个重复是我们为达到掌控的尝试。我们的经历都在一定程度上固定在早期的创伤，甚至尽管我们不记得它，早期经历的创伤记忆和早期创伤的象征都没有办法成长。所以，我们被迫重复原始创伤的经验，为了让自己的精力能自由来得到继续成长。当重复是在跟治疗师有联系的时候出现，有技巧的医师会用带有觉悟和能让重复终结的方法回应病人。因此能让病人自由，来达到下一步的成长。往往，一个终生都出现的情形能缩短到一个与治疗师在一起时激化的时间，让病人能马上理解并进步。

病例分析 3-1

李斯特——平静的图书馆员

一个 28 岁的单身男人因为他没有办法完成他的博士论文来寻求治疗。他是一个有高智商且有强迫症的病人，他喜欢反反复复地思考而一直无法达到结论。在他的博士课程中，他非常出色，也许因为数学是在等式任何一边都有明确答案的。现在面对论文，他必须有推测性思考，他的行为瘫痪了，他无法进一步，同样无法放下任务。这样的状态持续了超过两年，在这个期间他得到了本地图书馆的图书馆员工作，而对于这份工作，他是资历过高的。在前面有三个访谈，他言谈极其不自然，总感觉像是高智商的问答比赛，都在围绕着他那侍从一样的工作，无法讨论任何重要的东西，情感是完全不存在的。

在这些访谈中,治疗师了解到李斯特的父亲是个很有控制欲并且会在过分智商化的方式隐藏自己的情感。他的家就像一个图书馆。每个孩子都由爸爸定期选择书本去读,爸爸会在每顿晚餐开始的时候说:"根据你的阅读作业,今天我们饭桌上讨论的话题是对比英国和德国经典学家眼中荷马史诗的不同。"(或者是其他的完全跟家庭生活不相关的话题)。李斯特对他爸爸控制性的理智化剧烈地投诉,但他继续用他成长的"图书馆"的规则来过着自己的生活。在第三个访谈的最后,治疗师布置他阅读三本书,分别是关于弗洛伊德、荣格和阿德勒的书。在治疗师将书从他的书架上拿下来,并要求病人在下次访谈前看完这三本书。李斯特突然来精神了,因为这是他很容易能做到的事情。治疗师在开始第四次访谈的时候说:"今天我们的话题是,谁是更好的治疗师,弗洛伊德、荣格,还是阿德勒。"李斯特被吓到了,但他依从了。当他问到他的讨论的反馈的时候,他似乎迷茫地听着治疗师口中的一堆陈词滥调。这样的情况又重复了两个访谈,病人看的书囊括了卡尔·罗杰、米尔顿·埃里克森、埃里克·埃里克森、凯伦·霍妮、弗里达·弗洛姆赖希曼,还有杰·海利。在第五个访谈中,当李斯特问到这所有跟他无法完成他的毕业论文的关联,治疗师模仿他父亲常有的面无表情,冷漠地回应:"我会评判这一切。"

在第六次访谈的中间,当治疗师让李斯特比较埃里克森的生活阶段心理学和弗洛伊德的性心理学发展时,李斯特爆发了。他开始尖叫并且浑身发抖,状态就是一个强迫症病人脱离了自我隔离。他大叫:"我不用做这糟糕的事情!"治疗师用尖叫去回应他:"我知道你不用做这事,但你真的知道嘛?你的整个生活都糟透了!"李斯特跌回自己的椅子里头,愣住了。他的行为跟之前非常不同。他的不自然,过分高智商和情感缺失完全不见了。现在的新的李斯特不懂得怎么走路,怎么说话,怎么思考,但他不再害怕离开他的两个图书馆了——他工作的地方,还有他情感上让他瘫痪的图书馆。他用惊人的速度完成了他的论文,并且继续在治疗中解决了其他生活中没有完成的事情。

了解和利用心理治疗的移情

本质上，心理治疗师和病人的关系或多或少地依赖于治疗的剧烈性，就类似于家长—孩子的关系。这是能让所有儿童期和青春期的情感都出现的肥沃土壤，这个跨度从自我认知到独立。在过去几十年的认知行为治疗的主导，治疗师病人的移情不但往往被忽略了，而且今天进入行业的年轻的治疗师也忘记了它，也很不适应。结果是，治疗师都尝试做“好人”，往往导致过分保护甚至溺爱。这是反移情，也反映出治疗师缺乏技巧，或者暗示了治疗师没有解决他/她本身的家长—孩子关系。在重新聚焦心理治疗，移情是一个金矿，能让治疗推进治疗进程。在李斯特的例子中我们也看到了，治疗师有技巧地模仿父子关系来快速、积极地打击病人情感的瘫痪。

模仿病人的移情是一种非常有效的技巧，但它的进行必须要深思熟虑，并要由非常有技巧的治疗师操作。它会增强关系吗？是的。它会降低依赖性吗？肯定会。

治疗师要小心对付，还要有抑制反移情行为的训练。反移情定义为失去了客观性，也变成了是治疗师的需要去见病人。惩罚型的治疗师是很少见的，相反，今天最常见的是反移情体现了帮助病人的决心——事实上，不仅是要去“做好事”，而且是为了拯救世界。“我想做心理学家是为了帮人，不是为了钱”，是我们今天在学生中最常听到的话。不幸的是，这是心理治疗师业务欠佳和生活上过不好的预兆。接受病人的行为不代表溺爱。比如，在病人喝过酒或者抽过大麻后继续进行的会诊，不仅是无益的，也应该责备和警告病人这是故意破坏，他必须回家，因为治疗是不允许这些行为的。如果治疗师是想要有效果地治疗而不是肤浅地做“好事”，对这类来的时候带着瘾，表示出了对治疗鄙视和不合作的病人，治疗师最有治疗效果的做法是给病人泼冷水。有技巧的治疗师用反移情来安慰他/她的情感作为治疗信息。例如，当感受到愤怒增加，心理治疗师会问：“为什么病人在尝试让我生气？”提出问题往往能带来答案。能让治疗进一步推进的是治疗师敢尖锐地问问题：“你今天看上去异常讨厌。我做了什么让你对我生气？”这是有意识地、积极地应用反移情，而不是治疗师无意识地、消极地反移情。

总　结

最理想的第一次会诊是病人会围绕治疗师的以下干预。一再强调也不过分的是，一个治疗计划必须在以下提到的几点都明确后才能正式确立。如果无效的治疗计划错误地或不成熟地确定了，治疗师必须在纠正后改变治疗计划。

● 在第一个访谈中做一些新的、病人意想不到的事情。在看你之前，病人有自我反映并且甚至情感上排练过访谈，并且可能有对心理治疗应该怎么进行错误的自我理解。我们的人格障碍病人会特别计划怎么控制第一次访谈。很多第一次访谈的病人都在过去有无效治疗的经历，并且回来是因为他们想要达到甚至是操纵事先决定的结果。他们在我们的模型中被形象地形容为"训练有素的海狗"，治疗师必须义不容辞地有技巧地领导病人的访谈到有治疗性的效果。对所有病人来说在第一次访谈中做一些新鲜的事情，是需要能直接处理抗拒和操纵的技巧的。

● 不要强化抗拒。每个病人都有存在抗拒的权利，因为有问题的病人症状或错误的行为是痛苦但需要的。那是他们的救命稻草，否则病人会掉入可怕的未知的深渊。有技巧的治疗师能将抗拒作为治疗计划的助手。

● 决定操作诊断，告诉治疗师为什么病人会在现在来，而不是上周、去年，或者下个月。了解病人寻求帮助的真正原因，并不是用病人通常会出现的理由来合理解释及决定治疗计划。比如，病人可能说："我喝酒喝太多了。"但病人可能已经是酒精成瘾多年，并且这个说法不会体现出他为什么在现在出现？

● 决定隐性合同而不是只看显性合同。后者是病人自己的解释或者是为了来看治疗师保留颜面的理由，并且是会将治疗师带进一个无意义、没有效率的方向。这个概念在表面上看是明显的，但如果缺乏应用技巧，治疗师会错过隐性理由而接受一系列的显性合同。注意：这是新生模型中最有决定性技巧之一，但也是最难掌握的。

● 神经机能症病人（Axis I）的治疗与人格障碍病人（Axis II）非常不同。在神经机能症病人中也要有对应的不同。让人意外的是，很大部分病人让心理健康系统崩溃，因为从来没有从重复或者没完没了的心理治疗处得到好处，都是诊断为Axis II的病人。精神机能症病人是可治疗的；人格障碍病人不能治疗，但是能控制。

以上这些的每一点都会在后面的章节中深度讨论。学习这些技巧能让一个好的医生变成敏锐、有效果的优秀心理治疗师。

第四章　心理柔道：走在病人抗拒之前

——比病人的抗拒更先一步

日本武术柔道是对心理治疗干预的最佳比喻。在见我们之前，病人是在自我挣扎。他们依靠着过去常用的方法，看上去在过去是适合使用的，然而这个过去的自助将他们卡在了现在的痛苦中。随着时间流逝和生活变迁，解决成长任务和伴随而来的压力，病人就要有新的行为。生活中新问题不仅需要新的解决方法，往往最新的适应的模式能减少焦虑。举个简单的例子，婴儿常用嘴巴去减少焦虑不适。在婴儿期，吃手指是很正常的，所以很多家长都会给孩子用安抚奶嘴。但一个长大的孩子还迷恋吃手指的行为很快会变成了他/她同伴的笑柄。如果孩子长大了还卡在口欲期来解决成长过程中的问题（如上学、青春期、同伴关系），他/她可能会开始吸食胶水或大麻。这种升级的口腔行为暂时能带来安慰，同时也会增强自尊，因为很多同龄人觉得这样很“酷”。这只会加强和进一步强化依赖，直到有一天你会面临一位海洛因成瘾或者酒精成瘾者。

直到病人被转介给我们，他们已经有了很成熟的对付焦虑的模式，他们是如此地沉迷而无法脱离它们生存下去。虽然这些都不再起作用，可是他们没有别的选择。让他们从无用的依赖中脱离，对病人来说是将他们掉入无止境的焦虑和伤害深渊的做法。在有关临床的文章中这个倾向因为它的顽强性而指的是重复强迫。

治疗师可能确认出依恋，甚至在病人同意和治疗师一起努力去改变他们的生活方式，他们会觉得被困并会在治疗中顽强抗拒。他们会在心理治疗中寻找安慰，而不是改变，这就是抗拒。病人也有这个权利。在新生模型中重新重视了抗拒，并且将它变为治疗病人的辅助。取代延长治疗，因为好心的治疗师—病人间的挣扎拖得更长，治疗过程是直达解决方案。这就是心理柔道。

病例分析 4-1

坚持不懈的波拉

刚 20 出头的波拉来寻求治疗，她跟一名典型的称为“吃软饭(VerStunken)”的男人住在一起。她从早上 8 点到下午 5 点都在赚钱支持两人的生活，然后回家，做晚饭，打扫卫生。而 VerStunken 整天躺在家里，抽着大麻假装写诗。他说服女友说有一天他会成为伟大的诗人。不幸的是，这是个不正常的关系。在第一次访谈中，她坦率说：“我已经受够了。”

她的治疗师问：“你是不是要结束关系了？”

她说：“我已经无法再忍受了。”

不幸的是，她的心理治疗师错误地将这理解为这意味着她已经准备好要离开他并且开始努力帮助这个女人离开 VerStunken。因为治疗师忽视了波拉的低自尊问题，他越尝试要帮助她离开，她就陷得越深。在波拉的内心深处，这个男人是她唯一值得得到的。她的幻想是，通过爱他，能让他变好。她如此地不珍爱自己，她觉得不再见 VerStunken 的选择是掉入永远孤独的深渊。心理治疗师错过了病人真正要说的话：“让我变得更值得他爱，那么他就会找一份工作并且我们也会有很好的关系。”她来不是为了离开他。心理治疗师对这明显一边倒不理想的生活状态做了个人的判断，而没有意识到他跟他的病人根本有不同的理解，而他却越过了一步要帮助她摆脱出来。

如果你用你的第三只耳朵听到病人的潜意识对话，你不但会明白病人的立场，也会能用病人的话将它说出来。然后你会惊讶治疗能那么快地进行，因为治疗师能利用抗拒来帮助进展。在跟治疗师僵持了三次访谈后，波拉退出了，在她最后决定尝试新生模型的治疗之前有三个月的痛苦的停顿。治疗师在他们的第一次访谈中对她说了她一直自己对自己说的话："我知道你觉得自己尝试过所有的方法，但下周我想要你做三件你没有做过的事情，去让这个男人爱你。"

一周后她回来，重复说了她做过的，但都不管用。VerStunken 继续躺在沙发上抽大麻。忽视了她的抗议，她的新治疗师坚持说："我不相信你已经做过所有你能做的让他爱你的事情。我要你第二周回去，再做三件你从来没有做过的事情去让他爱你。"这个过程重复了三次访谈，到第四次访谈，波拉回来说她已经离开了 VerStunken。她吃惊的是，只在她离开了两天，他就搬去跟另外一个女人同居了，完全忘记了波拉。现在是时候要在波拉的低自尊上下工夫了，而这已经在她离开了 VerStunken 之后增加了不少，波拉更惊讶地是他能这么快就又找到了另外一个女人。她开始意识到，在认识了自己后，她发现有如此多低自尊的女人，其实 VerStunken 是供不应求。

这展示了心理柔道的有效性。我们怎么重复都不过分的是：绝对，绝对，绝对不要加强抵御。相反，让它成为你的助手。这是新生模型和重新聚焦心理治疗的基石。

理想的第一次访谈

在过去的章节中很明显的是，重新聚焦心理治疗师会马上切入正题。第一个访谈很关键，是否能跟病人联系起来就在这里决定。这也往往决定了病人是否会继续治疗。

在第一次访谈做新颖的事情

在第一次访谈做一些新颖意想不到的事情会直接超越"经受训练的病人"的期望。这些病人能被形象地叫做"训练有素的海狗"。今天有太多的病人不是为了寻求改变，而是为了个人利益进出治疗。这在人格障碍病人中特别严重，他们会在遇到困难的时候来，并且在"治疗"成功——他们面临的检控被撤销后，或者其他想得到的东西被满足后他们就马上退出。大多数时候，对于第一次的病人，真正地聆听他们就是最新鲜的经历，但治疗师偏向过多依赖这一点。做一些意想不到的事情能让病人快速加入治疗而不是抗拒。

病例分析 4-2

神奇的格莱斯

格莱斯是由一位同事转介过来的。这位同事治疗了她 3 年，已经感觉到对她的敌意大到让他再也没有资格去看她了。他警告我(年老的作者)说格莱斯是一个精神分裂症患者。她会在三种行为之间切换。格莱斯会在一次访谈中醉醺醺地出现，在下一次访谈中尿在椅子上，最后会在访谈中再表现出貌似参与的治疗投入。没有人知道在哪次谈话她会撒尿。为了保护自己，治疗师在治疗椅上垫了用在婴儿床中的隔尿垫。这些是为了阻止这一不稳定的行为，而这导致了格莱斯自己摔到地上，停止呼吸，脸色发紫进而发绀，以至治疗师要打电话呼叫急救人员来给她做生命复苏的地步。

有了这些资料，我决定承担已知的一定风险，并在接下来几周成为发绀的专家，在那以后我约见她。我当然知道，每个挑衅的孩子在很小的时候就学会的：你不能只靠屏住呼吸憋死自己。如果屏住呼吸足够长时间，你会晕倒，那时候正常的呼吸就会在无意识的时候恢复。当格莱斯按预约到来时，尽管我已提前得到警告，没有人有思想准备。她超越了"邋遢"，就如格莱斯将"丑"变成了她自己的艺术。毕竟，有什么人会故意穿着自己衣服尿呢？

在第一次访谈中，我警告格莱斯如果她在椅子上尿，就会终结我们的治疗关系。从她前任治疗师，一个荣格派精神科医生处，我了解到她在邮局工作并且她是那么糟糕的雇员，唯一能让她保住工作的方法是要求兑现显然过了头的"作为一名在接受治疗的患病员工的公民服务'权利'"，所以她的心理治疗预约是必需的。我先把这个警告放在前面了，我告诉她如果她因为极端对立而不改变自身行为的情况用最倒退的、反治疗地对抗，继续治疗是无用且有害的。过去的治疗师已经犯过这个错误。格莱斯对我的警告的反应是清清喉咙，然后在地毯上吐痰。我给她一盒纸巾让她清理干净的时候，她抗议说我没有事先说她不能在地毯上吐痰。我解释说有很多行为都是不能接受的，而她是很清楚的，我没有必要把所有不恰当的行为都告诉她，再发生任何这样的事情都会导致我们的治疗结束。

格莱斯盯着我几分钟，一句话不说，然后她就倒在了地上。她停止了呼吸并且开始脸色发青，这就是发绀的症状。我没有马上打电话给急救队，我做了我早预备好的事情。我到我的桌子那取来相机。我发现很不幸的是，那个年代要用的菲林相机没有了菲林。当我紧张地找菲林的时候，我激动鼓励格莱斯继续表演，这样我能把它拍下来纪录到医疗历史上。没过一会，格莱斯会睁开一只眼睛，难以置信地盯着我。

最后，等我装好菲林要开始拍照的时候，我的闪光灯不能用。在我给闪光灯装好新电池之前，格莱斯已经回到了自己的座位，很明显已经准备好开始一个更有建设性的关系。我看了格莱斯四次，才开始她治疗的下一步。

格莱斯的行为导致她常去旧金山不同医院的急诊室，她的发绀发病也常常会在那里重复。在格莱斯的第四次会诊中，我得到她的批准给不同的急诊室我的电话，并且给了是否需要根据她的行为给我打电话的指引。如我所料，格莱斯随后在急诊干预中出现了发绀，并且我也被通知去处理。第一次的时候，我的出现已经足够让她停止这个行为。接下来，格莱斯完全停止了这个行为。

真正的治疗现在开始。格莱斯出生的时候是妈妈不想要的孩子，并且她的母亲在她童年的时候每天都提醒她，她的到来如何毁掉了自己的生活。这个小女孩的回应就是变成“讨厌”的孩子。她变得越来越让人讨厌和难堪。成为大人后，她的最终自我贬低和鄙视世界的方式就是在任何一个权力形象面前尿在椅子上。

格莱斯的案例展示了一个“最初病人”怎么会有时成为治疗师。最初病人很明显是那个转介格莱斯的治疗师；重复处理格莱斯的发绀的急诊室的员工是第二任病人。她的前治疗师如此地讨厌她，但他要保持好意和接受所有病人错误的认识让她变成了格莱斯的伤害的受害者。在进行了 18 次访谈后，格莱斯和我结束了治疗。在这段时间内，她从一个看上去是愤怒、挑衅的无家可归的人变成了会自重的成年人。她着装整齐，停止了饮酒。尽管她还是精神分裂症患者，她已经不再像精神分裂症的人，有被迫要用展示反社会行为在生活中得到别人注意的感觉。

可能其他的干预也会对格莱斯有治疗效果，但不可置疑的是极其出乎意料的做法会很快地击穿这个训练有素的病人的坚实抗拒。格莱斯的婴儿期返祖化是根深蒂固的。她愿意用极度的自我贬低来证明给她的母亲和她的治疗师看，这个世界是无意义和缺乏爱的。她是应用心理柔道，还有其他新生模型的技巧的最佳病人。

针对抗拒下处方

对抗拒下处方也可满足对病人出其不意的目的。通过指导病人去继续保持一看上去反治疗的行为，治疗师会让病人出乎意料，并让病人加入到积极的合作关系，也迫使反抗的病人采纳治疗师的立场。我们通过顽固的波拉的例子已有展示，她接受了治疗师的指导去继续做更多让 VerStunken 更爱她的处方。针对抗拒做处方的变化可通过如治疗男性早泄的例子展示。病人在性交初期感受到的紧张往往会错误引导治疗师去用放松技巧作为处方，这个干预往往会失败。对抗做爱这个行为，如果用尝试放松会增加压力。下处方直到病人通过口或者手满足了伴侣，然后进一步才解决他的早泄行为，能让很大一部分人的病人的症状慢慢消失。这就如这个病人现在已经没有压力去表现了，并且能最终完全放松下来，在这时候，治疗师进行到下一步解决可能存在的精神病理问题，如对女性的恐惧或愤怒。

下面是帕特里卡的例子，一位非常聪明的单亲注册护士妈妈，她的抗拒是她尝试所有办法去治疗她的孩子。直到最近她的现任治疗师才发现一系列这样的行为。在每个情况的抗拒都在表现中有所区别，但最终的结果是一样的。在见了不同的一系列治疗师后，她的儿子仍然没有得到他应该有的治疗。对抗拒下处方在那些能按照自己要求提出的条件得到满足才加入治疗的病人身上非常有效。这些要求，如果加入，最终会抵消任何改变的尝试。另一方面，强化抗拒绝对会导致治疗失败。通过针对抗拒下处方，治疗师会加入抗拒并且慢慢地，就如慢慢让海轮转向而不是像陡然让摩托车改变方向般，抗拒会转化成有效的治疗过程。

病例分析 4-3

帕特里卡——过分保护的协作治疗师

社工安排了心理学家(本书老作者)加入和病人及其妈妈的下一次访谈。这是帕特里卡和我们确认的病人，她的儿子比尔，一起见治疗师和客座心理学家。

比尔 10 岁，是由备受他困扰的学校系统转介来的，他的问题是他们无法处理这个男孩对别的学生的攻击，对老师的粗暴行为还有逃课。这个中心已经与儿子还有妈妈访谈过，为了达到好的效果，他们建议在比尔见儿童心理医生的同时，妈妈也去见心理治疗师。她直接拒绝让比尔在她不在场的时候接受治疗，也拒绝自己进入治疗。她的立场是比尔是病人，而且她比谁都更了解他。中心很坚持地取消了治疗。学校强烈要求中心要做点事情。这个点子让帕特里卡同意与比尔一起见客座心理学家和社工。

在进入访谈之前，客座心理学家拿到了一份由帕特里卡写的，装订精美的 40 页的比尔的病史。这是帕特里卡，一个有多年儿科护理经验的注册护士写的。她对比尔案例的方方面面有非常专业和详细的纪录。这个男孩的父亲在他出生的时候就消失了，并且他从来不知道他的父亲是谁。帕特里卡经历了产后的精神失常，比尔在他生命中的前三年都在收养家庭中度过。一旦帕特里卡康复了，她回到护理工作中，而比尔就由不同的托儿所和勉为其难的亲戚照顾。在现在，他是我们所称的“挂钥匙的孩子”(父母都工作)。在下课之后和他妈妈下班回来之前，他是自己一个人。但有很多天比尔都根本不会出现在学校。在家里有个暴力、酗酒的继父，他经常出去又回来，帕特里卡总是会原谅他。所有这一切都被摆在眼前，帕特里卡给这些信息的时候没有任何抗拒。

相比较她的书面资料,帕特里卡本人极具抗拒性。一进入社工办公室,在没有坐下之前,她就要求需要达成一定共识。“比尔是病人,不是我,并且没有人能在我不在场的时候见比尔。”她直白地说,如果客座心理学家不同意这些前提,她和比尔就马上离开。很明显,除了帕特里卡之外大家都知道她对比尔的问题感到需要负责任并且很内疚,所以她就进入了极度的抗拒和否认中。这个抗拒不能再被加强。现在是时候我们做些出其不意的事情。

客座心理学家明确地回答说比尔是病人。不仅在帕特里卡不在场的时候不能见他,他也坚持让帕特里卡加入治疗计划成为社工的协作治疗师。“我不仅有机会读到这份很棒的治疗历史。你比我们都了解比尔的问题,我希望你加入成为协作治疗师。“帕特里卡惊呆了,但是她很开心。她已经做好了斗争的准备,现在她沉默了好几分钟。这时,心理治疗师继续赞美她写的病例的准确性和专业性。社工没有想到心理学家会出这一招,也惊呆了。当社工恢复过来,她不仅合作,也同意并欢迎帕特里卡做她的协作治疗师。

现在需要细节化治疗了。社工从她的惊讶中恢复过来,帕特里卡积极地进入了计划中。社工会主导案子,帕特里卡是协作治疗师,会作为在家实行治疗计划和反馈家中情况的人。因为帕特里卡是协作治疗师,她不能用比尔的时间处理自己的压力和问题。这会污染她作为协作治疗师的角色。帕特里卡表达了她的担忧:“如果我需要帮忙怎么办?”心理学家回答说,“你就只能自己挺过去了,除非你有更好的主意。”在沉默一会儿后,帕特里卡问她为什么不去另外见治疗师。心理学家思量了这个问题,然后同意说这是可行的,但前提是帕特里卡确保这不会沾污到她作为协作治疗师的角色。当她见自己的治疗师的时候,她必须是病人,不是比尔。她同意了,并认为这极其重要。

这个安排比想象中进行得更好。在她作为病人的角色,帕特里卡在自己的治疗中了解到她是如此的内疚,她变成了一个无效而过分保护的母亲。作为协作治疗师,她实行在治疗中的觉悟(insight),她也成为一个积极参与和有效果的病人。

她终于决定离开比尔的继父，并且允许她的儿子能回到童子军。过去她将比尔从那里退出来，是因为那里的负责人坦诚地跟她谈及比尔的问题。比尔开始能与这个男人联系在一起的原因是他其实需要一个父亲的替身。

比尔稳定地进步着。在多次访谈后，治疗师和协作治疗师同意比尔见一个男性治疗师，认为这样会能更有效果。帕特里卡坚持让比尔转介到一位男性的社工处是因为："我们两个女人应该功成身退了。"帕特里卡最终结束了她作为"协作治疗师"和"过分保护者"的工作。

对抗拒将计就计

不幸的是，太多的治疗师过分严肃也不相信在治疗中还是可以纵容的。古语有云，"幽默是心灵的灵药"，说明幽默对精神有益。更确切的是，幽默可能会有毁灭性，特别是在它作弄人或者不合时宜的情况下应用。在痛苦中的病人无法承受他们的痛苦情况被开玩笑，一个善意不合时宜的幽默可能会变成一个不体贴人的举动。对抗拒将计就计是有效的干预，它需要很强的技巧，如果没有恰当的传导就会被看成是没有同情心。这可以给害怕或者抗拒的病人足够的距离，让他们能加入治疗。

将计就计的基础作用是能有效地建立联系和让病人放下原始的保护性的盔甲，这对边缘人格病人特别有效。病人玩越多的心理游戏，这个人更可能会享受治疗性或者有建设性的幽默。治疗师有多肆无忌惮，取决于病人有多极端。最有建设性的幽默/将计就计就在病人的意识以下，病人能意识到有人正在对症下药。这个过程能在梦娜的例子中清晰地展示。

很明显的是，对梦娜，治疗师不但可以，也必须要像病人一样不守规矩来应用将计就计的方法对付抗拒，认真聆听病人并且有根据地调整治疗的回应。如果治疗师太保守，干预会达不到预期效果。如果治疗师超过了病人的限度，就会导致愤怒。在任何一个情况，过度或者不足够的计谋都会让病人退出治疗。梦娜不仅对她将计就计的抗拒有回应，她也从她到了阻止治疗限度的，对她的治疗师的深度同性恋爱慕移情中放松下来。将计就计是对这个“生气的女人”的切入点。

病例分析 4-4

梦娜——把枪放下

一名来自土耳其，身材娇小的社工与一个六尺二，威胁要用手枪杀死她的女病人纠缠在一起。病人有袭击的历史，现在她有一支手枪。你可以想象治疗师在这个点上的反移情。所以社工要求本书老作者去见病人。

我们到了办公室并且在自我介绍的时候我对这个戴着黑色驾驶员眼镜的女人伸出手。她说：“我不握手的。”

我说：“你很明智。你知道每天人们握手会传播多少细菌吗？我今天感觉特别有传染性，你太明智了。”

她很怀疑地看着我，我示意她坐下。她走到房间里离我最远的椅子那里坐下，社工就坐在我旁边。

我们就这样在房间里面对面坐着看着对方，直到她最后问：“你不是想说点什么吗？”

我说：“我不能。”

她问：“为什么不能？”

“我看不到你的眼睛。我从来不会在不看着对方的眼睛的时候说话。因为我要与她们的眼睛对话。”

“哦，”她说，“你是什么意思？”

“嗯，如果你脱掉眼镜，我们就能说话了。”

她脱下了她的眼镜。尽管她拒绝握手，我们已经建立了足够的联系。现在她脱下了她的眼镜，我们开始对话。很明显这个女人非常爱慕治疗师。她是个开始对治疗师有爱慕移情的同性恋边缘型人格的女病人。我说：“我要你说出三样你喜欢你的治疗师的理由，还有三样你不喜欢她的理由。你可以用任何顺序去描述，但是我需要每个都有三样。”

她回答说:“好,让我先说我喜欢的。她会聆听我,她总是会支持我,并且她帮助我。”

“我会给治疗师一个‘A’,因为她不能再做得更好了。现在,三样你不喜欢的东西。”

她想来想去都想不出一样。我开始意识到这个人有多爱她的治疗师。我说:“你必须给我三样。”她再次说:“我不能。”

我回答:“你必须给我三样。”

她说:“好。她皮肤黝黑,她在土耳其出生,还有她很矮。”

我说:“我不能接受这三样。”

她问我,“为什么”?

我回答说:“因为她没办法改变这些。她不能改变她的肤色,她不能改变她的出生地,并且她也不能突然将自己扯到六尺高。我要你说出三样她能改变的事情。”

这对病人是有用的干预,她的爱慕移情是模棱两可的。她想要让治疗师看上去很糟糕,只是因为她意识到她的爱被拒绝了。基本上,她喜欢治疗师的外貌。她挣扎了一下,最后说:“我只想到一点。”

“是什么?”

她迟疑地回答:“她穿松松垮垮的裤子。”治疗师那天穿着裙子,但很明显她经常穿中东式那种会叉开的裤子。我说:“好,谢谢你。现在你有意识到你越喜欢你的治疗师你就越想杀死她吗?”

她惊讶地解释:“你知道这个?”

我回答说:“是的,这很明显。当你想要杀死她的时候,你可以离开房间 10 分钟,并且走到走廊尽头吗?”

她说:“我可以做到。”

我说:“是的,那就是我们的规矩。”

她说:“那她会做什么?”

我说:“她会停止穿松松垮垮的裤子。”

她笑着说:“好,就这么定了。”

“好,现在你就暂时上交你的手枪。我们会把它锁在中心的保险柜里面直到你的治疗结束。”

她把她的手枪给我。到访谈结束的时候,她问我:“卡明斯博士,这个新生模型,到底有没有效?”

当病人问这个的时候,你就知道有些事情发生了,并且是有联系的。但病人仍然是谨慎或者害怕也需要有距离。我往上看了一眼并且问:“你想要知道真相吗?”

她说:“当然。”

我说:“这是一个骗局。”

她连眼睛都不眨,并且问:“那你是怎么做到的?”

我回答说:“很简单。这很赚钱,我也能给这些治疗师维持生计的活。你可能不知道,这个中心只是50个州的中心的其中一个。我们给很多治疗师提供工作。”

她颇有兴趣地问:“我能加入这个骗局吗?”

“当然可以。我们需要有人假装治疗师,也要有人假装病人。”

她在这个点更有兴趣了:“那我怎么做呢?我意思是,做病人。”

我说:“很简单。要加入骗局去在里头做病人,你必须遵守每次预约。你不能在下班后给我们打电话。你不能威胁你的治疗师,并且你也不能出现在急诊室。还有你必须将你的手枪留在我们中心的保险柜。”

她说:“我能做到。”她继续她的治疗并且成为了模范病人。在每个访谈最后她说:“这骗局还真是有点意思。你知道吗,有时候我真的觉得自己就是病人。”将治疗看成骗局给了这个妄想人格足够的空间去在自己身上下工夫,而不只是觉得被脆弱地压倒。作为模范病人的规则是给她所需要的范围,这一切也满足了她的自尊,而实际是,她也是模范病人。

在健康服务中应用愤怒

愤怒有时候是比爱更容易激发人的情感。爱最终会变成更强的情感，但爱需要更长的时间。愤怒能即时在病人身上加强改变。弗瑞达·罗姆·瑞茨曼(1929/1950)曾称这是“为了健康而利用愤怒”。心理治疗师的同情心让他们为了病人的健康而不轻易利用愤怒这种严厉的爱。然而，在关键的时刻明智地应用，治疗师是可以拯救生命的。

就像我们不会相信怕血的外科医生，当你需要干预，我们所称为是“为了病人作心理外科手术”的时候，为什么要相信一个害怕“心理血液”的心理治疗师？为了健康而应用愤怒是一个有同情心的治疗师的强有力的技术。而在没有同情心的治疗师手中是致命的。同样的，外科手术的解剖刀如果落在错误的人手里，就是施虐的工具，也是致命的。

接下来伊琳的例子就证明了这一点。应用这个技巧的值班治疗师从来没有见过她，他先让病人待在电话上有足够长的时间，然后建立了治疗关系并且有效地干预让她最终没有自杀。她原来是因为对她治疗师的愤怒而要自杀。她觉得他在她最需要的时候放弃了她。为了病人的健康而应用愤怒，治疗师可以通过应用一步步似是而非的意图来拯救她的生命。

病例分析 4-5

伊琳——投海自尽

在繁忙的一天，每个人都有要在电话中解决紧急情况的经历。这些往往都是困难的病例，并且因为没有可以看到的暗示而变得更困难。通常，这些都是自杀案例。治疗师需要记住的是，在所有这些要解决自己的决定下，病人的一部分是希望被说服放弃这个做法。否则，病人不会给你来电。但传统的干预往往重复了病人可以在亲戚、朋友或者爱人处听到的话。这个谈话已经打了折扣，所以是无效的。当其他所有都失败了，恰当地为了健康而应用愤怒是非常有效的。

这个例子,是夏威夷中心开业不久的一个早上,伊琳打电话找她的治疗师,而治疗师此时恰好出差了不在,要过二天才回来。她告诉接线员这已经太晚了。她答应了她的治疗师会跟他打过招呼才自杀。她相信她已经通过打电话来履行了自己的责任,并且下一步就是自杀了。这当然是一个没有处理好的防止自杀约定。这个协定必须要与病人不应该被要求做他们不能做的事情这条前提相符,也要在病人能履行的能力范围内。

伊琳同意跟正在本中心出差的导师交谈。这个心理学家取代了真正能满足她在跟治疗师交谈过后再自杀这个承诺的立场,她有必要跟替代的人谈话。她同意了。同时,接线员已经给了心理学家伊琳的心理病历。糟糕的是,纪录的内容都很模糊,所以心理学家必须要通过病人本身得到相关的信息。

他开始问伊琳为什么要计划自杀。她回答的是她和她三个孩子住的房子被没收了,她们要被迫搬出。她们四个人住在一个房间内,共用在走廊尽头的厕所。她们睡觉、吃饭和住都在这个房间里面,这已经是她们过去两年的家了。房子没收的期限越来越靠近,伊琳找到了一间三居室,自带洗手间的公寓。她和她的女儿可以有她们自己的房间,而她的儿子有自己的空间,但福利处不能给她更多的钱去付更多的房租。她决定了她的三个孩子让州政府照顾更好。"她们成为了孤儿,就能得到我没办法给她们的东西。"

心理学家赞赏了伊琳对她孩子的付出,并且对她的孩子即将失去一位这么好的妈妈表示痛惜。她是否有想过自杀以外,能帮助她孩子的其他办法呢?她想了六种她可以做的方法,但一样样她都觉得不如自杀那么有效。心理学家同意她的说法,很无奈的是,她可能是对的:自杀的确是保证她孩子能得到最好照顾的最佳保证。再一次,心理学家赞赏了她对孩子的牺牲。

然后伊琳被要求更多地介绍自己。她出生、成长在波多黎各,后来为了谋得更好的生活搬去夏威夷。她有两次婚史,三个孩子的父亲都是不同的人,而她没有跟第三个孩子的父亲结婚。在她的对话中,她表现得幼稚而歇斯底里。心理学家问她要怎么自杀。她说她打算吞掉一瓶安定然后冲进海浪中在海里淹死。这种自杀在海洋是暖和的时候很常见的方法，但在天气冷的时候很少见。她决定在今天早上 11 点，自己的孩子去了朋友家的时候，就会走向海里。她没有说出她要吃多少安定，所以心理学家让她数数安定的数量。她数了，有 27 粒。然后她被问到去看看标签，然后回答是 1、3 还是 5 毫克。她说每颗都是 1 毫克。治疗师然后说她的安定的数量不够。“你有的数量只够你被救起来而不是被淹死，然后你会活下去，还会留下后遗症。”(这个后来是治疗师权威地说出，治疗师已经发现了病人的癔症人格，就跟癔症部分联系，她们会宁可死去也不愿意有躯体损毁。)病人欠了她的孩子，应该正确地自杀。心理学家建议她最少要吃 100 毫克并且绝对不能少于 75 毫克。她想她能在哪里得到额外的安定，然后心理学家指出她可以从几个医生处得到少量的处方。她是不可能在早上 11 点前得到额外的药物，但肯定能在这一天结束的时候收集到。

病人沉默了。心理学家打断沉默说他发现伊琳后天下午两点有预约见她的心理治疗师。她想要得到自己心理治疗师的批准去取消这个预约，毕竟她都要死了。“这个中心还有三个病人等着有人取消预约。如果你不取消，这个预约就会浪费了，有需要的病人就没有了机会。”这过后就是很长的一段沉默，然后病人说除非她能得到足够数量的安定，否则她不希望取消预约。如果她得到额外多的药片，她就会打电话来取消。

病人没有取消。就如心理学家预测的，她两天后如约来见她的治疗师。在进入办公室之前，她探出头在走廊探视，问接待员：“那个糟糕的卡明斯博士回内陆了吗?”在确保他已经走了之后，她进入中心。但每个星期在她进入等待室之前，她都会问卡明斯博士是不是还在内陆。她再也没有威胁自杀。我们为了她的健康成功地应用了愤怒。

对比接下来是琳达的例子，伊琳迁怒于想要竭尽全力要将她治愈的治疗师。尽管他没有办法去满足她想要得到的。对治疗师的愤怒再次让伊琳有自杀倾向。除了这个，我们必须记得越多的愤怒越能产生力量能拯救病人的生命。在接下来的例子，本书的老作者为了恢复第一个病人的信任故意让自己成为替罪羔羊。

病例分析 4-6

琳达——迷恋的病人

超重的22岁的女病人是靠福利支持来看治疗师并进行体重控制。治疗进行得很好。琳达减掉了很大部分体重，并进入了社区大学读护理专业。她显露出能很快变成一个清瘦，能自立并且自爱的年轻女性的可能性。

她的历史体现了她生活的问题。她的妈妈自杀了，她的爸爸一直将此怪在琳达头上，已有多年没有再跟她说话了。病人的回应就是抑郁症、肥胖症，学业失败还有无法脱离福利生活。尽管她是来做体重管理，她的抑郁是治疗的核心。惊人的是，抑郁很快好转了，并且琳达有了前面提到的行为改变。

突然，琳达退回到抑郁中，又恢复了体重，她的护理的课程开始不及格。她被迫停学，她总是说自杀是唯一的解决办法。她储藏了一堆的处方药物，可以用过量服药来自杀。治疗师要求她交出自己的药物，存在治疗师处30天。她坚决地说，30天后，如果她要问心理学家要回药物，他必须同意。

在30天结束的时候，琳达变得更加抑郁，她要求把药物要回来。她不愿意答应治疗合同说的她在下一次来看诊之前不自杀，她的治疗师非常担心。他拒绝归还她的药。治疗关系到了一个僵持的状态。心理学家给他的督导打电话，即本书的老作者卡明斯博士。治疗师意识到治疗的切入点，也注意到一名愤怒的、下定决心的病人就算没有还回存在他处的药物她也是会自杀的。当琳达还在办公室的时候，她同意跟卡明斯博士谈话。病人和导师谈了差不多20分钟。病人重申她要自杀的决定，特别是现在她的治疗师对她“撒谎”了。她对督导提议的再给自己一个星期的要求有反应，那时候督导会解决对她治疗师的投诉。如果情况允许，她的治疗师会被适当地惩罚。她急切地同意，并且等待着她的治疗师的“审判日”。

接下来一周，在15分钟内我们就确认了琳达是爱上了她那位既年轻又得体的心理学家。他变成了她那拒绝了她的父亲，他是那个她从来没有得到而总希望能拥有的爱人。她的治疗师对她爱慕的很多迹象都视而不见，病人将这一切都理解为拒绝。她的自杀就是回应这些拒绝。

督导表示他意识到她真的要自杀，并且对他的下属破坏了治疗合同道歉。他说他会归还她的药物，也希望在她自杀后马上被通知到。督导会因为她的治疗师的无能而解雇他。琳达吓住了然后开始夸奖她治疗师的好。她说她之前见过几个治疗师，没有人像他那么理解她。督导嘲笑地打断说，他连一个简单的自杀都阻止不了，他真的能力有限。她开始为他求情，甚至大哭起来。督导将她的哀求放一边并且说自己不可能等这个无能的治疗师再有其他病人自杀才解雇他。最后，在绝望和困惑中，琳达承诺她不会自杀并且如果这个治疗师不被解雇，她会继续治疗。督导满腹埋怨地答应了，但对她能被帮到这点表示怀疑。

琳达继续在她的治疗师那里治疗，现在分析并解决她的爱慕移情是首项任务。新的有力的治疗，让琳达能够转化为现实的移情，恢复到之前的进步中。

因为反应抑郁的动力是愤怒转化为内射的憎恨物，应用愤怒特别能驱出内射，就如在后面讨论抑郁时会讲到的约翰和兰诺的例子。

拒绝治疗

对于只是表面或者没有治疗性理由来假装做病人的病人，最好的方法就是拒绝治疗。往往，当你拒绝一个没有适当理由的病人之后，他会带着适当的理由回来。有这么一个病人说过："如果我要回来跟你胡说，我就不回来了。然后，当我真的有需要帮助的时候，我告诉自己，你就是那个我要见的人。"

否认治疗对带着否定的成瘾病人特别有效。这个技巧在新生模型成瘾治疗中有详细描述。这对住院成瘾中心最有效，但戒瘾中心在美国已经成为很大的产业，大部分的中心都变成了所谓的解决中心，宁可赚取那些不是真的来戒瘾的人的钱(Cummings and Cummings，2000)。应用否认治疗的技巧，很重要的是治疗师将病人私下跟自己说的话说出来。通过抗拒，病人会被放在了治疗师的角色上。这在后面凯文的例子中会展示出来。

格兰达的例子展示了适当应用否认治疗的作用。让这个治疗方法成为治疗格兰达的自大和爱操控性的选择是因为在她自大和爱操控人格底下藏着的,是一位因父母药物成瘾死亡而成为孤儿的恐惧的小女孩。否认格兰达的治疗,意味着治疗师比她的祖母还更有力量,因为她在需要的时候会反抗。格兰达在治疗师拒绝了治疗后,她的反应是将他看成救命的稻草。如果没有这个依附,绝望的移情会否认治疗让她有理由离开,再也不回来。另外一方面,只是暂时甚至是稍微接受任何格兰达的操纵去建立联系,会将治疗师降级到不负责任的一类人,就如她那死去的父母的类别。

病例分析 4-7

格兰达的外婆

格兰达有一位住在新泽西州的富有的外婆,因此她能在旧金山保持着好逸恶劳的生活。这位 20 岁的女孩表面上在上护理学校,但实际上她除了沉浸在旧金山的吸毒文化中,就是假装在创作画画。她的外婆开始怀疑,于是去护理学校调查后发现格兰达在两年内只有开学第一周去上过课,以后再未去过。她的外婆非常生气,因为她总是收到格兰达描述在护理学校上课和说自己在学校里做得很好的书信。她咨询了新泽西州的治疗师,他建议让其外孙女去看心理治疗后才能每个月收到支票。治疗师推荐了在旧金山的尼克·卡明斯。

病人在第一次谈话的时候就表现为一个经常能够将事情按自己喜好掌控的人。她很有信心能靠说逃脱一切,一开始就用讨好人的方式来设计治疗师去说服讨好自己的外婆。卡明斯将这些放一边,尝试去了解格兰达。病人现在混乱的生活是因为病人有太多钱在手中,还有她不稳定的生活造成的。她的妈妈结婚离婚七次。她的父亲在格兰达 11 岁的时候因为可卡因和酒精混合中毒死亡。病人被送去了多所在新英格兰到瑞士等地的昂贵寄宿学校,但最终都被学校勒令退学。3 年前,她的妈妈死于车祸。在验尸报告显示她死去时驾车的时速是 90 英里,血液酒精浓度为 0.21 。她的外婆,很早已经意识到金钱在女儿(格兰达的母亲)身上的毁灭性作用,安排了自己本人来控制家庭的财产。格兰达要在外婆去世后才能继承一切,所以她现在完全依赖在这些丰厚的支票上,这些足够让她衣食无忧地完成护理学校的学习。

简单地说,格兰达就是个被宠坏的孩子。但20岁的她还是一个孤独、害怕、被抛弃的小女孩,她对怎么过成人的生活没有一点概念。心理学家就是用后者跟她联系。病人用她粘人,又恐惧的方式粘在治疗师身上,但很明显这是她乖戾的狡猾来欺骗治疗师并操控他的体现。所以,当她听到治疗师说如果她没有决心放弃毒品和回到学校的话,治疗师不会见她的话的时候。

她说:"你必须见我。如果你不见我,我外婆会非常生气。"

心理学家回答说:"我是心理治疗师,不是你外婆雇佣的保姆。"然后格兰达在一系列觉悟中开始滔滔不绝地对心理学家揭露她的内心世界。一点点地,病人开始像治疗师一样说话,激动之处她抽泣了:"我不想像我那有毒瘾的爸爸和我那酗酒的妈妈一样死去。"在第一次访谈的结尾,格兰达同意接受一系列限制作为自己的治疗合同来进入治疗。她的每个月6500美元生活费被降低到2500元,她还要用这部分钱付自己的治疗费用。她不准服用任何成瘾药物。她要在下个学期,也就是三周后,开始重新回到学校,并且必须在学校保持好成绩。任何违反了治疗合同的行为都会导致她的治疗和生活费的终止。如果她的外婆不同意,治疗师不会见病人。

喜出望外的外婆赶紧答应了,但是却有点怀疑。病人进入了一个极具有骚动性的治疗。她像海绵一样吸收着多年缺乏的来自父母的教育,也对治疗师发泄着多年对于父母背叛而累积的敌意。她在治疗师那里的治疗超过两年,展示了我们的目标不是扼要治疗,而是有效和高效的治疗。如果后面两者的存在,治疗时间长度就会适当。

加入错觉

在今天药物治疗的年代,有错觉或幻觉的病人,就马上需要有精神抑制药。事实上,精神分裂症被定义为是有错觉或幻觉的存在而不是思维障碍,其病人存在的大多数时间是没有错觉或幻觉的。精神分裂症产生幻觉是由于病人在遇到压力或因周围环境的影响,来应用这种方式作为一种恢复它们心理和情感上的思维障碍的平衡。因此,错觉或幻觉,都是尝试恢复原状的,也表现为用精神分裂症的方式来尝试理解和解释事情。如果精神上继续衰弱,错觉和幻觉会加剧来对付威胁。精神分裂症的真实病因是脱离。当错觉和幻觉失败了,精神分裂症会变成一个不幸的人完全从世界中隔离开。

精神抑制药物会在不同程度上打断错觉和幻觉,大部分是通过降低错觉和幻觉强度,然后让其只能被形容为“背景音乐”。但因为病人失去了补偿的尝试,精神分裂症的精神失常会无限期地继续,因此需要终身服药(Whitaker, 2010)。一旦病人脱离药物,错觉和幻觉就会恢复到最大强度。在新生模型中,对现实的补偿,会因为错觉的减少甚至完全消失,并通过心理治疗师的惊叹技术和培训达到。病人不再需要这些症状。治疗师通过让病人将治疗师放入他们的错觉中来干预从而得到改善。在未来,当压力出现时,病人会寻找治疗师的指引而不是恢复到错觉中。因为联系的建立,治疗师能够在错觉再次出现之前快速地切入并且纠正问题。

本书老作者由从1920年开始执业,有数十年经验的著名的心理分析学家弗瑞达·弗罗姆·瑞茨曼训练。那是药物年代之前,精神病人喧闹,到处摸大便的这些行为是很常见的。当看到这种行为时,精神科医生会避开病人,马上让护工清理。但是弗瑞达·弗罗姆·瑞茨曼博士会这么做:他穿着一件早该清洗的白色罩衣,在其中一个口袋里装着一袋医用手套,而另外一个口袋装着糖果。当他巡房的时候看到病人在抹大便,他会跪在地上,戴上手套,开始跟病人一起抹大便。几分钟后,他会丢掉脏了的手套,然后在口袋中掏出一颗糖给病人:“我想让你试试这颗糖。你可能更喜欢它而不是粪便。我明天同一个时间会回到这里,如果你没有在抹粪便,我就知道你更喜欢糖并且我会给你另外一颗。但如果你还在抹,我就知道你更喜欢大便,那么我就不会打扰你。”

在第二天,病人总是干干净净地等着糖。我已经看过超过24次,并且从来没有失败过。弗瑞达·罗姆·瑞茨曼(1929/1950)一再强调只是因为精神分裂症病人似乎注意到了治疗师并不代表治疗师被接纳了。对精神分裂症病人,治疗师需要进入他/她的空间后才会有影响。病人会在治疗师证明了他的资格后才会做到这一点,这在病人心里的定义是被接受。1940 年代中期,在巴顿州(Patton State)医院,我数次应用了这个技巧,直到停止抹粪便。尽管我承认我这样做的时候是极其反感的,我总是对于如此退化的精神分裂症病人能因此认识到我并让我进入他们的内心世界而感到惊奇。

幸运的是今天我们不需要这么做去被病人接受。但同样的心理效果是可以操作的,治疗师能有效地加入病人的幻觉并被病人接受。在以下这个例子中有幻觉的山姆,一方面,如果治疗师给警察打电话就会完全将病人跟现任的治疗师脱离,后来的治疗师也会如此。另一方面,治疗师加入幻觉会进入病人的内心世界。这对有学习过化学并且了解 LSD 的治疗师是很有效的。治疗师知道 LSD 这种酸融入水中后,不再是酸性。幻觉占据了心理学的位置而这只能允许一个人进入,但只有了解到治疗师是可以信任和依靠的,他才能成功进入病人错觉然后开始整个过程。

病例分析 4-8

山姆——将 LSD 丢入城市水库

一个担心的心理学家给本书老作者打电话咨询一个案子。他已经是第二次见一个声称要将 LSD 扔进城市水库的病人。这个病人在自己家的实验室花数个月制造了 LSD,积累了很大的存量。他说在特定的光、声音、颜色和号码融合在一起时就是宇宙给出信号让他开自己的货车把 LSD 扔进城市水库的时候。尽管是精神错乱的,病人却有化学的高级学历并且他讲述的细节都超过了治疗师的理解。

治疗师将病人诊断为多疑精神分裂症,他不确定 LSD 到底是否只是病人的幻觉系统的一部分,并不真正存在。但如果它真的存在,他不希望冒险让城市的供水系统受到污染。有趣的是,在 1960 年代到 1970 年代,一些嬉皮士病人总是有通过城市水库被酸污染让全体人口毁灭的幻想。治疗师想给警方打电话，这就会毁灭任何治疗关系的可能。老作者在电话中确定LSD是酸性，可以迅速在大量水中被中和。但是需要有很大量的酸才有可能对如此庞大的供水系统造成影响，如果不是因为幻觉，病人作为化学家已经很清楚这个事实。

治疗计划的设计是治疗师要加入错觉。因为治疗师没有办法理解宇宙中会集中到一起的光、声音、颜色和数字的系统，这个切入点就非常明显了。病人会在接下来的几次访谈中，向治疗师讲述"宇宙怎么融合一起"来让治疗师在信号来的时候也认识得到。治疗师同意了，但是害怕会污染供水系统的后果。他给一个化学教授的朋友打电话去得到确切的信息才完全放下心来。

在接下来的几周，治疗师认真地听病人讲述所有的关于他这个"系统"的知识，也就是即将合在一起的宇宙的呼唤。在这个期间，病人无法面对现实，所以他需要逃避。治疗师"认可"了他的幻觉是给了他一个逃避现实的机会，是他对无法处理的生活事件的避难所。在八次谈话后，治疗师还是不明白"系统"，但他给本书老作者来电说病人已经完全放弃了这个错觉，病人和治疗师讨论了精神分裂症患者的医院外的独立生活问题。

在加入错觉中，治疗师有效地对抗拒将计就计。这对于山姆的例子是很对的，甚至接下来丹尼斯的例子是更好的展示。后者也强调了加入错觉的重要性，治疗师从来没有说出不真实。一个妄想精神分裂症病人听到谎言的时候特别敏感，治疗师必须设计回应为了治疗师能自己也相信。对妄想者说"我相信你"会导致病人逃离心理治疗。注意在丹尼斯的例子中，治疗师是怎样在不冲击病人的信念同时保持了自己的诚实。最终治疗师通过对病人说为了自身安全起见，病人不要告诉治疗师这个幻觉的内容这样的方法来跟病人最终建立了联系。

病例分析 4-9

丹尼斯——CIA 威胁

一位微笑着，面目和蔼的男人由他的牙医转介来。丹尼斯的可亲面目，是他的保护层。他主动说:“我的牙医觉得我要把所有牙齿拔掉,简直疯了。”病人继续说,尽管牙医没有发现他的牙齿有什么问题,但他们给了他许多麻烦。“他说如果我不是疯了,他就会把我的牙齿拔掉。你觉得我是疯了吗?”每个心理学家都会认识到这个问题不是表面的。这是个关键的问题,问题的答案决定病人是否能产生信任。任何敷衍消极的回应或者任何的保证都会感觉是机械化的,也会在多疑病人的心里拉响警报。大多数时候,最佳的方法是顺着病人思路走,无论是内容上还是行为上。

复制了病人的可亲态度,治疗师回答:“我有个舅舅把他的牙齿都拔掉了,他是个疯子。但我不知道他是为什么疯了,那跟他的牙齿一点关系都没有。为什么我要觉得你是疯了呢?”病人放松了些许,跟着治疗师大笑起来。然后,他没有回答问题,他谈到了他的背景。病人从一所名牌大学毕业,读的是工程学专业。后来他娶了一个他偶尔约会的女孩,但他的婚姻只维持了八个月。他坦白说妻子的离开是因为觉得他太闷了。丹尼斯的父亲也是工程师,在 3 年前死于心脏病。他那变成了寡妇的妈妈独自住在西部的老人院。比他大两岁的姐姐 3 年前跳楼自杀。在从大学毕业了以后又过了差不多 3 年,丹尼斯在一个防御基地做一份高度机密的工作。

突然,丹尼斯问治疗师他是否相信牙齿可以作为无线电接收器。治疗师聪明地回答说他听说过某些填充物可以作为水晶套,但他不是这方面的专家。接着他补充说:“你是工程师,你比我更清楚。除此以外我只听说了可能性,我把这个问题交回给你。”病人想了一两分钟,看上去很满意,开始讲他的故事。他在国防工厂里头是负责高度机密的项目,他开始出现了一些不正常。他对他的上司报告,并且那过后他就因为歧视被孤立。开始的时候,他被拒绝晋升。然后他因为上司评估其工作不得力而转到了比较乏味的职位。最后,在差不多 2 年前,他被解雇了。在他被解雇的同时,他负责的机密工作项目也被解除了。他自此没有再工作,靠着一定的存款和从他父亲那里继承的遗产为生。

然后病人沉默了两三分钟,在这期间他紧张地盯着心理学家。他突然打破沉默:“如果我告诉你我发现了高度机密的文件,这份文件如果曝光会在国际社会上产生很大的回响,甚至会引发第三次世界大战。这就是为什么他们总是在针对我。”治疗师回答说:“我不想任何人对付我,请你别告诉我接下来的内容。”这是个对的答案,这让病人能将接下来的故事说完。

病人有一个复杂的幻觉,就如在所有的精神错乱案例,对于神经机能症和性格障碍病人,妄想病人信念的真实性相当于强化抗拒。最重要的是治疗师不表现出任何怀疑。另一方面,妄想病人对不真诚极其敏感,并且会注意到治疗师任何部分的态度/姿势。值得注意的是治疗师对关键问题的回应不仅不会挑战病人的信念,也会限制他能聪明地辩护的说法。他们会小心地选择去满足两种标准。决定性的回应是治疗师宣布他不能知道国际秘密的真相。这对于多疑病人是有说服力的,而任何表达“我相信你”的尝试都会被拒绝。

丹尼斯变得紧张,他回忆起从3年前开始的一系列事件,这些都是“他们”尝试刺激他来减少追寻他发现的不规则。他相信他爸爸的死不是自然原因,而是因为中央情报局用能引起心脏病的药物谋杀。他也相信他的姐姐是被人推下十八层楼的窗台。中央情报局没有杀丹尼斯的理由是因为他们常常被国会检查看是否有超出他们的权利范围,他们不敢惹起另外一个丑闻。他们的策略是将他逼疯。他们经常通过他牙齿的假牙架来传出威胁信息,并且每天24小时跟踪他来防止他泄露这个国际机密。一旦他被认定是疯子并且关进精神病院,他就无论怎么谈论这个国际机密也不会有人相信他。这是个很有效的策略,病人很担心这正在成功。

这位高智商的男人的完美的幻觉是为了补偿他那逐渐恶化的精神失常。这个幻觉是补偿。它让病人能对现实有所解释,不受攻击。但这个错觉也让病人攻击治疗师,其中一个错误是让治疗师变成他们中的一个。只因精神错乱讲述幻觉不代表治疗师被允许进入了病人的空间。只有在治疗师被允许进入空间才能开始治疗病人的精神失常。最后的结果是,因为所有的幻觉都占据了心理空间,这里只能容下一个人,病人放弃了幻觉。这就是能让丹尼斯成功的方法。

治疗师强调他不是国际机密专家,尽管在世界大战时期他曾执行过一次机密任务，也了解许多丹尼斯明显在做的事情的特点。那什么是心理治疗的目的呢？就如治疗师将话放在了病人嘴里，丹尼斯回答说："但你是心理疾病的专家。你可以帮助我不变疯。"治疗师说他可以跟病人一起合作但是他需要病人答应，在心理治疗期间他不能透露出国际机密。这更让病人确信后乐意地接受了治疗师布置给他的作业。

治疗师问病人是否意识到中央情报局经常换监视人员，所以他回头看都总是看到不同的人在跟踪自己。病人坚定地回答说是，也惊讶于治疗师知道这个。这个"标准的操作程序"是用设计来避免被察觉的。病人需要记下一个详细的日记，描述每个中央情报局特警，纪录确切的时间他（他们通常都是男人）开始跟踪和被换掉的时间。然后病人会对下一个跟踪者做同样的纪录，并且在接下来一整天和一整周都要记录。病人很热情地答应了。

病人是一个谨慎有科学训练的工程师。第二个星期他带来了一份精确的纪录。治疗师表扬病人的好作业，对这份资料标识很有信心，并鼓励病人很快他们就会发现中央情报局的规律，并能中和它在病人的精神健康上的影响。根据病人的纪录，他们做了一个颜色标签图贴在墙上，病人就如治疗师一样满意。丹尼斯离开，感谢治疗师："我对有人站在我这边已经感到更有信心了。"在第三个访谈，在将日志变成颜色标签表挂在办公室墙上的时候，治疗师突然停止了。"丹尼斯，你看这个新出现的跟着你的人。你这很棒的日志写到他穿着昂贵的西装。那个男人不是中央情报局，他是联邦调查局。联邦调查局特工是世界上穿着最好的特工；艾格·胡夫曾经这么要求他们。不仅是中央情报局在盯着你，连中央情报局也是。你肯定有很厉害的国际机密。请你！请你！千万别告诉我。"病人又惊讶又钦佩。

在第四次访谈时，心理学家的办公室开始看上去像是五角大楼的战斗室。在更多的颜色表贴上去后，现在已经将墙壁覆盖得满满的，治疗师再次发现了不一致。"丹尼斯，你看这个星期二下午 3∶03 跟着你的人，他不是中央情报局也不是联邦调查局。从你的纪录上看，他个头矮，又粗壮，还满脸胡须，这个是克格勃。这个描述适合世界上所有的克格勃特工。你肯定是有些很厉害的秘密。甚至苏联人也在盯着你。你绝对不能告诉我这个你保存着的秘密。”病人惊奇地点点头。

在第五次访谈中,当治疗师正在兴奋地想象,病人尴尬地打断:“尼克,当你在上周发现克格勃特工的时候,我突然意识到这些都是我的想象。我不想说什么因为你看上去很享受这一切。”错觉瓦解了。心理空间再也不能存放病人和治疗师,已经无法再扩大了。现在,心理治疗在正常情况下可以开始了。

在接下来的几次访谈中,丹尼斯谈到当年父亲心脏病死亡和他姐姐的自杀对他的影响。他很难去面对,也很少表达情感。他的父亲是一名情绪不外露的工程师,他让家里的气氛更像严谨无菌的实验室。他的姐姐,经历过伤心的离婚后,在父亲死后变得更加忧郁。几个月后,她结束了自己的生命。病人现在认识到他也受到了影响,他的回应是在他父亲死去的那一年他开始慢慢滑落到精神错乱状态。很多次,病人感谢治疗师没有像其他治疗师一样攻击他的错觉。“我在见过他们一次后就不再回去。”然后,他用欣赏的语气说:“你的表演该得奥斯卡奖。”治疗师对病人坦白说:“丹尼斯,我将自己设身处地放在你的位置设想,我都不觉得这是表演了。”丹尼斯微笑着说:“我知道。那就是为什么我讨厌自己制止你。没有人这么为我做过。”

压倒抗拒

在某些例子中,抗拒必须被压倒,但这些是少见的严重例子。压倒抗拒是一个有风险的方法,需要慎重应用。所需的策略必须不会因为应用没有计划和没有策略的心理治疗强化抗拒而让病人产生疑惑。这就是贝丝的例子。她是本书老作者在 60 年执业中最严重的愤怒抑郁症。因为她愿意用死去杀死内射(她的丈夫),她高度的治疗风险,是我绝对不会推荐给任何一位导师或者同事的原因。读者必须明白这个案例的选择是因为它的难度和严重程度。他们的目的是来展示技巧,也是因为他们的严重性而被记住。如果一个人能掌握最困难的,那其他就易如反掌了。这是一个非常极端的案例。病人下定决心地在缓慢地,极度折磨地自杀,这就需要坚决的对质。压倒抗拒是有效而困难的技巧，但我们强调：对这个影响和危险的回应不要被忽视。

在我年龄增长和有更多积累后，本书老作者绝对不会冒险再重复这个过程。治疗师，在开始这个治疗后，深深地后悔这么做。但一旦开始，没有治好病人而放弃就会导致病人死亡。我们再次指出这不是能模仿的，但是展示了在超越了认可的例子中新高度有技巧的心理治疗能救命的力量。在我们的受训者犹豫或者害怕应用任何一个比较容易的新生模型的技巧的时候，他/她可以想起这个案子。想想贝丝，那其他的都变得有理由和可行的，一旦学会，就不再是更困难的了。

进一步说，贝丝的案例展示了三个重要的观点：

(1) 同样的心理动力学和治疗切入点对其他愤怒性抑郁同样奏效。内射是内化了对某个人的愤怒，必须被驱出。

(2) 只是病人的决心程度在这个例子中有所区别。在这个例子中，程度是极端的。

(3) 为了治疗成功，治疗回应的强度必须等于病人抗拒的强度。事实上，配合的强度是必要的条件，而治疗师必须形成治疗暗示，并根据病人行为的程度来引导方向。

可能这个例子展示的是我们认为无可挽回的例子比我们相信的更少，而那些所谓没得救的例子可能是反映出治疗师缺乏经验或者决心。为满足治疗师的治疗合同，我们有责任去继续磨炼我们的技巧直到我们都能成为出色的心理治疗师。

病例分析 4-10

贝丝——用神经性皮炎自杀

贝丝是由他儿子的治疗师从一个远方城市转介而来的，她当时 50 多岁。在过去 5 年中，她患了越来越糟糕的慢性神经性皮炎。如果这个病继续发展下去，最终会导致她死亡。她那烦恼的丈夫带着她看遍所有的医院和心理学机构，可是她的神经性皮炎一直恶化，直至她的眼睛闭上。她整个身体都覆盖了巨大的疥疮。只有她的双脚还能动,她用站立避免疼痛。最后,甚至她的双脚都因为皮肤腐烂变得不听使唤。她的家人都被告知,最终,贝丝的这些疥疮会长到她的气管里面,导致窒息死亡。她的儿子完全没了办法,他跟他的治疗师诉说后,治疗师打电话向我求助。

贝丝的丈夫先单独来,因为她不愿意来看。他问心理学家是否需要他太太的医学和精神科纪录,在得到了肯定的答复后,第二天他就送来了11箱的纪录。由这些事件导致的疾病都让她的丈夫坦白地展示在治疗师面前,她的丈夫——这个全国有名的经济学家跟他的秘书有长达10年的婚外情,在5年前,太太发现了。这个一生都活跃的女人,很快就进入了抑郁状态,开始懒散起来。很快,神经性皮炎出现了,而后迅速恶化。她的丈夫带她看了一个又一个的医生,一个又一个的心理学家,所有尝试对这个愤怒的女人来说都是徒劳的。

在两周后,贝丝同意来,这可不是容易安排的事情。她丈夫装备了一台能带可折叠轮床的商务车,她是由她的丈夫和一名男护士推着轮椅进来的。贝丝躺在厚厚的海绵胶上,身上也包裹了一层层的棉布。她的眼睛是闭上的,但她用她的拇指和食指揭开其中一只肿胀的眼皮窥探了治疗师一番。尽管就是这样开了一点点的眼皮,治疗师都能看到贝丝眼中的轻蔑和反抗。她已经因为身体和精神情况数次住院。她挑战新的治疗师说:“你觉得你还能做什么别人没有试过的?”

已经没有什么东西能给贝丝留下印象的了。贝丝坦白地承认了她的愤怒和她要死的决心,但要在她选定的时间并只有在她确信她那63岁的丈夫受够了折磨才会死去。她将自己描述为是一个巫婆、恶妇还有一个怪兽。如果她那已经有过两次心脏病发作的63岁丈夫在她之前死去,你会怎样想呢?她平静地回答:“那很好。”每个发明的创新的似是而非的双重约束,还有架构重组治疗师都尝试了,并且只得到一个表面的回答:“真可爱,可没有用,医生。”对于提出她正在伤害无辜的儿子,她耸耸肩说:“《圣经》上说父亲的罪可以延续到三到四代。”贝丝的气管上已经开始长疮,她已经开始喘气了。她让每个人知道她不愿意插喉。她也下定了决心要死。在约见她的8次谈话中,治疗师除了听到她葬礼的哀乐外,其他什么效果都没有。

治疗师很困惑，花了大量时间思考怎么处理这个案子。他最后决定用他以往战争的经历得到的启示，尝试一个他从未试过的高度危险而又能救人性命的办法。在心理学家脑海里有了一个计划，它需要极端的策略也只有事实能证明是否有用，不然病人就会死亡。他向病人的丈夫和儿子解释了这个计划，在绝望中，他们同意实行。他们签了法律同意书，一份在任何情况下都没有意义的协议，不过这至少能让丈夫、儿子和心理学家都好受一点。

找一家能配合的精神病院也非常困难。最后，一家小机构同意了，并且贝丝被安排住在这家离自己城市稍远的地方。她被维持着生理上的稳定，必须是在隔离状态。她不准有拜访者，没有治疗活动，没有电视、收音机或者阅读材料。每个周五，她都有一个在床边的与心理学家的会诊。这个人就是她所能见到的唯一的拜访者，也是她唯一的精神健康医生。

在第一次这样的访谈中，心理学家花了 15 分钟时间跟贝丝解释他会在她床边的桌子上放一颗氰化丸。这是真正的氰化物，是作者在二战期间从一名高级的德国战俘处收缴得来，后保留作为战争纪念品的。然后他会离开房间 15 分钟，在这期间病人可以选择自我了断。然后他说这可能是解决所谓问题的办法，但是他怀疑她是否有这个勇气。毕竟，她太懦弱了不愿意马上了结性命，这就是为什么她会选择神经性皮炎。然后心理学家会离开房间 15 分钟。

只有他最激烈的战争经历能跟这一刻钟的情感强度作匹配。心理学家的汗湿透了自己的西装，胸口剧烈疼痛。在指定的时间，治疗师进入房间，发现贝丝还活着，仍带着反抗，他把氰化丸放回自己的口袋。然后他用 15 分钟告诉贝丝她确确实实就是懦弱，也是虚伪的人。他会在下一个周五回到这里重复同样的程序。这个程序重复了另外四个周五。

在干预这期间除了周五外的日子，治疗师的睡眠和胃口越来越差。他体重减少了好几磅，几乎是不停地在流汗，也常常感觉胸口疼痛。他一次次地质问这样做是否明智。他总是恐惧下一个周五就是贝丝会死的那一天。但每次他重新审视这个案子，他都会得到同样的结论，坚决地要继续做下去。每个周五在贝丝病房外的15分钟等待一直都如此艰难。他的西装会像穿着衣服淋浴后一样湿透。如果治疗师用了一颗假的药丸，说那就是氰化物的话，贝丝肯定能戳穿他的计谋。

治疗师的情绪显示出这个游戏是致命的也是真实的。在第六个星期五，治疗师马上发现有一只眼睛睁开了并且贝丝脸上的浮肿明显消退了。贝丝不再反抗地绷着脸，而是痛斥心理学家，这肯定是世界上最糟糕的治疗策略。治疗开始了：她开始驱出内射。那以后，贝丝每天都接受治疗并且她的治疗是治疗师所见过最具风暴性的。在她的愤怒增加到一定程度，她的神经性皮炎消退了，只留下永久性的伤痕和损毁的外表留作她这严重抑郁症的纪念物。是的，她跟她的丈夫离了婚，从另外一个方向重建了她的生活。但起码她还能有生活可重建。

跟随着极具戏剧性的治疗的第一个阶段，贝丝和她的治疗师深入地讨论了最初挑战她结束生命时她产生的愤怒。她吐露出拯救她的，是她意识到她选择结束生命的话，最轻的结果是治疗师的职业生涯结束了，而更糟糕的结果就是他将因此需要坐牢。“会有人为了我去冒这个风险逼着我看到我内心的恨和狠毒。”这对治疗师也是深刻的经历，并且在那时候他意识到最棒的治疗组成是治疗师对病人的勇敢投入。传统的、懦弱的好心人往往会加强病人的病态决定。甚至是贝丝，已经坚决要慢慢地自杀的人，都能察觉到这一点。

家庭的心理柔道

以下的案例展示了心理柔道的规则怎么应用在家庭心理治疗中。这个不正常的家庭接受了累积超过50年的心理治疗，也看不到要结束的曙光。在开始的时候，治疗师会需要有技巧地应用心理柔道。重要的是应用出其不意的干预，这样“训练有素”的病人才不会有练习过的回应。

家庭治疗应用心理柔道的时候，必须记住的是，家庭作为一个系统支持了共同的病理。确认的病人不一定是最初的病人，家庭中的病人可能不止一个。往往，家庭的一位成员会被选择代表了整个家庭的病理。更复杂的是，与家庭系统一起，每个家庭成员都有他们各自来到这里的理由(后者定义为“操作诊断”)，并且同样的个人对治疗都有期待值(后来被定义为“隐性合同”)。治疗师必须确定每一个个性化人的回应，也要理解家庭将所有人都结合在一起的整体病理系统。最后，治疗师从这个不正常的家庭的肆无忌惮的行为得到了暗示，表现得同样荒诞。

病例分析 4-11

马琳和她的“引起精神分裂症”的家庭

马琳在她 29 岁的时候第一次进入治疗。她有她的大“3—0”，就如她在她的系列家庭治疗中所称的。马琳的妈妈爱琳，先打电话来预约访谈。但在那以后她的父亲马文又打电话来。这个家庭被认为是就只有两个其他人：凯罗是爱琳和马文的第二个女儿，也就是马琳的妹妹，还有罗宾——马文的第二任妻子。

在这个案例中选择用家庭治疗可能对其他人来说是出乎意料的，但在描述本案例后理由就显而易见了。在治疗家庭中，最重要是在个人治疗中有效地应用同样的技巧和概念。

马琳曾四次因精神病发作需要入院。她被诊断为是双重人格障碍和已经吃了三个月的锂。这四次住院中有三次是她还在吃锂的时候发生的。凯罗刚刚高中毕业，会在当年秋季开始上大学。马文读的是法律，他没有做律师而是成立了一家成功的大型出版公司。马文和爱琳在马琳 13 岁的时候离婚。罗宾在他们离婚后不久就嫁给了马文，事实上她已经跟马文秘密交往了好多年。这个发现让爱琳非常伤心和生气，她要到了很可观的离婚赔偿，其中也包括每个月固定给她和孩子的赡养费。

一直到马琳开始治疗时她才发现，她有个 33 岁的哥哥，他在 25 年前进入特殊治疗机构，一直由父亲的一个基金支付费用。她的哥哥迪克，在 1 岁的时候确诊患有自闭症，爱琳和马文一直将他留在家照顾到他 6 岁。在开始上学后，很明显迪克需要家里无法满足的更好的治疗管理。马琳 3 岁左右，迪克被安排到了特殊机构中,她对这个对她父母来说极度痛苦的经历毫无印象。

如之前所说,第一次联系的人是爱琳,她尝试给女儿约会诊。治疗师建议马琳自己约自己的会诊,马琳在1小时内就做了。在马琳的访谈安排后的第二天,马文打来电话,说他需要在马琳与治疗师访谈前得到相关的信息。父亲被告知他要得到马琳的批准,治疗师才会向他提供与访谈相关的信息。马文似乎生气了,但接受了。再过了两天,心理学家收到了来自爱琳的巨大的牛皮纸信封。这是差不多有60页的病史,因为爱琳是硕士水平的咨询师,这份报告极其专业。在这份病史中,还透露出罗宾是一名精神科社工。在治疗师思考了这里面"主动"参与的协助治疗师后,他决定在马琳同意的情况下尝试家庭治疗。

马琳在她预约的时间准时到达。她是一个矮个子,苍白的29岁女人,她很快告诉治疗师她的工作是餐厅侍应。然后她继续用抵抗性矛盾的态度解释说:"我家人都不想让我做女侍应。他们都觉得这很糟糕。"心理学家回答说。"我听说了",然后他解释说他接到她父亲的电话,也收到她妈妈那等同西格蒙德·弗洛伊德水准的详细记录。马琳大笑说:"哈,这就是我们家。"

在接下来的会诊中,马琳的隐晦的思维障碍变得明显。她有着很多假性精神分裂症的迹象。事实上,她是被误诊,难怪她吃锂都不能避免再次住院。在她谈话中,她的隔离变得明显。她除了工作,唯一的活动就是在电视上看棒球和看关于棒球的书。她是一部活着的棒球数据百科。这是她生活中的唯一兴趣。工作,在另外一方面,给了她家庭的错觉。她的常客被赋予了想象的角色,如表亲、姑姑、舅舅甚至还有祖父母。餐厅的负责人了解到马琳的限制后,善意地保护着她。当谈到她的父母,她的生活,她的感受的时候,她只是幼稚地简洁地回答说:"还好",或者"好",或者"还行"。

心理学家跟她讨论了家庭治疗的可能性。她回答说:"你真的希望我跟我的家人待在同一个房间里吗"?当问到他们是不是真的那么糟糕,她大笑着回答:"是啊,是啊。我们就是那么糟。"她被要求去思考这个可能性,决定可以等到第二个访谈做出。

马琳第二个星期回来宣布:“我除了在想家庭治疗外,其他东西都思考不了。”然后她矛盾地开始谈棒球。治疗师打断了她的话,说:“我们要对家庭治疗做决定。”她回答说:“啊,是。我想应该还好。”治疗师不仅接受了,还问了她是基于什么做了这个决定。她强有力地说:“嗯,因为我家人都不听我的,所以我没有办法跟他们交谈。如果能把他们都跟你放在一个房间,他们可能会听我说话。”于是我们一起给家庭成员打电话,家里人除了凯罗外都同意了。因为她刚刚 18 岁,她相信她有权利拒绝。她被告知她的确有这个权利,但她的出现对马琳很有帮助。基于此,她同意前来。罗宾本来是要被排除在外的,因为她是继母。但她很乐意能参与。

家庭成员的每一个人都有鲜明特点。爱琳是一名非常迷人、体态优美的 52 岁女人,她有着长头发,蓝眼睛。她是那种 50 多岁还保持得像 30 多岁的女人。马文,在另一方面,就像马琳一样矮,他进来的时候还带着他的律师箱子。罗宾是一名南方美女,有着漂白的金发,穿着鲜艳,嘴快而容易激动。凯罗是个从上学到升读城市里最好的学术型高中都是全 A 的完美孩子。

因迪克住在机构里,他从来没有见过治疗师。爱琳和马文分别去看他,每个月不少于两三次。罗宾跟马文一起作为家庭的一分子去拜访。就如猜测的,爱琳和罗宾之间有一定的竞争,而这也是马文鼓励的。在访谈开始的时候爱琳派发了她的治疗计划。那份计划写得很好,但罗宾质疑它的有效性。她批评说这太死板并且坚持说大家要做的就是拥抱彼此。她宣布:“爱能战胜一切”,然后走到房间另一边并且戏剧性地拥抱治疗师最喜欢的植物,一棵漂亮的五尺高的橡胶树。她将它折了三处,爱琳和罗宾之间的紧张到了关键时刻。

然后凯罗开始谈话。她见证了这个家庭会谈一开始的奇怪行为后,她重新考虑,称她有权利不待在这里。治疗师重申每个人的存在都该是自愿的,并且他非常感激她的参与。马文开始了 10 分钟的演讲去分析凯罗的立场并且用病人权利的详细定义结尾。这时,凯罗才决定留下。

爱琳再次获得主动,要求大家回到她的治疗计划。爱琳和罗宾之间的影响并不像其表现的样子。马文很明显将她们放在了对抗的位置,他已经如此做了 17

年。很明显,爱琳和罗宾之间是彼此有欣赏的地方,如果马文不是积极地阻止,她们早就会消除了争执。

在他们差不多闹完的时候，他们要与治疗师进一步谈。治疗师跟马琳谈起了棒球。这个做法马上引起了反应。爱琳生气了,尖叫:“这是什么治疗?”马文抗议说他在给这一切埋单而他不是付钱来谈棒球的。在爱琳长篇大论地要求知道为什么在本次访谈还没有应用她的治疗计划的时候,罗宾跳出来尝试做调解人。爱琳指责心理学家缺乏能力,而罗宾却替治疗师反驳说:“我觉得卡明斯博士很棒。我们只需要拥抱彼此。”然后她看了一眼那棵橡胶树,现在已经是一堆橡胶了,然后她马上停了不说话。

治疗师把握住这个停顿布置作业。

“爱琳,你的治疗计划不完整也缺乏可靠性。你的作业是写一份新的治疗计划。”然后他告诉马文去写份关于治疗的回忆程序,并准备好主持会谈。感到尴尬,马文坦白说:“我不是病人权利上的专家。”治疗师然后问:“那离婚呢。你在为什么给这么多的赡养费上是专家吗?”爱琳对此再次盛怒。

在这时候,凯罗打断了:“那我做什么?”治疗师回答,“嗯,我想你告诉我们你作了什么准备去上大学并且要去哪里上大学。”这是基于爱琳原始的 60 页描述中透露出爱琳决定让凯罗待在家,坐地铁上大学,而凯罗坚决要求离开家去上学。

罗宾问:“那你要我做点什么?”治疗师很快回复说:“我要你给我带一棵新的橡胶树。”这时,除了很享受地看着她家人出洋相的马琳外,每个人都觉得治疗师很奇怪。那个被确认的病人是唯一真正理解治疗师在做什么的人。

马琳问:“你要我做什么?”她被告知她的工作就是给他们其他每个人做的作业评分。马琳高兴地笑着,就如得到了提示她能终结访谈。她忽然感觉比她那五尺身高高了许多。

在接下来那一周,马文和罗宾都给治疗师打电话询问他希望达到的治疗目标是什么。他们被安排在第二次访谈中问。除非是紧急情况,心理学家希望每个人在所有人都在场的时候才有沟通。他们似乎恼怒了,但都听从了。爱琳打来电话,留了一个信息，然后又打电话来取消了。

马琳下一次访谈中到来的时候看上去完全不一样了。她跟第一个会谈中那个看上去毫无生气，如刚刚上了八个小时班的样子完全不同。她穿着讲究，整理好了仪容还带来了一份她最爱的击球手的平均击球分数资料，来给明显没有这方面知识的治疗师作普及。她带来一张表，她准备好要评估每个人的作业。

在这时了解到马琳和马文曾经他们关系很紧密，爱琳会抱怨说："我要生另外一个女儿，我要那个女儿是我的。"所以，她有了凯罗。家里默认的是马琳是马文的女儿而凯罗是爱琳的女儿。在离婚的时候，爱琳得到了两个孩子。在开始青少年期的时候，马琳没有一点的反叛，却开始成绩下降。她会在学校做白日梦并且在换课的小息时间消失，后来人们才发现她就在走廊闲逛。她总是被投诉逃学，终日无所事事。在马琳 18 岁的时候离开家，找了一份餐馆侍应的工作，不再跟自己妈妈讲话，直到 3 年前。

这时候也了解到爱琳已经有 22 年的心理治疗。马文在他离婚前一年爱琳开始跟一名精神分析师开始了传统的精神分析治疗。所以这就有 18 年了。罗宾大概接受了六个人的治疗，她也是那种追求流行治疗的随波逐流的人之一。

马琳已经在四个精神医生处治疗过。在每次精神错乱后，他们家都会给她换治疗师。因此，现在的治疗师是第五个。他做的第一件事是让一个精神药学家同事改变马琳的处方药。医生停止了给她用锂，换了 Melaril，开始了适当的血液测试。

爱琳和马文说："我们在这里作家庭治疗的同时，还能继续我们其他的治疗吗?"治疗师回头问马琳："马琳，你觉得怎么样?"她说："我觉得那很疯狂。"所以治疗师回答："好的，你们不能。你不需要结束你的治疗，只是中断一阵。我只是需要跟你有几个访谈。"马文说："几个访谈?"他回答："是的"，然后转向马琳说："你觉得我还能承受几次这玩意?"她说："你当然不能。没有人可以。"然后他说："我觉得我们要为马琳在这里的家庭治疗作出牺牲。"这就是他们形容的这是"马琳的家庭治疗"。治疗师然后总结说："你可以作出几周不见你的治疗师的牺牲。"在这时，罗宾是有最大反抗声音的人。她不仅是每周治疗，她是每天都在治疗。最后，他们都同意了。

治疗师然后回到作业上，先叫了爱琳。她缩减她的治疗计划到 5 页。另一方面马文准备了一份全面的法律文书，总结为只有治疗师可以主持谈话。“你是医生，你有责任，你是专家。”罗宾带来了一棵种在一个陶瓷花盆里的漂亮橡胶树。心理学家一直忽略它直到罗宾再也沉不住气，问道：“我该把我的树放在哪里？”她被告知她可以把树随处放。她就在旧的树的位置放下，将已经坏了的老树拿到等待室。然后她回来站着欣赏新买的树，不再尝试去抱着它了。

马琳给罗宾的橡胶树评了一个“A”，然后他给爱琳和马文打了不及格。她给他们打不及格的时候说：“从小到大我爸爸只会用两种方式跟我说话。要么是像律师，要么就是儿语。”治疗师然后说：“马文，我们见过你律师的那一面，现在跟马琳用儿语讲话。”他很尴尬。马琳开始用儿语跟他讲话。事实上，他们有一个语言。他们开始用儿语讲话。这很让人吃惊。

爱琳被马琳评不及格，因为她说：“我妈妈总是尝试做我的心理医生，我对这非常反感。这就是为什么，在我 18 岁离开家后，我直到第一次住院的时候才跟她讲话。”她的妈妈是在马琳精神病发作的时候才取得了她的谅解，并为她安排了住院也选择了精神科医生还有接下来的每一位精神科治疗师。

那么为什么，在发疯的行为被控制住的许多年后，这个家庭如此被分解，而这次分解由马琳的第四次精神失常来做代表呢？在这些年，爱琳因离婚给自己建了墓碑，宣誓永远都无法从这里面恢复过来，同时要求马文要为离开她付出代价。马文通过让爱琳和罗宾树为敌人来争取自己的注意来报复。所以，有什么改变了？回答是那就是操作诊断。凯罗改变了并且因为她的改变，她改变了所有的家庭动力学。

凯罗要离开家了，爱琳没有办法承受这一切。她因为迪克的病让她需要放手送他去专业机构。马琳是马文的最爱，至少爱琳能跟马琳一起到 18 岁。从那时开始，马琳拒绝见爱琳也不跟她讲话。就如，其实爱琳从来没有拥有过马琳，她在马琳 18 岁离开家的时候就彻底失去了她。现在爱琳感到她有了要失去凯罗的威胁。

在第三次访谈的两天前，爱琳晚上打电话到治疗师的语音服务，她说这是紧急情况因为她似乎杀人了。治疗师回了电话并听到一个这样的故事。“我今天下午想起我爸爸的一位老生意搭档，然后我说，‘不知道他还是否活着？’然后我去睡觉的时候，我一边喝热巧克力一边看报纸，我在讣告那一页看到了他去世的消息。我杀了他。”

现在很明显爱琳的潜伏精神分裂症开始分解并且开始变得明显。治疗师让她冷静下来然后带有同情的语气说：“不，不，爱琳，你没有杀了他。你不可能通过思考来杀死人，还有我想要你仔细地阅读讣告。你会发现他是昨天去世的而你只是今天下午想到了他。”“哦”，她说。“哦，好的”。她冷静下来，我们结束了通话。

在下一次访谈，整个家庭都讨论凯罗要去上大学。她按时完成了她的作业，但全家都在上一周忘记这件事。凯罗对她要离开家上大学的决定很坚持。她不会住在家里上学。她的妈妈提出了每一个反对的可能。她的爸爸给她的高中毕业礼物是一台小型车。她的妈妈说，如果她开这小车出意外，将是致命的，因为这个车太小了难以保护。那她住学校宿舍，晚间的基本规则是什么？

现在很明显的是这位妈妈在对凯罗放手上有困难。所以，我们假设我们可以解决爱琳的空巢效应，这就不仅是可以帮助凯罗上大学，马琳也不会继续有精神病发作。妈妈似乎有让马琳活跃精神失常的一个很悲哀的原因，那就是如果她不能拥有凯罗，她能用这个方法赢回马琳。在这时候，每个人都想起马琳的第一次精神病发作是在她 13～14 岁。爱琳支持了马琳，也帮助她重新获得了些许稳定。但马琳本能地意识到她将会变成依赖妈妈的病人，她在自己能逃跑的时候马上逃了。在另外一方面，爱琳在说，如果她失去了凯罗，她可以接受“有缺陷”的马琳。她会是马琳的真正的治疗师，并且自从她是雇佣和解雇精神科医生的人，她可以反对他们帮助马琳。

这些都在第三次家庭会谈中公开地讨论。马文很惊奇并说：“我真的觉得你是对的”。罗宾无声地表示着同情，她静静地并且真诚地对爱琳伸出了手。

爱琳开始谈到了她自己母亲的离婚和再婚。爱琳的父亲在妈妈离开他嫁给富有的后父的时候就消失了。然后她的妈妈与继父生下了她的妹妹，那是她妈妈最爱的孩子。她的妈妈先去世了，然后当她那富有的后父去世的时候，所有的钱都留给了妹妹。爱琳什么都没有得到，她把这看成是她人生的故事。她因为罗宾失去了马文，因为迪克的病失去了儿子，现在因为孩子要独立失去凯罗。她至少还有马琳。她痛哭起来。全家人都同情地流着泪。

爱琳在这时候的作业是，因凯罗和马琳最终都会自立，她要怎么适应自己一个人生活。治疗师温柔地说："我不想要你给马琳作治疗计划，我想要你给爱琳的治疗计划"。

全家人来到第四次访谈，并且这时候，每个人都停止了"疯狂"的行为。他们是合作的人。罗宾和爱琳变得更靠近了。罗宾同情爱琳，说："我了解你的感受。当马文跟我结婚的时候，我马上想要个孩子但是马文说不要，他已经有三个孩子了并且他不想再要更多的了。我觉得被晾在一边。"

所以，在这个时候，所有的专注都在爱琳针对自己的治疗计划。这是很出色的。她同意在她的治疗计划中，凯罗会离开上大学，马琳可以做她想做的事情，并且如果她适合做女侍应，她可以继续这么做。

很明显马文是最反对马琳作女侍应的人。他说："在她还是小女孩的时候，我幻想她会变成一名律师。"在结束后的几周，马琳出去找了一份侍应的工作，同时也开始在社区大学进修大专法律助理课程。

得到了全家的同意，这个心理治疗在第五次访谈后结束。爱琳开始了跟心理学家的个人治疗。

第五章　深入的、有效的治疗

本章的题目我们将开始给深入有效的干预下定义。今天常见的单一的认知行为治疗师，只习惯于处理和改变病人的价值系统，可能会被本章节内的干预弄晕。作为提醒，重新聚焦心理治疗的目的是将有关社会因素的心理性(psychosocial)干预作为在行为健康中的第一线干预，必须是比应用药物更加节省费用并且治疗效果更好。这需要有积极的、深入的和有效的干预和能深入病灶的治疗。

现在，我们谈过了怎么将病人的抗拒改变成助手，我们将会更直接地看到每个病人的特质：谁，为了什么，为什么？治疗师总骗自己相信病人他们已处理了这些问题，而某种程度上他们是做到了，但技巧的强度可能只是个大概。对这个问题的探究，读者可以回到第四章的病例展示，每一个都会根据这些新的认识下定义。

简单而言，断断续续地重新聚焦心理治疗，是预想病人会在生命过程中有治疗周期。对每个治疗的周期，重新聚焦心理治疗师必须回答四个问题。

(1) Who is presenting? 谁在这里？心理治疗师做出有区别的诊断，可以体现出病人的心理动力学（psychodynamic）和合理的切入点。

(2) 为什么现在？心理治疗师作出能体现出先前存在的，让病人在这个特定时间来寻求心理治疗的操作诊断。注意：看上去明显的结论往往是错误的结论。

(3) 为了什么？心理治疗师决定病人的隐性合同，往往跟说明的、或者公开要求帮助的理由不同。注意：只是当你想的你有了病人来的真正理由，往往都是不正确的。这是心理治疗中最让人困惑的概念。

（4）如何？心理治疗师构想治疗计划，将治疗合同付诸行动，并计划作业。治疗合同说明了治疗师和病人的责任。治疗计划只能在区分诊断，操作诊断和隐性合同都正确地确定了以后才能规划。

这些问题能让治疗师建立有效的心理治疗疗程。有治疗师会因一个错误的操作诊断，或错误的隐性合同，作出无效的治疗计划。在这种情况下，心理治疗师要对病人道歉再重新规划治疗计划。区别诊断可能长时间是稳定的，但性格是有层次的，不同的情况在不同时间起作用。显然，“为什么现在”，“为了什么”，和“怎么样”是该具体到现在章节必须回答的问题。一定程度上，这些问题不仅在每个疗程中考虑，也是针对心理治疗的每个会诊。

谁在这里？(Who is presenting?)区别性诊断

根据治疗的关系，我们可以将病人区分为两大类。防御机制可以分为两种：洋葱型和大蒜型。吃过洋葱的人，会因为过后打嗝或吞咽时的洋葱味而受苦。而吃了大蒜的人不会意识到大蒜的异味，可周围的人都会因这个味道受罪。同理，就有了自己受苦的病人（洋葱型）和让别人受苦的病人（大蒜型），这个治疗公式总体来说是：总是先治疗大蒜型，再治疗洋葱型。否认是大蒜型的心理动力学的核心并且不能通过洋葱型的治疗——减少罪恶感的方法来打破。减少罪恶感在大蒜型病人身上就如火上浇油，但心理治疗师这么做是因为心理治疗的训练一直都着重洋葱式的心理治疗。大蒜型病人可能假装有罪恶感，其实他们是对自己的麻烦很苦恼。当你减少了大蒜型病人的焦虑，他们会失去让他们继续治疗的驱动力并离开，说：“再见，医生，我本来就不需要你。”对于洋葱型病人，尽快减轻他们的痛苦是合理的。

如果你记得先大蒜后洋葱，你可以大大减少你的治疗失败。因为很多大蒜型底下都是洋葱型，他们会意识到你作为一个有关爱，有同情心的人的脆弱性并且在你面前是洋葱型。你必须先处理好大蒜的抗拒再开始做洋葱治疗。

除了如大蒜—洋葱程度，病人必须被区分为可开导和不可开导。可开导病人可以通过揭露治疗，通过讲道理来明白，通过对他们行为的觉悟进行改变。在进行揭露治疗时，不可开导病人的病情会不断恶化，他们必须通过行为和结果学习，而不是根据道理和觉悟。自恋和边缘人格跨越了可开导—不可开导的界线，因为，他们拥有很多共同点，他们呈现截然不同的治疗挑战。两者都表现出自我力量低下，低自我控制、性变态倾向、成瘾，还有大吵大闹的不正常行为。自恋人格的病人的性格中渗透了脆弱性，在他们准备好捅你一刀将你这位治疗师毁掉的时候，他们会因为害怕失去你而退缩。边缘人格会进一步去毁灭你，将你的头颅挂在他/她的腰带上，然后到下一个治疗师那里。自恋人格最终会对觉悟有回应。边缘人格会在揭露治疗中恶化。

在本书的第六到第九章洋葱/大蒜心理动力学，有 14 个诊断分类会展示在四面的表格和两大范围，区分诊断的宗旨是决定哪个诊断分类最适合病人的心理动力学。这个简化的表格还是无法完全地展示出心理动力学、生活事件对病人性格影响的复杂性。以下的玛拉的例子可以展示这一点。

其中一个最难的治疗决定是为治疗大蒜推迟对洋葱的内疚和罪恶感做缓解处理。越是以洋葱为基础的性格，治疗困难越大。洋葱的典型是所有饱受折磨的恐惧症患者。因为这个原因，10％～15％的恐惧症患者都是依赖镇静剂或酒精成瘾，作为应对局限自己恐惧症的生活方式，而这些往往都被心理治疗师忽略了。否认成瘾，因此总是大蒜。这就如治疗师不能有治疗性地面对这痛苦的棘手的任务，总是更容易忽略大蒜。

玛拉的例子展示了为处理表面的大蒜之前治疗底下洋葱的无效性，在这个案例中是药物依赖。这也展示了如果病人还没有愿意保持戒瘾，其准备好拒绝治疗的技巧。

病例分析 5-1

玛拉——覆盖着大蒜的洋葱

玛拉是一名严重的恐惧症患者，她无法在她的脱敏项目中有任何效果。对比那些容易合作、爱讨好的恐惧症病人，玛拉充满敌意并有着高度抗拒性，也有一堆不完成作业的理由。在超过 8 个月的治疗僵持中，她那对治疗恐惧症有高超技巧的心理治疗师完全被玛拉激恼了。心理学家完全错过了她表层严重的大蒜。心理学家不仅因为她的严重恐惧症错过了这一点，也因为病人曾经经历过的惨剧错过这一点。

玛拉是一位 33 岁的单身女性，她跟自己 35 岁的爱人德福住在一起。她成功创办了一家专门针对小型公司的公共会计师事务所，大部分客户可归类为家庭式作坊。玛拉有一台装备齐全的面包车，她会开着去客户工作的地方，在那里完成账务服务或者带走比较复杂的工作。她的恐惧症威胁着她那极其成功的服务。

病人很急切地接受了转介到新的治疗师那里，在第一次访谈花了大部分时间投诉她前任心理治疗师夸大了她的情况。玛拉的恐惧症最早出现在 19 个月前，在一次严重的交通事故后，她因事故需要接受两次面部的整形手术去修复伤疤。最初恐惧症表现为害怕驾驶，后来她变得更严重无法再服务她的客户。德福是保险评估师，他能完全控制自己的时间，他通过变成她的司机拯救了她的生意。最近，德福开始反对，威胁要结束长达四年的关系。

德福和玛拉设定了三个不同的结婚日期，每一个都在玛拉的坚持下推后了。这就是德福要分手的真实理由。现在，玛拉清楚地说她需要在自己从恐惧症中康复过来才会结婚，这恐惧症发展到她无法在德福不在身边的时候离开房子。她拒绝任何审视她爱情生活矛盾关系的世俗的眼光，并且否认她之前的恐惧症跟她现在不愿意结婚有任何关系。

最大的否认表现为病人对安定和酒精的成瘾问题。玛拉的恐惧症在四年前她跟德福的关系开始变得认真的时候出现。在确定了第一个结婚日期后，玛拉开始在开车的时候出现恐慌。她由她的医生处方了安定，这让她能继续她的流动会计服务。在困难的日子，她还会混合酒精，很快玛拉开始自己乱吃药，几乎到了造成永久性中毒的地步。在她发生交通意外那一天，她在吃了安定的情况下喝了大量的酒，这是玛拉在没有变得完全断瘾之前的几次访谈中不情愿承认的事实。事故发生时，玛拉的血液中的酒精/安定的浓度给她惹了巨大的麻烦，那位被撞的司机因此控告了她。

在第一次访谈开始时，玛拉的成瘾就很明显。她的手是颤抖的，两眼通红，说话含糊，也没有一点耐性。她的行为在她的否认受到威胁时变得充满敌意。玛拉不会没有斗争就放弃酒精和安定的。在治疗师解释了治疗会在她成瘾的情况下不会有效果，断瘾成为了继续治疗的一个条件。“所有的觉悟都会在酒精中化解”并且，直到她“戒瘾”，治疗会就如她在前任治疗师那 8 个月一样是浪费时间。

一旦断了瘾，玛拉失去了她的大蒜行为。她变得胆怯，充满了内疚，也觉得自己微不足道。她的治疗进行得很认真。她面对婚姻的恐惧，积极地完成她的作业，并且在两个月内脱敏。她负起责任，无论结果如何都必须要给德福一个“要”或“不要”的回答，她马上说了“要”。德福和玛拉结婚了。她一直都保持断瘾，当生活中遇到困难，受到恐惧症威胁的时候，她学会了恢复，然后脱敏。

病例 5-1　诊断

心理机制	否认，置换
诊断	恐惧症，酒精依赖
操作诊断	前任治疗师放弃
隐性合同	不要治疗我的饮酒
性格类型	洋葱尝试掩盖大蒜
治疗技巧	成瘾治疗（戒瘾），然后脱敏

为什么现在？(Why Now?)操作诊断

除了形成关系，第一次谈话的最佳目标是决定操作诊断和隐性合同。没有这两个,治疗计划的有效性就完全是靠运气了。操作诊断告诉你为什么病人现在来而不是在上周、去年或者下个月。病人对"是什么让你来寻求治疗?"这个简单的问题会有很多不同的回答方法。

病人可能会说:"我来这里是因为我喝得太多,我想停止了。"接受了这些会忽略了病人可能已经酗酒多年的现实。所以为什么他会在现在来治疗?你会发现,在10年过后,他的太太终于把他赶出了家门这个原因,会更接近你的操作诊断。

操作诊断评估了病人的动机。通过确定此次疗程之前的事件,治疗师可以更清晰地了解病人在这个特定时刻寻求心理治疗背后的真实缘由。在这个例子中,病人可能不是想停止饮酒。痛苦是由于他将要失去的婚姻,病人对心理治疗的需求只是为了弥补跟太太的关系。治疗计划如能达到戒瘾,就会遇上抗拒,除非病人的隐性合同得到了处理,也能同意治疗合同。

确定操作诊断有困难,最简单的问题往往是最有效的:"是什么让你想到在此时打电话来预约?不要告诉我你上周、去年都在这么想。告诉我在你决定拿起电话那一刻想的是什么。"

很多病人在打电话之前都会想过很多次,但他们从来不会打来。是什么让他们这次真的这么做了呢?

操作诊断的重要性会在以下这个例子展示。错误的操作诊断会导致丧亲咨询,那么病人很可能会自杀。

病例分析 5-2

亚瑟——尘归尘,土归土

我应邀加入了一名痛哭流涕的老先生的首次预约。他在11个月前失去了太太。治疗师马上开始丧亲咨询。我打断了,说:"等等,我们还没有操作诊断。"我开始访问这位男先生:"你太太十一个月前就去世了,为什么你现在来到这里?"

“嗯”，他说：“我还有一件事情要做。我要将我太太的骨灰撒到大西洋。”他将骨灰放在骨灰坛里。他的太太是被火化的。

我问：“你把你太太火化了？”

他开始哭泣说：“是的，我本来不该这么做的。”

我说：“你不是犹太人吗？这不是有违你的宗教信仰吗？”

他说：“对，我本来不该这么做。我本来就不该这么做。”

我继续刨根问底。他的太太当时患末期癌症，承受着极大的痛苦。他们约定好了他将她毒死，然后火化，这样，如果任何人怀疑，他们都无法发现他投毒，让他面临谋杀罪的指控。他们同意要在一年后，他会将她的骨灰撒到大西洋，然后他自己服毒自杀。我说：“什么时候是一年的期限？”

他说：“从星期一开始算还有一周。”

如果我们对这个抑郁的病人继续做丧亲咨询，他今天就已死去了。不要因为一个人失去了伴侣就认定丧亲是问题。请仔细听取自我反诉和反感的话，这有可能也是抑郁的标志。在丧亲问题中，你听到的是渴望：“我一直在找我的丈夫。”“我一直在找我的太太。”“当我听到脚步声，我想我的丈夫回家了，他就是那样走路的。”“哦，我听到我太太的高跟鞋的声音了。”你在想那个人。如果你碰到不复杂的丧亲，可以做丧亲咨询；如果你碰到丧亲和抑郁症混合，那必须停止丧亲咨询，先治疗抑郁症。然后到了一定程度再回到丧亲咨询。

我坦率地跟他说：“很明显你现在所感受到的一切，是因为你觉得火化了你的太太是大错特错。”他是传统犹太人，对火化有罪恶感。服毒，他觉得，是有同情心的、人道的。他明显是在巨大的痛苦中。所以我告诉他：“看，你说你做错了。现在你还要一错再错吗？服毒自杀，然后留下指示去将自己火化掉，再将自己的骨灰撒到大西洋？你会做两件错事。两件错事就会变成一件对的事情，啊？”

当我们这样交谈的时候，他一直在哭泣。他做了一个不自杀约定，我们废除了他与他太太作出约定。我们一遍遍地复读这个约定，就如我是他的律师。上帝只知道为什么他会决定自杀。他们结婚 44 年。那个时刻他们决定用毒药，他可能会说:“我不能想象没有你的生活”。她可能说:“那么为什么你不跟我一起走?”谁知道呢?他们做约定的时候肯定是情绪激动的。

病例 5-2　诊断

心理机制	被否认掩盖的内射
诊断	比丧亲更深一层的愤怒型抑郁症
操作诊断	是时候要自杀了
隐性合同	我真的该死吗?
性格类型	洋葱
治疗技巧	重新起草死亡约定

为了什么?(What For?)隐性合同

不同于操作性诊断告诉你为什么病人现在来治疗,隐性合同告诉你为什么你的病人来治疗的原因。隐性合同总是带着防御。如果显性合同和隐性合同的区别太大,治疗就会被破坏。治疗可能在没有查出隐性合同就能进行得很好,但会需要更长的时间。

回到病人的显性合同是“帮我停止饮酒”的例子,如果操作诊断是,“我的老板说如果再在我午餐后嗅到我口气中有酒味,他就会解雇我。”他其实不想戒酒。尽管他的显性合同是“帮我戒酒”;但他的隐性合同可能是,“帮助我能上班期间不喝酒,但下班和周末我能喝多少都可以”。或者是,如果病人是周末喝得酩酊大醉,周一没法起床上班,他的隐性合同可能是,“教我怎么在周日晚上早点停止这样我能在星期一早上出门工作”。要被太太踢出门的酗酒者的隐性合同可能是,“唉,可能如果我来治疗,我太太就会被感动然后让我回家,并且我也不用戒酒”。尽管每个病人都会说:“帮我戒酒。”大部分治疗师都会很浅地接受显性合同,尽管隐性合同才能真正确定治疗。

第一次预约的每个病人都会给隐性合同,尽管好像是不入正题地提起。我们的病人会趁我们注意力最分散的时候——当我们对他们其他谈话内容很投入的时候，或者对他们内心世界、动机或最大的移情着迷的时候——表示漫不经心的样子。我们在孩子的时候就学会这样做。

小宝打破了妈妈最心爱的花瓶。他害怕告诉妈妈，于是他清理干净，将它丢到垃圾桶，想着妈妈不会发现。尽管他觉得很内疚。三天后，他再也没法忍受了，因为他害怕，“她知道的她知道的”。所以小宝在她妈妈跟好朋友通电话的时候，他拉着她的围裙说：“妈妈，我打破了你的花瓶。”妈妈说：“是的，我知道了，小宝。你继续去看电视吧。”妈妈其实没有听到他说的话。小宝说：“噢，我告诉她了。现在我再也不用有内疚感了。”

让我们谈谈中年独身的女人找到一位年轻帅气的男治疗师的例子。在第一次预约中她说：“我很高兴你有一个漂亮的办公室，我会需要来这里很长时间。”这是她的显性合同——她有位很糟糕的校长，总是不理解也不支持教师，她那些糟糕的学生在他们考试不及格的时候给老师的轮胎划口子。当治疗师专注在这个女人糟糕的生活和她在退休之前还有十多年需要受苦时，她一不留神赞赏了这个舒服的办公室。治疗师没有回应这个，他订了要做长期的心理治疗方案。病人总结的是：“嗯，我告诉他了。所有事情都好了。我们都知道为什么我在这里。”治疗师不但同意了长期治疗，而且同意这段时间的治疗不要过于激进。这个年轻人一年半后才意识到他是病人没有任何情感寄托生活的每周约会对象。任何有治疗性的事情都未出现，因为病人只在尝试得到满足感，而不是得到觉悟或者尝试改变她的生活。最伤心的是治疗师没有处理到这位女士生活中最痛苦的地方。

假设你指出了隐性合同，你知道是无治疗性的，也是不能达成的。对大部分病人，最佳的方法是直接跟病人讨论。比如，一个男人来说，我要拯救我的婚姻。我非常伤心。我对我的太太不公平。在过去的 3 年我都有外遇，我想拯救我的婚姻。我知道是我的错。我不需要夫妻辅导，因为这都是我的错。我的太太很好。在谈了一半的时候，他叹口气说：“恐怕，不管我做什么，我可能都会离婚收场。”

他刚抛出了隐性合同。治疗师适合对他说的是："你知道，我没有听到对的东西。既然你已经决定了跟你的太太离婚，为什么要过来看我？"在讨论后，显现出来的操作诊断是，在他承诺了3年后会离开他太太，情妇再也不愿给他时间了，也给了他最后通牒："你要么离开你太太，要么你就再也别跟我见面了。"他潜意识的幻想是，"我要来治疗。我的情妇就会被感动。我会对她说，'你别催我，等我在治疗中解决'。如果我来长期治疗，我可以再同时拥有我的太太和我的情妇3年。"错过了这个，你就会做出没有治疗性的合同。

更简明地说，他的隐性合同是，"让我安抚我的情人和我的内疚感，这样我能在离婚前尽可能地同时拥有我的太太和我的情妇"。潜意识地，他计划利用治疗来再保留他的情人3年。但，在某点上，他会离开他的太太跟情人在一起。然后他就能够跟他的家人和朋友说："我已经作了所有努力拯救我的婚姻，也包括去做心理治疗。"这必须要跟他讨论。"这不是一个正确的方法。你必须下定决心。现在如果你想要拯救你的婚姻，这就是你要努力做的正确的事情。如果你来是为了多留你的情人3年，对不起。我有太多真正需要我的病人，所以我没有时间跟你玩游戏。"现在，对于这样一位有智慧、诚实、毫无反社会情结的人而言，尽管他还是意图想把控治疗进程，现在的治疗已经一点点奏效了。除非我们是在对付大蒜型病人，隐性合同只是在病人的意识下，他会在它浮现出来的时候意识得到。你更多用病人对自己说的话对病人讲，就会更加有效。

他回答说："我的天，我的天。你是对的。我不知道该怎么办。"

治疗师回答说："我也不知道你想要做什么，但我希望你用一个星期的时间去思考，然后下周回来告诉我你为什么来这里。这次我想你真正地归根结底，找到真正的原因。我不要听你的废话。"

他第二周来了说："我整个星期都在思考我想要做什么，我已经决定了我要跟我的太太和孩子在一起。我需要帮忙来跟我的情人分开。"

对其他病人，方法是顺着防御再反过来利用他在这里的例子，即前面提到的支持着不工作的男友的女人。对这种女人，如果你坐下来跟她讨论："你现在不能离开这个男人因为你缺乏自尊心或者交际能力太差,"治疗是不能如你顺着防御去做那么有效地进展。她可能会同意,也会花很长时间通过各种方式培养能力和提高自尊,但还是可能没有办法离开她的伴侣。

对于讲理的病人,能通过坦白的口头讨论学习到觉悟,讨论隐性合同是最适合的方法。对大蒜型病人,讨论是无效的,因为他们在否认状态。他们会正面看着你说:"不要,医生。这根本不是这样的。"在这个案例中的女人是典型的大蒜型,提高她自尊的最有效的方法是让她经历隐性合同的无效性。

防御是客观存在的,往往也是阻碍治疗的关键性因素。往往,治疗师表面接受的是显性合同,是跟病人在往不同方向去努力的。病人往往在朝隐性合同努力。这就意味着在治疗师和病人之间有一场角力,会不必要地延长了心理治疗。

怎么样?(How?)治疗合同和作业

操作诊断和隐性合同引导治疗师规划治疗合同。在纯粹的形式上,合同是这样写的:

只要你还需要我,我永远都不会抛弃你,并且我绝对不会让你做你没有准备好的事情。**作为回报,你必须跟我合作,在最短时间内脱离我(的服务)。**

治疗师必须让这个合同变得有操作性,放在治疗计划中,有具体的目的性和作业,能让病人意识到这些目的。给病人作业能让病人意识到他/她是需要在治疗中负起自己的责任。这些作业必须对病人的动机有意义。它们必须是设计为能重新引导防御而不是抵抗防御的。

作业是有目标、专注的心理治疗的重心。它的重要作用是让病人相信他们是在自己治疗中的合作者。这应该在每次谈话中都给出,且不可以是随随便便或者心灰意懒的态度。往往,工作负荷大的治疗师给病人布置作业的时候像是在发电报,治疗师并没有给予足够的重视。治疗师被病人透露出的有吸引力的内容迷住了,忘了理解不是通过病人所说的话去掂量,而是要通过观察病人展示出的行为和态度上的改变来衡量。作业应该是行为改变的第一线,会给更多更进一步地打开通向成功的大门。

作业必须在它的结构上和任务上有鼓励性。直接的治疗性需求,不管如何精心设计,如果它未能对病人当前的需求回应,那价值只能是有限的。所以,没有治疗师可以用的《功课大全》,因为病人的作业必须是个性化的。

自助类书籍中的练习只是对一般人有用。它们展示了心理学教育群组的价值,甚至在群组治疗中,作业也必须反映出治疗师对每个病人的认识。如此,作业需要注意几个关键的规则。

作业必须不能违反治疗师跟病人的约定,也就是病人不会被要求做他没有准备好的事情。如果作业太难,就会妨碍治疗。病人会觉得无助或者会因治疗师对治疗承诺的背叛而反感。另一方面,如果作业太简单,病人会因没有成就而感觉得没有价值,或者,再一次地觉得无助。

治疗师不能在隐性合同和操作诊断确定之前布置作业。如果不遵守的话,可能会导致作业是直接,而不是带掩盖的、对抗防御。于是,治疗就会失败。作业必须是顺着防御的,而同时有解除防御的功能。

有些病例可以帮助展示前面提到的作业的原则。第一个是(具体细节在本书41—42页)病人的作业是一个矛盾意图,不是为强化防御设计的,是为了处理她隐性合同中她的爱人不会改变这点而设。之前展示的"心理柔道",会在这里讨论展示这个技巧怎么融入到作业中。

病例分析 5-3

波拉的 VerStunken

这是重复前面例子的简单版本,借它来展示诊断。这也是一个好的作业能怎么在很少的几次访谈中达到改变行为的效果的基本展示。

波拉是一名餐厅女侍应,20 多岁,来找心理学家是为了离开已经两年不工作的,跟她住在一起的没用的男友,我们称他为 VerStunken。若接受这个显性合同就会违背隐性合同，这个让治疗师有技巧地发现了。波拉是在找办法改变她的男友。操作诊断(为什么她现在来?)是她的男友突然对另外一个女人有了好感。治疗师布置的作业是病人做三件她从来没有做过的事情，让她的男友爱她。接下来的那一周她回来说她做的事情都是徒然的，治疗师又布置了同样的作业，说:“我不相信你做了你所能做的一切让他爱你。”这当然是病人潜意识对自己说的话。在这个作业的三周后，病人来说她已经离开了 VerStunken，也是第一次说她自己无论做什么都是无法改变他的，他会一直无所作为。让人惊讶的是，在 36 小时内 VerStunken 就搬去跟另外一个女人同住。病人发现世界上有许多不幸的、低自尊的女人在等着做受害者，而 VerStunken 这样的男人还是供应不足。

病例 5-3　诊断

心理机制	置换
诊断	癔症人格
操作诊断	我担心他在准备好离开我
隐性合同	通过我的爱改变他
性格类型	洋葱
作业	更爱他
治疗技巧	矛盾意图

在下一个例子中，操作诊断和隐性合同都是希望治疗师能让病人在不改变的情况下让自己的太太孩子回家。通过用病人自己的话来说出病人隐藏的需求，治疗师逼着病人成为了治疗师的角色。

病例展示 5-4

里奥纳多来戒酒

里奥纳多 43 岁，酗酒多年，为了戒酒来寻求帮助。他的太太带着孩子离开了他(操作诊断)。千古不变的是，所有成瘾的人都不想戒瘾，里奥纳多的隐性合同是:“帮我减少一定量的饮酒让我的太太回来。还有，让我回到过去能控制酒量的日子。”治疗师通过提出病人并不是真的想戒瘾来间接地挑战病人的动机。“你已经骗了你太太15年。你还需要多做点什么来多骗她15年?”如果做得好的话,这个挑战会将病人的隐性合同引出,将病人放在了医生的角色。“不,我必须戒掉。我的健康和婚姻都受到了威胁。我不能再骗她也不能再骗自己了。”这变成了病人的第一份作业,也就是去证明给抱怀疑态度的心理学家看他是真的想要戒酒。在里奥纳多的案例中,七天的禁酒就能证明给治疗师看他的决心,并且会赢得治疗师的第二个预约。断瘾的长度必须配合病人,是病人能完成而又不是轻而易举地完成。知道病人的偶尔断瘾时间,因为所有的酗酒的人都会偶尔有戒断的情况,这样就会确定出作业的时间长度。对有些病人来说可以是两周,也可以是两天,有些甚至只是半天。

病例 5-4　诊断

心理机制	否认
诊断	酒精成瘾
操作诊断	太太离开了我
隐性合同	让我通过减少饮酒让太太回来
性格类型	大蒜
作业	戒瘾
治疗技巧	拒绝治疗

处理隐性合同,最重要的是在治疗师布置作业的时候谨记治疗合同。也就是,“我绝对不会在你没有准备好的时候做你无法做的事情……”在下一个例子中,治疗师有技巧地设计作业,病人可以实际地完成,然后进一步加强。

病例分析 5-5

特曼的治疗师

特曼是从另外一个治疗师处转介过来的。这位28岁的边缘人格病人被上一任治疗师宠坏了,她被允许有无限量的“紧急情况”电话。她滥用这个本该是有限量的权利,而这就是她的作业。但特曼不能一下子从无限量的电话变成完全没有。详细研究后治疗师发现病人平均每两周会有三个真正关键的电话。特曼于是受限制每两周只可以为她的作业打三个电话。她可以存着没有用到的电话,来作为奖励她戒断操纵性的过分依赖。特曼在第一周用完了她的三个电话限额,并且发现,治疗师真的信守诺言,不再对她后来的电话有任何回应。

病例 5-5　诊断

心理机制	投射仿同,分裂
诊断	边缘人格障碍
操作诊断	被前任治疗师抛弃了
隐性合同	我要继续得到无限的关注
性格类型	大蒜
作业	限制紧急情况
治疗技巧	设定限制(界限)

当病人将愤怒转化为心理物理症状的时候,对症状下处方往往是有效的。在接下来阿罗的例子中,他将自己对太太的愤怒转化为无法满足自己的太太的性无能。他的操作诊断使他意识到他不给太太性快感的同时自己也缺乏性快感。他的隐性合同是想要继续惩罚太太而自己又不会被剥夺快感。很多男人通过早泄来解决这个需要:男人在刚进入就有了性高潮,而女人还没有得到满足。为了避免早泄代替无法勃起,治疗师通过运用病人的反抗来对付治疗师本人,将其从妻子身上转移开。

病例展示 5-6

阿罗和他的挣扎

阿罗一直都有表现焦虑,现在他 38 岁,在开始在尝试亲热的时候出现性无能。阿罗的例子,就如大部分的病人,是知其不可为而为之。在阿罗的例子,这个行为是:“这次我有可能勃起吗?”

显然,害怕的想法导致无法有成功的表现。阿罗被要求在性生活的时候不能有勃起,治疗师指出病人必须找到办法在亲密的时候没有勃起。治疗师强烈要求,在勃起的时候,病人必须压抑它。在对这个症状处方数周后,病人发现他在反抗医生的要求，治疗师在过程中都强烈谴责病人的不合作。最关键的是这种类型的自相矛盾必须要维持到病人准备好放弃症状的时候。不成熟地放松了指示都会导致症状以更加顽固的方式反复。在阿罗的例子中，这个准备出现在病人自己发现了这种矛盾的本质之后。“现在我明白你为什么这么做了，谢谢你。”

病例 5-6　诊断

心理机制	理智化（隔离），要做而不给做
诊断	强迫性人格
操作诊断	性无能
隐性合同	帮助我反抗而又不受罪
性格类型	洋葱
作业	性无能
治疗技巧	对症状下处方

在另外一个例子中，治疗在病人和治疗师没有清楚地说明矛盾意图的本质就结束了。在治疗青少年病人时，让他们专注在作业的行动上来忽略背后的意义是常用的方法。这样的效果就在雅各身上出现了。

病例展示 5-7

让雅各的父母长大

雅各是一位青少年，因为他从来不能完成自己的家务而被他的父母拖来。在与雅各的一次私人谈话中，病人坚持说他的家长不在乎他，因为他做了一件家务也并不会得到认可。他们继续不允许他开家里的车，也限制了他的其他权利。治疗师表示有兴趣看看他的家长有多么“不重视他”。他提出让雅各下一周做两件家务看他的家长是否意识到。

雅各，当然在下一次会谈中说他做了三件家务（而不是两件），而他的父母还是完全忽视了。在接下来的几周雅各做完了他该做的所有家务。病人因他父母对这一切的视而不见自鸣得意，与此同时家长跟治疗师吐露说雅各的确变了个人，但他们担心这样说出来时怕他可能会打回原形。雅各的得意还包括他那不重视的家长现在恢复了他的权利，也包括能随时使用家庭车。

病例 5-7 诊断

心理机制	否认
诊断	青少年反叛
操作诊断	他们不准我用车子
隐性合同	证明我的父母很糟糕
性格类型	大蒜
作业	做家务作为家长的圈套
治疗技巧	对抗拒将计就计

从展示和本书更加完整的案例病史中可以看出，合适的作业可以加快治疗进程。如果能巧妙地应用，能让病人融入其中。然而，作业在顽固的病人身上必须要强制执行。就如在罗兰（第七章）的例子，与他的妈妈对质是治疗突破的前提，而格莱斯（第四章）就必须要切断她的退化行为的大部分，否则治疗将僵持无果。

在治疗厌食症这类极其好狡辩的病人和善于骗人的暴食催吐型病人中，强调作业也是关键的。这两类饮食失常症病人都是有生命危险的：在厌食症患者中是极度饥饿引发并发症，在暴食催吐型饮食失调症病人中是可能因经常催吐，胃酸烧坏了食管而可能引起癌症。两者都有代谢问题，包括电解质失衡。这些案例的死亡率引起了专业人士和社会的紧张，根据一组不完全的数据估计，在 1992 年，有大约50 000位女性死于厌食症。疾病控制中心显示当年一共有 17 例已知的因厌食症死亡案例。似乎，危险比之前想象的少，这些会威胁生命的案子中我们还需有治疗的警惕，作业也必须要严格执行。

梅勒妮这位厌食症病人的例子展示了我们在不轻视病人危及生命的情况，通过强制作业达到的效果。没有完成作业，也就是每天必须吃1 000卡路里，不会导致拒绝治疗，因为如果不那么做，她就会增快减重，将需要如愿通过强制喂食来救命。

病例展示 5-8

梅勒妮——什么都行就是不可以入院

病人曾是一名漂亮、受欢迎的高中拉拉队队员，直到 17 岁患上厌食症。她的体重在几个月中从 114 磅降到了 76 磅，她的家长和家庭医生都警觉起来。在考虑住院治疗时，梅勒妮同意看心理医生作为最后也是最绝望的尝试去避免住院。病人有典型厌食症患者的完美主义，极爱争论和有扭曲的身材形象。她穿着打扮讲究时尚。尽管极其消瘦，她还在抱怨手臂和腰上的肥肉，还想再减肥。

治疗师用入院作为影响来布置作业，所有这些都让病人激烈争辩。最后，大家达成了协议。病人每天要摄入1 000卡路里，还有她的妈妈，也得到了足够多的资料去评估病人的合作性及记录摄入的食物。同时，治疗计划合同包括了个人治疗，饮食失常症的群组治疗，还有家庭治疗，所有都由病人和家人在每一页上签了字。梅勒妮每一步都在反抗，但是她增加了体重，也离开了低体重危险区。停了的月经也在她体重恢复到 100 磅后恢复了。

病例 5-8　诊断

心理机制	置换
诊断	厌食性饮食失常症
操作诊断	他们要我住院
隐性合同	帮我避免住院
性格类型	大蒜覆盖洋葱
作业	每天 1 000 卡路里
治疗技巧	强制作业

有时可以有技巧地布置作业来阻隔病人的隐性合同。在暴食催吐型饮食失调中，隐性合同往往是需要治疗对持续催吐的否认。这个否认会因为病人呕吐让健康处于危险状态：严重的电解质失衡或者因为胃酸反复侵蚀食道导致食道出现癌变前细胞。给布兰达的作业就能成功地打破她的否认。

病例展示 5-9

暴食催吐型饮食失调症患者布兰达

布兰达是一名 18 岁的模特。她为追求时尚，通过催吐保持身材。她会吃大量食物，然后通过催吐和服用泻药的方式排出。她因为把自己折腾成病人来治疗。她被迫放弃了几个工作机会，她的模特工作也受到了威胁。她由自己的妈妈伴随而来，她的妈妈也意识到了布兰达的一些暴食催吐型饮食失调症行为，但好几次都被布兰达说服说她会停止催吐，可是后来发现布兰达又一次撒谎。暴食催吐型饮食失调症病人本身已经否认到了极点，自己也会相信自己的谎言。作为他们否认的一部分，他们会闭着眼睛吐在马桶或者洗手盆里，然后马上把呕吐物冲洗掉，这样他们就不用面对自己的否认。

治疗师合理地确认了布兰达还没有准备好停止催吐，他明白地说她可以继续呕吐，但是她必须要吐在一个胶袋里面。然后她要把呕吐物冰冻起来，在下次访谈时将所有冰冻的袋子带来。病人吓住了，充满了反感，但被告知如果不配合就会导致她的病假的结束，也可能会是她模特生涯的终结。正是医生签署的病假条在保护着她的事业。这里很重要的是治疗师个人的反感，是可以理解的，但不能让病人发现。

布兰达的呕吐因为装袋而停止了。她再也没有办法保持她的否认，因为她需要将呕吐物冰冻，再带去访谈。她没有脸面把呕吐物拿上楼梯，她叫心理学家到停车场，情绪激动地打开后车厢给心理学家看。她那位在车上等着的妈妈，也如她的女儿一样反感。她其实与心理学家一样暗地里隐藏着这个情绪。布兰达再也没有呕吐了。这被证明是一个非常成功的技巧，呕吐行为往往在第一次开始装袋就开始突然放弃，不过有的病人则需要到第二次装袋才会停止。

病例 5-9　诊断

心理机制	否认对食物的成瘾
诊断	暴食催吐型饮食失调症
操作诊断	此行为已经让病人身体出现病状
隐性合同	恢复健康，能继续呕吐
性格类型	大蒜
作业	吐到袋子里并保存起来
治疗技巧	对症状下处方，强制作业

现在我们的全套治疗扩展到包含洋葱/大蒜、操作诊断、隐性合同以及作业。我们也可以相应地看在第四章中的例子。

神奇的格莱斯：被诊断为精神分裂症酗酒，她的心理机制是退避和否认，这使她成为大蒜型病人。操作诊断她的第一任治疗师放弃了她，其隐性合同是她想要继续操控她的治疗。她的作业是不能在治疗过程中尿裤子，并且不允许饮酒。治疗技巧包括做意想不到的事情，阻止退化到婴儿期的行为，还有鼓励（奖励）戒酒。

帕特里卡：过分保护的合作治疗师。她的心理机制是过分仿同（与她的儿子）和完美主义。她的诊断是产后精神病复发，操作诊断（为什么现在）是："好，我要见你的老板，我会做同样的要求。"她的隐性合同在这个案例中很明显：要么用我的治疗计划，否则不治疗。她是明显的大蒜，对抗拒做处方是非常有效的，所以她的作业就是作比尔的协助治疗师。

梦娜——放下你的枪：肯定是被诊断为边缘人格障碍，她在用心理机制投射仿同和分裂，梦娜明显是大蒜病人。操作诊断是她对治疗师的爱得不到回报。她的隐性合同是："如果我不能拥有她，我就要杀死她。"治疗技巧是用我们对防御将计就计来给她作业去假装成为病人来加入骗局。

伊琳——投海自尽：这肯定是癔症性格障碍症的洋葱型病人的诊断。她的操作诊断（为什么现在）是因为福利部门拒绝了她的住房申请，她的隐性合同是要求治疗师永远让她依赖。她的作业是得到足够多的安定去自杀，治疗技巧是通过矛盾意图来应用她的愤怒对她的症状（自杀意愿）作处方。她是抑郁癔症的洋葱型病人,有着压抑和内射的抗拒。操作诊断是“你拒绝了我”。隐性合同是“通过爱我来帮助我”。治疗技巧是应用愤怒,作业是毁掉治疗师的事业。

格兰达的外婆:作为自恋型人格障碍,这位大蒜型病人的心理机制是否认、分裂和投射仿同。操作诊断是她的祖母快要停止她的生活费,所以她的隐性合同是让治疗师加入她来骗她的祖母。她的作业是三重的:断瘾、回到学校、接受祖母减少的生活费。治疗技巧是不照做就会拒绝治疗。

山姆——丢 LSD 到城市水库:这位多疑精神分裂症的心理机制是退避、幻觉和投射。他的操作诊断是思维障碍失代偿,用隐性合同就是说,“我不是疯的或者无能的。”他构思攻击肯定是大蒜性格,但治疗师用将计就计的技巧进入错觉。这通过布置作业让病人教治疗师密码来增强。

丹尼斯——CIA 威胁:这里是另外一个多疑精神分裂症病人,心理机制是退避、幻觉和投射。但是,相反他是一名洋葱,想要拯救社会而不是攻击社会。是什么让他来(操作诊断)是思维障碍失代偿,他的隐性合同是:“证明我不是疯的。”作业是保存一份细致的间谍纪录来让治疗师进入错觉。

贝丝——用神经皮炎自杀:这是非常严重的愤怒抑郁症,不仅在用心理机制来内射她愤怒的人,而且它的强度是极其过分的,她决定要通过自杀而杀死内射。操作诊断很简单:“我会看在我儿子份上来看你。”,但(隐性合同)“你要阻止我的死会失败”。她的极端大蒜行为是她难以置信的受苦。这是一个极端的例子,治疗师应用了不推荐的作业来给这位自杀病人矛盾的作业来自杀。治疗师成功地压到了抗拒,但其中承担了巨大的风险。

马琳和她的“引起精神分裂症”的家庭:这位年轻的女人是洋葱型,有着受精神分裂症影响的精神病,似乎这是跟整个家庭心理病理有关的。所以,治疗师应用的治疗技巧是跟整个家庭的心理柔道。结果是,作业包括整个家庭并且对家庭来说足够创新能解开家庭的谜团。操作诊断是空巢综合症,他们家庭的隐性合同反映出一家人需要让马琳保持做一位病人。

第六章　洋葱/大蒜心理动力学：可开导的洋葱型病人

在新生模型的方方面面，最能在世界各地通用的就是洋葱和大蒜的对比概念。众所周知，一个人午餐吃过洋葱，过后的两三个小时他本人都会因洋葱留下的味道而困扰。相反，如果一个人吃了大蒜而又不介意大蒜味道的人，他周围的人在与他互动的时候都会闻到他身上的大蒜味。于是，我们将其概念化为，洋葱型病人是自己忍受痛苦，而大蒜型病人是让其他人难受。新生模型的培训遍及全球，我们还没有遇到过不能与本概念产生共鸣的社会体。最近，新生模型的一系列培训在中国的高校和医院展开，这个洋葱—大蒜概念由翻译解释过后，始终会因听众的接受和理解引发出笑声。

这个概念不是花哨的，而是有深远意义的。心理治疗师们都接受过将所有病人当作洋葱型病人治疗的培训。这就注定了他们对让心理健康系统不堪重负的AXIS Ⅱ病人治疗会以失败告终。这些病人把系统当作治疗服务，他们按自我意志去操纵来自由出入，让那些更需要的病人无法受惠于治疗。心理学家、咨询师和社工都被培训为善意、接纳、不“评判”的帮助者。这就挫败了他们实事求是的判断力。他们让自己陷入了圈套，成为反社会者、边缘型人格障碍病人甚至自恋型人格障碍病人的猎物，让自己被玩弄在他们的股掌之中。我们在美国众多精神健康中心的评估中发现，他们的系统被 AXIS Ⅱ 类（大蒜）病人占领，年复一年地进出他们的机构，将他们的系统错用为创可贴、避难所或由自己的意愿操纵环境。

由 40 年的大型医疗系统经验证明：学会用不同的和适当的方法去分别治疗大蒜型和洋葱型病人可以将治疗失败率降低 90%。洋葱病人可以一定程度上改变他们的洞察力和理解。大蒜型病人只能被控制和通过巧妙的管理让他们意识到用更成功的方法去生活。洋葱型病人会有同感，但大蒜型病人只会以自我为中心。这不是戴着有色眼镜，而是有所识别。这就如不久前，人们对承认亲人患有癌症是忌讳的，因为他们认为癌症是因为生活不干净而受罚。不幸的是，好心的政治观要求心理治疗是所谓"无评判"的环境，就让我们原本以"高效"为目的的诊断输给了政治态度上的正确。

因 DSM 或者 ICD 的诊断是保险报销和其他行政程序所需，用洋葱型和大蒜型的心理动力学评估方案，完全是为了协助治疗师临床上能找到能在最短时间内以最小侵略性的方法减轻病人的痛苦、焦虑和压抑的症状。对比描述病征的 DSM，这个方案下诊断的根据是心理动力学（原因和结果）和心理治疗的复杂性来作出诊断，而不是根据药物治疗。用症状来合成综合症可能会增加使用更多的精神科药物，因为这就符合了"每个综合症都能用药"的原则。这不能帮助，而是会阻碍心理治疗。一个例子是，丧亲是在 DSM 表中表现为抑郁症而要用药。但在洋葱型和大蒜型方法中，这是个自然的康复过程，需用丧亲咨询来辅助，用以加深理解，抗抑郁药物会影响治疗效果：因为阻碍而延迟了这个自然的过程。

后面洋葱大蒜表（Cummings，1993）将病人分为两大维度：洋葱—大蒜和可开导—不可开导。这两大维度形成了一个四面表格，之中囊括了 90%的病例，可用这 14 个诊断类别分类。精神分裂症和双极人格诊断也包括其中，缺乏的是神经性疾病如阿尔兹海默氏病、皮克氏症等。

每个诊断类别可用病人主导生活中最主导的防御机制来描述。每个病人都有一个切入点来专注和加快治疗。所有可开导的洋葱型病人表现得最普遍的防御机制是压抑，这其中又有多种不同的分类。大蒜型病人总是表现出的防御机制是否认。在这表中，病人在线下表现的防御机制是因为现存的思维障碍而逃避现实。

表 6-1

<table>
<tr><td>可开导</td><td>洋葱
（压抑）
焦虑
恐惧症
抑郁症
癔症/转换
强迫性人格</td><td>大蒜
（压抑）
成瘾
人格类型
人格障碍症
冲动症
轻躁狂
自恋人格障碍症</td></tr>
<tr><td rowspan="2">不可开导</td><td rowspan="2">洋葱
（逃避）
通过个人受苦控制的精神分裂症</td><td>边缘型人格障碍症</td></tr>
<tr><td>大蒜
（逃避）
通过攻击环境控制的精神分裂症
冲动型精神分裂症</td></tr>
</table>

防御机制

防御机制的定义是为了屏蔽焦虑的无意识存在的持续行为。它不被病人认为是防御，一旦应用，病人就不了解其存在。防御机制包括转换、否认、置换、解离、理智化、内射、隔离、理想主义、投射、投射仿同、退化、压抑、躯体化、分裂及脱离现实。在治疗方案中，最重要的就是了解其背后的防御机制。这就要求治疗师能理解到某些情况是可能会有多于一个防御机制的。

可开导洋葱型

我们先从比较简单的可开导型洋葱型病人开始。但就算这些病人也需要有效地使用心理柔道。这将在本章后面揭晓。无论是洋葱型还是大蒜型病人，都有抵抗性，并且每个诊断都需要应用其具体系列的心理动力学。掌握这些技巧让执业者能进一步满足病人的权利，也能成为一名出色的心理治疗师。

焦虑障碍症

焦虑神经症最突出的是缺乏防御机制。在没有防御机制转化或击退焦虑时，这个人将终日陷在焦虑中。

引　入

所有的焦虑都表现为其让人喘不过气，亟需马上释放。这种紧张、焦虑、精神无法集中和颤抖夹在一起，会让病人想从自己的身体里剥离出来。这种情况下，尝试让病人加入心理治疗是无用的，甚至是残酷的。所以必须的切入点是用抗焦虑药物让病人能足够冷静下来去接受心理治疗。用对药物可以让治疗有不一样的效果。不幸的是，非精神科医生可以无限制地开各种安定剂、镇静剂和抗焦虑药物，通常的是病人只拿到了药物。心理治疗中的放松技巧和让他们对焦虑得到觉悟才是他们最需要的。

额外提醒一句，有人格障碍的人往往会与警察、领导、老板或者他们的配偶之间，被动地陷入让他们不舒服的情况或因被剥夺某种他们需要的东西而产生焦虑，不是因为他们做了某件事或者某个无意识的物件造成。在人格障碍的人群中，降低焦虑程度仅会让他足够好受而离开治疗。相反，增加人格障碍病人的焦虑是让他们加入治疗的切入点。心理治疗师必须能对无神经症的纯粹的焦虑或惊慌和因惹上麻烦而焦虑的性格障碍病人作出分辨。

根据根本的性格是大蒜型还是洋葱型，来要求对焦虑有不同的治疗技巧。如果治疗师不认识到这一点，心理治疗就不能开始。以下的案例会体现出这个重要性。

病例分析 6-1

依晨和当努德

依晨是政府的渠道维护工人。他与太太结婚 24 年，育有两个将成年的孩子。他是一个有良心、有条理、也处处以家庭为先的丈夫。他的太太提出离婚。依晨很快进入了焦虑状态。对依晨来说，改变很难适应，中止更是不可能。他请求他的太太告诉他，他做错了什么。其实，她没有其他的抱怨，就是不喜欢他像个木偶。她坦白过去几年的婚姻之所以可以维系下去是因为她的婚外情。如今她只是等孩子长大离开家里，就会跟情人离去。这些现实给依晨极大的打击，他的焦虑严重到了他无法正常吃喝的地步。

依晨的焦虑日渐严重，到了影响其正常工作的程度。在此发生之前，依晨的同事让他去看医生开安定剂，却被依晨用宗教原因拒绝了。在依晨结婚初期，因为受到妻子的鼓励，他加入了基督自然信仰。一段时间前，他太太开始远离教会，而依晨继续是名活跃的成员。对他而言看医生是违背信仰的。可是，他每天去看教会的医生却没有让他的症状减轻。最后，他接受了朋友的建议去看心理学家，在不违反他不接受药物治疗的规条的同时能拯救他们的婚姻。

依晨第一次见心理学家时他表示他保持现状已经两周。他在办公室中来回踱步，请求着说："请帮帮我！"他在早上一大早和下午稍早时候来看。前两次访谈都是倾听和尝试帮助依晨接受药物。开始，依晨坚决拒绝，但慢慢的他因心理学家让其在接受治疗期间推迟办理离婚手续而接受用药。

用过抗焦虑药物和推迟离婚后，依晨的焦虑快速降低。他又能恢复到有条理的生活。他加入了心理治疗。从他本质的洋葱性格判断，离婚是已成定局了，依晨可以调整来接受这次损失。几个月后他的心理治疗结束了。最后的两次谈话中，他谈到了在教堂遇到的一位新爱人。这位女士已经爱慕他多年，直到依晨离婚后她才向他表白心意。

当努德 47 岁时他的第三任太太因无法原谅他的出轨而申请离婚。她比当努德年轻15岁，在他们分居之前，婚姻只维系了六年。虽然当努德在前两次婚姻与前两任妻子各有两个孩子，这四个孩子都与他们的母亲同住。他的现任妻子之前曾经有过一段短暂的婚史，无孩。

当当努德从太太处第一次听到这个消息时，他脾气失控大发雷霆，都惊动了警察。当努德被警察挡着不能用暴力发泄，就进入了一系列的焦虑状态。但不影响他口若悬河并操纵着为他的罪过求情。事实上，他的太太退了一步，答应如果他对他的风流成性找寻治疗，会同意延迟离婚。

在第一次访谈，当努德显示出了自恋人格障碍的脆弱。他的焦虑是很强的，也是体现出了他对无法控制妻子的恐惧。他进一步举例了他那些因为受拒而受伤的自恋性格。他在办公室踱步，尝试藏起他的颤抖和担忧。他尝试用酒精麻醉自己，但他的太太威胁他说如果他喝酒就会马上离开。

当努德的医生安排他接受48小时的抗焦虑药物治疗的安排。这将帮助他过渡到我们的第二个心理治疗。他的家庭医生已经数次领教了他的控制欲，他也希望与心理学家合作。虽有了这些措施，当努德从他的护士那里成功操控得到了7天的药物。当努德感觉好些又推迟了离婚，他在第二次访谈中没有出现。5天后，当努德请求回到治疗中。他因为服用了超剂量的药，很快没了药，他的太太也了解到他没看心理医生，她非常愤怒并威胁要再次申请离婚。

当当努德回来后，他和太太一起来看心理学家，同意设定界限。病人必须保持一周看诊两次，期间只会给治疗间够吃的药。为病人不知晓的是，药物的剂量有意降低，只够减轻焦虑感而不消除焦虑。其间任何自我进行药物治疗的尝试都会导致治疗结束。病人和太太同意，如果当努德违反任何规矩，就会通知他的太太，并且继续离婚手续。对有人格障碍的人而言，当努德可以真正加入心理治疗。他拿定主意辞去了经常要到外地出差的销售工作，减少面临更多诱惑的机会。他在当地卖车店找了一份销售代表工作，每晚都能回家。他的销售才能和操纵能力让他在新工作上得心应手，他也很快成为卖车店的星级销售。有人可能会说你必须用大蒜的性格去做大蒜的事。他因不再需要而停了药，但他的太太坚持让他继续看心理学家。有讽刺意味的是,当努德的婚姻得救了。

病例 6-1 诊断

依晨	
心理机制	无
诊断	焦虑
操作诊断	太太要离婚
隐性合同	让我太太回来
性格类型	洋葱
作业	重新审视宗教戒律
治疗技巧	抗焦虑药物和觉悟治疗
当奴德	
心理机制	无
诊断	焦虑
操作诊断	太太要离婚
隐性合同	让我太太回来
性格类型	大蒜
作业	不能自己吃药
治疗技巧	部分用抗焦虑药物;加大力度

恐惧症

动力学

恐惧症的防御机制是转移情感。不可接受的想法或者情感被转移到一件事、一个情形或者一个地点。这不可接受的情感反映了病人对他生活中某个重要的人的矛盾心理。这种矛盾是从儿时对父母或者某一位兄弟姐妹开始。这延续到成年期会产生对同一个人或者一件物件的喜爱。

恐惧症形成三点要点:

①这是作为孩子面对创伤第一个最成功的反应;②这种矛盾的关系持续到成年期会演变成不一样的模式,常是对自己配偶或者爱人;③一个人的思想放空的情

况下，无法接受的想法或者感受，就会冒出来然后被转移。

比如，在美国最常见的恐惧症是高速公路恐惧症。长时间耗在高速公路上让很多事情都慢了下来。想象一个将要产生恐惧症的人处在堵塞的交通中，他的心神放在了空档处，突然想“我要跟我太太离婚”，这个想法马上被高速公路所替代。交通停止了，这个人看着 1/4 里外有一个高速公路下出口，却不能离开，于是他就感觉被困住了。这个恐惧感取代了困在关系中的矛盾心理。这就是在生活中跟一个重要的人困在关系里的反映。恐惧症让这个人得以逃脱他面对矛盾的心情：“这不是因为我太太，是我怕高速公路。”

下次在银行排队的时候，人的思想放空，这个想法又冒出来了。现在这个恐惧症就转移到了银行，下次就是商场，然后是邮局。他却从来没有意识到他的真正恐惧症是怕离开他的现任配偶或女友，或家长。每个恐惧症的产生，这个世界就缩小了，最后成熟后变成一个完全的恐惧症患者，完全离不开家。

这么让人瘫痪的恐惧症必须跟正常的恐惧区分开。每个人都在 3 岁起开始产生恐惧。一个正常的恐惧是不会限制人的正常生活。如怕豹子，这个恐惧症无碍，因为这是让人保命的恐惧。一个健康的恐惧让你将在儿时的强烈情感联系起来。例如：

我(尼克)在二战期间在潜艇撤退时发现了我的一个恐惧症。没上过二战潜艇的人不会知道潜艇有多小。当潜下去的时候，它变得又热又挤，又有异味。我可以从飞机上跳下去，但这下真吓着我了。尽管打仗我不害怕，可是在潜艇的那三天，我觉得我快要死了。在焦虑评估中数一到十，我的都已经到了九或者十了。那三天的日日夜夜，我根本合不上眼。我的恐惧在发作。我分析后，发现了这个恐惧的来由。小时候我的母亲曾经将我关在衣橱来惩罚我。里面黑漆漆的。但我是个聪明的小孩，我学会了在衣橱里藏着电筒和书。母亲总是挑特定的衣橱，里面最黑。我就在里头开着电筒，几个小时地看书，让母亲很奇怪我怎么总是不哭。很明显，它的影响至今还是在的。

当我突然意识到这些经历并不想再次被提及的时候，它们复制了我曾在衣橱里想着妈妈怎么那样残酷地对我的感受。现在的军队变成我的母亲，我儿时的感受化为了我对潜艇的恐惧症。这是个成功的恐惧症，因为我安安稳稳活了50年，不用再靠近潜艇。

切入

治疗恐惧症的切入点是培训病人在脱敏前撤回。最必要的是治疗师切记脱敏前撤回的概念。将脱敏作为一种或者多种恐惧症的终极目标。多丽斯的案例，严重的居家恐旷症的例子，就是一个很好的如何运用撤回/脱敏程序来治疗，和怎么在治疗过后将其作为生活一部分的例子。

病例分析 6-2

给多丽斯出诊

多丽斯已经有3年闭门不出，过去6个月连床都不能下了。她抱怨说自己有29种特别的恐惧症，她的恐惧症从怕电视到怕黑都有。她对丈夫完全地依赖，在丈夫不在的时候不敢下床已经有6个月了。她是个全面爆发的惧怕离开家的恐惧症患者。

像之前说的，治疗恐惧症的切入点是在脱敏前先撤回，将脱敏作为最终的目标。这一做法在第一次会谈就跟多丽斯清楚沟通，当然，因为她闭门不出，只能出诊。治疗师是提前安排访谈，在多丽斯丈夫招待下进入了卧室。多丽斯就通牒治疗师说："如果你要我离开这屋子，你现在就可以走了。"她却被治疗师一再确认，他不会要求她离开屋子，如果她个人要这么做，他就会走。事实上，他甚至不会帮她离开卧室，他只是来测试她的残疾程度。病人将她的被子拉到了下巴处，这个回应暗示了她的怀疑。

多丽斯告诉治疗师她的情况还有她这种情况持续的时间有多长，治疗师想她是否能把右腿移出被子。病人，穿着睡衣，表示她可以。但是她马上重申："不，我不要离开这房子。"再一次，病人被确定不会尝试让她离开房子，并且要赶紧将右脚缩回被窝。这就是所谓的"脱敏前先撤回"。在她放松后，治疗师想她能否同样挪出左脚。她照做以后，被要求将左脚放回被窝。就这样一只脚到另一只脚的程序重复了几次，直到厌倦为止。病人此时已经对将双脚移出被窝脱敏。治疗师解释说他这样要求是基于她几个月卧床，最重要的是她的肌肉未萎缩。

治疗师想病人能否将双腿都移离被窝。病人照着做了，同样的脱敏前撤回的程序又照做到倦乏。每次她都被确认不会要离开屋子，也没有理由让她这么做。如果她有什么傻的想法这样做了，治疗师就会离开。

接下来是同样无聊的顺序，她成功地将双脚离开被窝不着地，然后脱敏了能触到地面。一系列的撤回和脱敏后，她被要求分别站在床的右边，然后是左边。最后，她能在房间内到处走动，每次都较短暂并要迅速回到床上。这是 3 年内首次在她丈夫不在场的情况下她能这么做。第一次出诊持续时间为 1 小时。

第二次出诊是在两天后。治疗师同样用脱敏前撤回的方法让她能在屋子里的每个房间走动。但病人每次都需要撤回卧室。在这次出诊中治疗师发现，她已经有两年半闭门不出，而厨房是她最舒服的地方，她却失去了坐在那个房间的能力。她获得了些关于恐惧症的书，开始在厨房阅读。她克服了极度恐慌，回到她床前，在这床上她整整待了 6 个月。她的多重恐惧症包含了任何跟暴力有关的信息。多丽斯只敢看电视的游戏节目。她的丈夫便录制了节目让她在没有游戏节目的时候可以重看。

再次仔细地跟着撤回和脱敏的程序直到无聊，第三次出诊让多丽斯成功地离开了屋子并在附近街区走了一圈。第四次访谈就在治疗师的办公室进行。

这个恐惧症的情感转移是多丽斯想要离开她的丈夫。每个恐惧症中，治疗师都应该寻找其中的矛盾关系。他们常常会发现，恐惧症病人想要离开的人是：家长，爱人，朋友或老板。此人对病人的统治，让病人增加愤怒。甚至没有这些，依赖者总会对被依赖者愤怒。这种依赖/敌意可用恐惧症解决，就能让病人无法脱离关系。这就是为什么如果一个人不加入足够的心理动力学治疗，加上脱敏，好转的恐惧症病人就会在矛盾时加剧，恢复到恐惧症状态。

多丽斯成年后是一位迷人的时尚模特，她的事业因为婚姻后要跟着丈夫因工作需要搬家而中断。她在某种程度上讨厌自己的从属角色，这厌恶因他们这些年搬家22次加剧，只是这都代表了她丈夫的平步青云。每次她都要去买个新房子，再装修得匹配她丈夫不断升迁的企业领导角色。在这些搬家的过程中，她的丈夫缺乏体贴，因而每一次搬家对他这位尽职的太太来说是一次次的创伤。多丽斯想离开丈夫的欲望在22次搬家过程中成倍加剧，直到这个欲望太强烈，成了威胁来打败了她本人的自我否认。一个新的恐惧占据她的思想并支持否认。多丽斯的恐惧症逐年加剧，到最后在她近60岁的时候变成了29种典型的恐惧症，最后更是闭门不出，甚至不能下床。于是角色就转变了，多丽斯的丈夫成为了她的贴身护士。

最后本案的结果是，多丽斯不但脱敏了29种恐惧症，她对丈夫也脱敏了。这位事业有成的企业之星因为太忙，无法顾及妻子对内心温暖爱意浓厚爱人的需求。在与多丽斯丈夫几次咨询访谈后，他成为了一个会体贴照顾人的男人，让多丽斯再次倾心。

随后几次个人治疗后，多丽斯开始在恐惧症小组中接受群组治疗。其中包括了定期的外出旅行和与一位“伙伴”成一对一自我练习。最初的三或四个恐惧症需要长时间才消失，比后面的24个的恢复速度慢许多。多丽斯最大的恐惧，是怕黑，她婚后开着灯睡觉的恐惧是最为顽强的。她很惊喜地发现这个恐惧毫无征兆地消失了。她的恢复问题，因为她的矛盾关系，也就是在生活中最重要的影响力解决了，一切也就迎刃而解。

这个病例进一步体现了结合行为的灵活的治疗模式可作为一种治疗方法这个结论。最重要的是我们不仅让多丽斯对多种恐惧症脱敏，也解决了她与她丈夫的矛盾关系。脱敏必须先在后面的矛盾关系解决前进行，如果没有解决这种矛盾关系，恐惧症在未来还是会复发。

病例 6-2　诊断

心理机制	转移情感，理想化
诊断	恐惧症(多重恐惧症)
操作诊断	闭门不出并不下床
隐性合同	无

（续表）

性格类型	洋葱
作业	脱敏练习
治疗技巧	出诊
	内部脱敏
	特别的恐惧症程序

抑　郁

诊断抑郁，必须进一步区分是自发性抑郁还是反应性抑郁。诊断抑郁是心里感觉沮丧还是主要抑郁症，必须要谨慎地评估来决定它到底是自发性的还是反应性的。

自发性抑郁可能是由内在的事件引发，但主要是由生理性因素决定。双重性格的抑郁是自发的；双重性格是遗传的状况，特别高发于东欧犹太民族。这个障碍最好用药物和心理治疗结合。

反应性抑郁是外生的，表示这是由身体外的事件引起的。反应性抑郁或被丧亲后的悲痛掩盖或者与其有关系，但原则的动力学会表现对自己的愤怒。洋葱型的抑郁症病人是受折磨的，但抑郁症也可能是性格障碍的代表。大蒜型病人会用抑郁症作为武器，他们大肆宣传“痛苦都是我的”，对他们就必须用大蒜型方法治。

冷漠型精神分裂症和抑郁病人的表现都类似，都会说：“我感觉抑郁了”。要区分精神分裂症和单纯抑郁病人，可以问病人这个问题：“你觉得你像是走在泥沼里，泥巴埋到了脖子，就如在泥潭里游泳，还是你觉得想法太多你没法跟上了”。如果他说“我像行走在泥沼中”，他们是抑郁症。如果他们说“我的想法太多了，我在高速运作。”这是精神分裂症。

动力学

反应性抑郁症的防御机制是内射。治疗的目标，在动力学上说就是排除内射。

反应性抑郁是一种内在惩罚。病人其实是对别人生气，但因环境或其他的心理掩盖去排除这个感受。例如，他对他的老板或伴侣生气可能会导致可怕的结果，或愤怒可能会导致如同儿时无理的暴力，因此要想方设法避免。所以，病人唯一对此愤怒的表达是心理上吞下或内射为别人，然后通过惩罚自己来惩罚别人。我们通过降低罪恶感或支撑他的咨询来安慰抑郁病人，我们就错过了切入点。他们真正的问题是将对某人的愤怒内射。

切　入

反应性抑郁的治疗切入点是驱出内射，有两种方法：一个是变成内化的这个人；二是说出这个人想对自己说的话。以下两个病例就很好地阐述了这些技巧。

病例分析 6-3

仍然对父亲生气的约翰

约翰在他的父亲心脏病死后就从大学退学了。他很抑郁。这并不是丧亲，而是抑郁。他对他父亲极度愤怒。当我开始了解他为何而来，我就发现这个年轻人跟他父亲一直都合不来。他开始解决与父亲的矛盾关系的时候，父亲突发心脏病去世了。这彻底失去的父子关系，让约翰内化了敌意，变得极度抑郁。我了解到他的姐姐一直是他父亲的掌上明珠。在他父亲的眼里，姐姐什么都不会做错，而他却什么都做得不对。他高中开毕业典礼时，他的父亲告诉他说要出差而不能出席。数年后他才发现父亲是在镇上打高尔夫球，他不想因为参加儿子的毕业典礼而取消打高尔夫球。

他父亲从来没有时间给他。他父亲有时间做其他的事情，特别是打高尔夫和给他姐姐花时间。这些都是零零碎碎地透露出来的。他没有一坐下就告诉我，他恨自己的父亲。这些都是我的推测。

本案中，操作诊断是“我被忽悠了！我父亲在我修理好他之前死了”。隐性合同是“我不会让父亲逃脱的”！这个男人不让父亲逃脱的方法是内化他对父亲的愤怒来折磨自己。所以你会清楚这个男人会抗拒任何让他不犹豫的做法,因为这是他惩罚父亲的方法。

我对他的父亲有了足够的了解,可以去扮演他的父亲。我从来不会在看病人的时候听电话,但我设置我的前台在 45 分钟的时候打电话给我。我接了电话说:“啊,对,对,你说明早不打高尔夫?我们明早肯定得打高尔夫啊!”我在电话上聊了十分钟高尔夫,这时当约翰将自己的情感都流露了出来,他告诉我他多么糟糕,他不在乎任何人。

我起来,走到窗边,看着窗外。他说:“你在做什么?”

我说:“啊,我在想是否会天晴,因为我想待会打高尔夫。”

他抱怨说:“你没听到我在说什么?”

我回答:“啊,你刚说了什么?”虽然我都听到了,我却系统地想我必须说我什么都没听到。五分钟后我说:“你知道,我总是想这想那的。”他看着我说:“我五分钟前就告诉过你了。”

一天,我做了一个假的表格。我确定表上大部分是女人的名字。在访谈期间,我到我的桌子上,拿出这个表格开始看。最后,过了差不多 10 分钟,他说:“你在干什么?”

我说:“啊,这个女人的案子很难,我很担心她。”我复制了约翰和姐姐的关系。约翰越来越生气。这样我照做了数周。

如果你用这种方法干预,必须要持续到他愤怒出来为止。约翰存着极多愤怒。他开始说:“你知道,你是世界上最糟糕的心理学家。你怎么会走得到今天的呢?我要打电话去执业委员会投诉你。你太过分了。”他开始指责我,说出了所有他想指责他父亲的事:“你关心女病人多于关心男病人。你关心高尔夫多过关心我。你一点都不在乎我。”

几周后,他开始谈及他永远不会回到大学,他变得越来越激动。这样,持续增加直到高潮。他大声地吼:“为什么我回去读大学,就算我能够幸运地大学毕业了,你宁可打高尔夫也不会来我这她妈的毕业典礼!”

到这点上，我反过来对他喊："我不是你他妈的父亲！"

他深深地跌坐在椅子里，说："我的天啊，这是怎么回事啊！"然后我们开始了有效快速的治疗。约翰没有因他的愤怒而不成熟地退出治疗，因为你跟病人的问题联系在一起，你的潜意识和病人的潜意识联系在一起了。病人了解所发生的事，尽管他的愤怒在积累，但最终并不会退出。让我举个例子：

在我的牧场我养了几只柯利作为牧羊犬。柯利有很长的鼻子，在加州的夏天，草场干燥，长了很多狐尾草。狐尾草很像麦穗的头，这是它们能到处跑的一种办法：如果它们粘到了狗的鼻子，最终会扎进狗的鼻窦，并进入脑中，引起感染导致死亡。我看见其中一只柯利的鼻子有血点，怀疑可能中了狐尾草。我用太太化妆盒中的镊子从狗鼻中一点点夹出狐尾草。因狐尾草有反勾，所以很难反过来拔出。这狗因痛呜呜地发出声音，但它从不尝试离开。它知道我这样做是在治愈它。这件事启发了我，如果我们的狗知道(我在帮它)，我们的病人肯定也知道。我们的病人肯定知道我们做是为了帮助他们。病人了解我们为自己做的事情的时候，他们也是知道我们是为了他们。过后，约翰平静地说出治疗师在学他父亲，真的触动了他一直不肯承认的愤怒。

病例 6-3　诊断

心理机制	内向投射
诊断	反应性抑郁
操作诊断	我还没跟我父亲算账他就死了
隐性合同	帮我修理我父亲而不让我受苦
性格类型	洋葱
作业	继续恨自己
治疗技巧	排除内射来调动为健康着想的愤怒

兰诺的案例中，治疗师没有扮演她内射的角色，而是口头上说出病人自己想跟自己说的话。这样做，治疗师通过将内化的想法外化来排除内射。一些反应性的抑郁会潜意识地用重复内化愧疚感的方法来抵抗任何要打破防御的尝试。治疗师跟病人内疚/惩罚的抗拒靠在一边，能获得更优的效果，而直接尝试降低罪恶感则

会失败。

病例分析 6-4

兰诺——罪有应得

兰诺今年 52 岁。她在 15 年前离开丈夫。丈夫想尽方法让她回心转意，包括威胁说要自杀，她都拒绝回到他身边。分居 3 个月后，兰诺的丈夫向头部开枪自杀了。事情发生后，很快兰诺开始患上无法忍受的头痛。你可能会想如果她老公是将子弹射穿心脏，她就开始有心脏问题而不是头痛了。这 15 年间，她已经在社区的所有医生那里看了无数次，还接受了现代医学所有的每个检测和疼痛减轻评估。但是，头痛仍然不止，反而持续加剧了。她看了社区所有心理学家和精神科医生，也去了两个慢性疼痛中心。当心理治疗不能带来减轻，她接受了生物反馈的几节培训课。

兰诺是个性情温顺让人喜欢的女人。想帮她的所有人都很好心，重复告诉她，她丈夫的死不是她的错。15 年来，兰诺都欣然接受这些帮助她的好意。她的头痛还是如此严重，无法正常工作，最终申请了残疾。事实上，24 小时的剧烈疼痛，她所能做的只能是一整天数次看医生和心理学家。现在她拿着救济金，政府为她这些无用的治疗买单。

最后，15 年后，兰诺来到我们的中心，因为这项服务首次提供给她的社区。她绝望地希望在治疗师处能减轻痛苦，但都错将她的抑郁作为变好的动机。他们（以前的治疗师们）用同样的方法对她，重复她丈夫的死不是她的错。她持续地变差。她来向本书作者咨询。当听了病例的实情，治疗师应做的是告知她谋杀有罪，所以她才会受头痛之苦来作为惩罚。

这干预是因为兰诺最少是无意识地对自己说着这些。最重要的是，要外化这个无期徒刑。用分析的术语说，它的目的是驱出内射。心理学家是一个和善的人，极为抵触这个干预办法。但他被问道是否要帮这个病人或他只想做好人。他同意用这干预办法，但他要写下来，在和兰诺下一次访谈前的几天都跟另一个同事作角色扮演。

心理学家开始干预，兰诺沉默了。这样跟她说了几回。到了接下来一周她回到诊疗室，她抗议说治疗师未了解透彻她离开丈夫的原因。这时她在丈夫死后首次批评丈夫。她告诉治疗师，她丈夫有外遇，与别的女人睡在他们夫妻共眠的床上。当她抗议时，他狠心地打她。兰诺的头痛很快消失了，接下来两天也没有了症状。心理学家却犯了一个重大的错误，他回到了他常有的作风，指出每个人都有离开丈夫的权利，她不过是这样做了而已。兰诺对这个说法很受用，但她的头痛在接下来一周又加剧了。

现在，他绝望了。心理学家打电话向另外一位专家咨询。他未成熟地接受了病人对丈夫的抗议，是不对的。在下一次访谈，他必须说，想来想去，她还是应该是对谋杀有罪的。但是，考虑到她丈夫的不忠和打人的事实，她只是二等谋杀的罪名。她不该一辈子头痛，现在想就是该多痛个 5 年还是 10 年。

这时心理学家困在策略中，接下来几周兰诺都坚持长篇大论地陈述她除了离开他别无选择，她对治疗师坚持说她背负了被动谋杀的罪名这样的判断变得更加生气。一周周过去，兰诺的头痛迅速减轻。在她完全没有症状后她决定不再继续和治疗师继续预约。她觉得心理学家不了解她。但心理学家成功了，而其他治疗师失败了。为什么扼要治疗是难事呢？长期病患者会给治疗师大量的谢礼，但在扼要治疗中，回报往往只是病人的康复。

病例 6-4　诊断

心理机制	内射，否认(盛怒)
诊断	反应性抑郁
操作诊断	救济金要求病人去看新的咨询中心
隐性合同	我有内疚我不会被帮助的
性格类型	洋葱，大蒜点缀
作业	确定谋杀的判决
治疗技巧	驱出内射
	调动盛怒

约翰的例子展示了如何通过将愤怒转移为对治疗师的移情来驱出内射。治疗师成为那个内化的人，病人将内化的敌意外化。兰诺的案子，治疗师让病人将潜意识对自己说的话说了出来。第一个方法是变成内射。无论哪种方法，在病人开始将愤怒指向治疗师的时候内化就外化了。尽管在出“心理血液”的时候，病人会待在那里，因为他感觉到有实在的事情在发生。当愤怒排除时，过程本身就能被讨论和解决。

这些干预必须用治疗师自己的风格做，同时考虑病人的情况，治疗师应采用适合自己个人的风格来做干预。

慢性抑郁

有时候丧失和盛怒的事件出现在年纪小的时候，病人就会变成慢性的抑郁症。这些人会一生都受抑郁症困扰。他们表现得没有生气，因为他们社交能力受损，可能会被误诊为精神分裂症。他们的生活方式是抑郁的，当生活中发生了一些事情时他们会变得更压抑。在事情过去后，他们会恢复到原来抑郁的状态。通常，治疗师未了解到现在已经是病人的最佳状态。这个人永远都不会变，他们的缺乏生气是他们生活的一部分。这些人常常用药物或者酒精处理他们的抑郁症。有些人变成了大胆的人去做极限运动，因为与死神游戏是让他们觉得还活着的唯一办法。

一个女人可能因为小时候被自己父亲性侵犯而变成这样的人。男人是不可以跟自己的女儿发生性关系，还居然是她的父亲。这个小女孩的父亲这个时候就死了。所以，如此的性侵犯如果是在小女孩 5～8 岁间发生，她此生将有快感缺失，会患上无明显临床症状的抑郁症。遭受性侵犯已经是足够大的创伤了，但让自己父亲性侵犯更是毁灭性的。为保护自己的情感不受伤害，她们会降低自己的精力，以至于不再受到刺激，这样来让自己冬眠。

认知—行为法对这些人是适用的，但治疗的目的是优先的。在卡梅尔，Cypress Point 是世界上最多摄影师拍过的地方。那是一棵饱受风霜，从伸向海洋的岩石上生长着躯干扭曲的老柏树。世界上任何一个树治疗师都无法把这棵树弄直。长期抑郁症患者就像这棵树。他们是无法被弄直的，但是树是美丽的，并且他们应该认识到他们有抵制逆境的美。

长期抑郁症也有因成年时期诱发的例子，但都是可以治疗的。它发生在子女在父母前过世的时候。这是难以避免的事情。也有可能是一个人经历了极严重的创伤，如以下的病例。二战纳粹营的幸存者大多数都无可避免地患上慢性抑郁症。

病例分析 6-5

养鸡的农妇雷切尔

在 20 世纪五六十年代，在旧金山存在着一个被心理学学家称为“Petaluma”综合症的现象。Petaluma 是位于加州中部，旧金山以北 50 里的养鸡场。奇怪的是，不少的纳粹营幸存者都用他们的补偿金买了这里的鸡场。这个行为是矛盾的，因为这一群波兰犹太人从来没有见过未拔毛的鸡。每一周，这些女性幸存者都会被安排坐巴士到旧金山看她们的治疗师。过后她们就会结伴去吃午餐和购物。然后坐车回到 Petaluma，就这样一周复一周地过着。一群治疗师各自见他们的女病人，坚信自己有义务去给这些纳粹幸存者支持性的治疗。这一情况持续了 10 年。本书作者在旧金山犹太社区领导的邀请下加入了这个团队，去替代一位最近去世的精神病学家。

雷切尔在看了原来的精神学家 10 年后第一次看新的心理学家。她对他的非犹太背景产生了怀疑，但了解到她的新治疗师是打过二战并亲自参与解放过 Buchenwald 的集中营后，欣然接受了他。心理学家继续按照吩咐做着支持治疗，但这样的治疗对他来说不那么自然。雷切尔每周都重复着过去的样子。她照常地发牢骚：“啊，鸡感冒了不生蛋。唉，鸡饲料又要涨价了，我要亏钱了。还有，森美不再爱我了。”这番话重复了一遍又一遍，就如背剧本一般。心理学家适当地给予支持，但是觉得没有什么效果。毕竟，所有的幸存者都该有埋怨的权利。

6 个月后，心理学家请求社区领导让他退出这个案子。但是数世纪以来犹太教和基督教纷争的内疚感让心理学家决定继续治疗和支持雷切尔。但是他没有办法忍受这感觉，他觉得他能够为她做更多。再过了两个月，雷切尔一直说的“森美不再爱我了”的话，给了他提醒。

根据这个提示，他问了雷切尔一系列的问题，并了解到：雷切尔和森美在 1939 年 9 月结婚。他们在波兰度蜜月时遭遇了希特勒侵略波兰。他们逃到了苏联边境，由志愿者帮助逃离。森美跟着男性的队伍走，进入了苏联，经过瑞典辗转到了美国。雷切尔加入了女人的队伍，遭遇了俘虏。她在纳粹营中度过了 5 年的时间。最后，森美去波兰寻找，直到他找到一名面容消瘦的幸存者，认出她就是自己的妻子。这是个悲伤的故事，但是如果雷切尔要得到帮助，就要把这个故事摆到一边。

心理学家温和地问：“雷切尔，你是不是恨森美逃脱了，而你在地狱里过了 5 年？”她的眼神中一闪而过的光亮泄露了她隐藏已深的感受。治疗师大胆地问：“雷切尔，帕塔鲁马是不是森美的集中营？”病人沉默地坐了 2 分钟，她笑着说：“你不是犹太人，倒还挺聪明的。”

治疗师然后想过去 10 年在鸡场还惩罚雷切尔，难道还不够补偿你在集中营的 5 年吧。她回答：“啊，那多少年才能够补回在盖世太保的一年呢？”治疗师马上意识到了雷切尔的隐性合同，治疗方案的作业也就据此形成了。他建议雷切尔的作业就是想象森美还要在帕塔鲁马鸡场多关多少年。

雷切尔愤怒了。一周周地拒绝做她的作业。治疗师在要求作业时也表现得不再宽容。她对他大叫道：“愚蠢的外国人（Goyishe，Kopf）。”他回她喊道：“愚蠢的犹太人（Yiddishe Kopf）。”她起诉他说他不体贴犹太人的困苦。治疗师起诉说她忘恩负义，他解放过犹太人。这是真正严厉的爱。

要对这名慢性集中营幸存者作支持治疗，就如在所有抑郁症中，合理的治疗方案就是驱出内射（森美），外化她极大的敌意。在她的抑郁中，她自己的痛苦比丈夫的多，她的丈夫在鸡场里适应着做一名不受欢迎的农夫的角色。

最后，雷切尔开始估算森美还要被禁多少年。她先想是她在盖世太保的 1 年应该换作困他 3 年，却被治疗师夸奖她仁慈，并提出了 5∶1 的比例。这就意味着他们还得在帕塔鲁马多困15年。几周后，雷切尔开始争论说森美已经受够了。她担心他的心和纳粹的一样坏。治疗师爆发了！毕竟，他打过纳粹，2∶1的比例是不能接受的。雷切尔在接下来的四次访谈中讲话很少。她入神却不显沉闷，然后她说："我新屋入伙，你得来。"

雷切尔卖了鸡场，并透露说其他的幸存者也会这么做。他们在旧金山的上层街区买了房子。心理学家热切地参加了她们的新屋入伙聚会，在那里他看到了所有的"女孩"，如雷切尔的方法称呼这些其他的幸存者。很明显，不管在纳粹营和帕塔鲁马，她都是这群人中的首领。然后，心理学家惊喜地发现他是她们唯一请的客人。他被邀请来跟其他人见面。这些"女孩"都深情地拥抱他："你解放了两个集中营，一个在波兰，一个在帕塔鲁马。"

根深蒂固的内射最后被驱赶出来。虽然她仍怨恨自己被关在盖世太保，也保持了部分的内射，这个是她一生都要修复的抑郁伤疤。至少雷切尔最后解放了，能去重建生活而不再被监禁。最后值得一提，这个病例表明，尽管在外化愤怒时所有的敌意都向着治疗师表达，潜意识认识到一些很真正的、重要的恢复就要开始了。抑郁者不会在这个时候退出治疗。

病例6-5　诊断

心理机制	内射和否定
诊断	慢性愤怒，抑郁和创伤后群综合症
操作诊断	我之前的治疗师死了
隐性合同	别扰乱我的解决方法
性格类型	洋葱和大蒜混合
作业	确定丈夫的刑罚
治疗技巧	应用愤怒，自相矛盾的意图

纪念日抑郁

哀悼和抑郁都可能被推迟到不得不正视的那天。有时，这可能是数年。典型的例子是一个男人从来未因父亲心脏病死亡而哀伤，但他到了父亲去世的年龄，就确信自己随时会有心脏病。或者，一个女人从来没有解决对她母亲死亡的感受，却每年都在母亲死忌那天抑郁。纪念日抑郁有很多方式存在，它们被当成是慢性抑郁治疗，另外还得增加一些侦探活。

纪念日抑郁症有90%的病例都是因为双亲去世引起，同性父母的去世会引起隐藏的感受。在大部分美国家庭中，父亲比较疼女儿，母亲比较疼儿子，与孩子同性的一方父母会容易让孩子不开心。所以，在丧亲恢复过程中如果处理得不妥当，纪念日抑郁就会因内疚而引起，由对同性父母的敌意确定。病人延迟了反应性抑郁，几年后会产生抑郁。所以，海明威在他父亲自杀的年龄也开枪自杀。失去其他重要的人也可能成为纪念日抑郁的基础。无论病因是什么，治疗都很简单：将延迟的情况与现在的情况联系起来。一般情况下，人们可以推迟一些事情很长时间，也可以恢复得很好。以下讲述两个纪念日抑郁症的例子，第一个因为“到期日”身体残疾，第二个都差点要死去了。

病例分析 6-6

谢丽尔与“巫婆”的诅咒

在50岁的时候，谢丽尔得了致人残疾的严重关节炎。她的医生说她患有极迅速地发展成严重残疾的关节炎，这实属少见。医生很困惑，但他将病人转介给心理学家是因为谢丽尔是一位如此难相处、爱刁难和难缠的女人。

我开始给谢丽尔治疗，我发现她有纪念日抑郁症。她憎恨自己的母亲。她们过去总是争吵不断。在她妈妈弥留之际，谢丽尔对她妈妈说：“我真庆幸你要死了，你这巫婆。”那时，她妈妈说：“我要诅咒你，到你50岁的时候，你也会因为关节炎残废，并且变成像我一样的巫婆。”谢丽尔忘了这番话。谢丽尔到50岁的时候，像她母亲一样得了关节炎，她母亲就是因为这个病无法去尽母亲的职责去照顾自己的女儿。50岁时，谢丽尔患上了她的家庭医生未曾见过的发展最快的关节炎而残疾，她也像她妈妈一样成为了巫婆。这个女人(谢丽尔本人)可怕极了！

谢丽尔(治疗师)被要求去到博伊西(Boise)她母亲的墓地去重做她们最后一番对话。谢丽尔拒绝再拒绝，但我告诉她这是治疗的前提。我不是要捉弄她。她要么去博伊西，要么就中断治疗。最后，她决定去，主要还是为了让我满意。

她回来后告诉我以下的故事。

谢丽尔在早上 11 点飞抵当地，在机场租车去墓地，去了办公室，并找到了那块墓地。她需要在下午 3 点 30 飞回旧金山。于是她决定能在墓地多逗留几分钟。当她到达母亲墓地，发现母亲的墓石是唯一有鸽子大便的。她开始笑了。她说："连鸽子都讨厌我妈啊。"她坐在墓前开始说话。她说："我就一直说啊说啊，等我回去的时候，天黑了，也下起了雨。我的衣服全都被淋湿了。我根本不记得什么时候下的雨，也不记得我待了多久。我回到车上看我的表，已经过了晚上 9 点了。我将我这一生要告诉我妈妈的话都说了出来。"那是她关节炎开始好转的时候。

她的家庭医生打电话给我说："我真不敢相信，我这辈子没见过来去这么快的东西。"

这是纪念日抑郁症。她母亲在临终前诅咒她。虽然谢丽尔忘记了这件事，但这并不足以将她的关节炎和诅咒联系起来。她与母亲一生的争吵需要被化解，而这最后在博伊西她母亲的墓地做到了。

病例 6-6　诊断

心理机制	内射和转移情感(躯体化)
诊断	纪念日(推迟)抑郁症
操作诊断	是时候还债了
隐性合同	帮我逃避惩罚
性格类型	洋葱
作业	去妈妈墓前与她交谈
治疗技巧	驱出内射，运用愤怒

病例分析 6-7

丹——与死神的约定

丹在 21 岁的时候来做临终关怀咨询。他患了淋巴(组织)瘤,所以来到这遥远的城市,去大学医院接受顶级专家的治疗。第一次见他的时候,他因为化疗掉光了头发。他的治疗没有效果,所以医生嘱咐他回去准备后事。

病人搬进了建在山上的公寓。这在旧金山很常见。在房子基层有个未完成的房间,他的房东计划挖出来做一个储藏室。丹决定帮忙。每天早上出门他都会用一个小纸袋装满土,然后倒在公共垃圾桶附近。病人在死前都会有一些稀奇古怪的行为,特别是死期将至。每天一袋的速度,这一大堆泥土足够让丹活很长时间。这是一种否认,没错,他是活不到这活干完的时候的。

临终关怀的时候,丹说了一些无心的话中断了治疗师。这几乎是题外话,丹说:"我觉得我跟死神做了交换。"他无法对他说的话提供根据,询问后,他敷衍说这是他面临死亡的消极态度。

丹 8 岁的时候,父母因高速公路上的严重交通事故而双亡。丹和他 3 岁的妹妹当时跟祖父母一起,全家人在一起听到这个噩耗。他在半夜里,让哭着的家人叫醒。他们一个个地来到他的床前说,但愿上帝夺了他们的性命而不是丹的父母。每一个人都说:"我都过了大半辈子了。他们现在死了,却留下两个遗孤啊。"这就是丹所能记得的。

接下来的一系列问题都是治疗师坚持让他回忆自己的父母,去挖掘他藏着的是什么。丹回忆的时候开始有暴力行为,常常是在地上扭动身体,毫无忌惮地尖叫。这些行为印证了心理学家的猜测,这里头还藏着更多未透露出来。最后,有一个气氛紧张的访谈,心理学家记得,丹将凳子踢到了房子的另外一边。

每次他的祖父母再说希望自己替父母去死的时候,病人就会想起自己没有被死神夺走而庆幸的强烈情感。他也回忆起他的父母,丹回忆说他父母冷酷不近人情,其实是该死的。然后一天晚上,不知道是做噩梦,还是孩子的幻觉,他让魔鬼叫醒，索要了他这个不孝之子的命。丹回忆起他哭了，向魔鬼求饶："我还是个孩子，等我活到21岁，我就心甘情愿了。"魔鬼同意了，对一个8岁孩子而言，活到21岁是如此漫长的时间。可是丹一过完21岁生日，就查出了淋巴癌。这一天终究是到来了。

在了解了这些大事件后，治疗师没有作什么承诺，只是指出一个孩子跟死神的约定，还是可以质疑的。在接下来的几个月，都用于检验他对父母的敌意。丹的母亲是个自私的人。丹在家做作业的时候她开车回来，她就会鸣笛，要让丹出去给她开车房门，却不会自己下车去开门。除此以外还有很多类似的事件，让人感觉别人的时间不重要，就她的时间打紧。

通常，在丹外化他的愤怒时，治疗师是丹风暴式的敌对情感的接受者。在其他时候，为了刺激驱出内射，治疗师模仿他所了解到的家长的行为。治疗的访谈越剧烈，丹的身体恢复越好。最后，这位被宣告为末期的病人，被医生发现他的症状在减轻。他的肿瘤医生表示怀疑，坚持要丹每周去看他。丹拒绝，但治疗师说有怀疑的肿瘤医生是他最好的朋友："如果你身上有一个癌细胞，他都能找到。"最后，很明显，他的病人正在彻底康复。肿瘤治疗结束了。治疗终止了。丹最后被告知如果发现淋巴结肿大，就要马上预约看诊。

丹3年后打来电话。癌症康复后他结婚了育有一女。他的太太正在跟他离婚。他到了心烦意乱的地步。他发现了一个肿大的淋巴结。他来做更多的治疗，在此时他已经跟太太分开，正在调整自己和争取更多看女儿的权利。他的癌症没有复发。

他再次来见我已经是20年后。他在报纸上看到他治疗师的档案，意识到心理学家已经年老了。他来到说："我希望你能多活几年。但我没有机会跟我父亲说再见，我想确定我能跟你说再见。"他后来告诉心理学家他美满的第二段婚姻，他的孩子们，后来他的大女儿选择跟他们住。他然后继续讲了他那成功有创新的事业。他透露自己希望如治疗师一样创新。他对自己也能在一个不同的行业上勇于创新感到自豪。很明显，丹不像是在跟治疗师交谈，而更像是在跟自己的父亲。

病例 6-7　诊断

心理机制	内射
诊断	纪念日(延迟)抑郁
操作诊断	帮我死得平静
隐性合同	你不能改变不能避免的
性格类型	洋葱
作业	重新商讨死亡合同
治疗技巧	运用愤怒驱出内射

纪念日抑郁症是如此有说服力,在“到期日”上这个人的生命就命悬一线了。谢丽尔在墓地的精神发泄和丹回忆他与魔鬼的约定是至关重要的,这些都标志了治疗的开始。这都需要有剧烈如风暴并常常是痛苦的会谈,去讨论和解决中断的关系与所有延迟的恨。如果病人没有突然意识到这是纪念日的表现,治疗是盲目、无方向的,往往是不能成功的。最终的切入点,是接受这个延迟的审判日。

癔症和可转变神经症

动力学

癔症的主要防御机制纯粹是压抑。癔症一定程度上就如一个 3 岁的孩子,想吃饼干而不让吃一样。孩子可以天真地说:“妈妈,我没有拿饼干,是我的手拿了。”癔症表现可以是幼稚可笑的,但癔症病患者相信他们的症状是真实的,没有一点欺骗。治疗师必须忍住,甚至不能有“啊,别闹了!”的反应。这样做是把病人赶走。无法压抑性冲突、恐惧亲密是癔症病人焦虑的根本源头。原因在于从过去成功的压抑,因最近生活经历或环境导致了失败。

在癔症中病人会用一种转变,将焦虑或敌意转移到身体某器官,使压抑复杂化。高教育人群,特别是医护行业,可以复制任何神经性疾病。医生和护士可以做到精准到细节,因为他们了解身体的神经系统。不熟知的病人会得到让人难以置信的健忘症，因为神经系统是跟常理性的理解不一致的。

切　入

癔症的心理治疗切入点是复原压抑并重新将问题表达成一个与亲密行为或者性无关的问题，如此允许癔症病人能保存面子。增强防御，通过逼迫癔症病人去面对他压抑的内容会导致增强的抗拒和更有可能增加症状，因为癔症病人会竭尽全力去保存自己的形象。

美乐迪的例子表现了治疗师怎么可以避免提及与性有关问题。这就包括了加入抗拒。当平衡确定后，病人，就如美乐迪，会给出信号，暗示治疗师她已经为自己下一步治疗做好准备。

病例分析 6-8

美乐迪——蜜月新娘

美乐迪是急诊室的神经科转介过来的病人，因为她的所有神经测试都是阴性。她半夜醒来，突然失去了阅读能力，与她的丈夫一同去急诊室。通过几个小时的检查，急诊室的人临时诊断是癔症。丈夫和太太是一起来到心理学家的办公室，打算一起见心理学家。

如果访谈约的是个人访谈，那么以伴侣或家庭出现，最重要是先要与这个病人交谈。否则，治疗师是不成熟开始，也没有做伴侣治疗或者家庭治疗的基础。确认操作诊断和隐性合同，是治疗方案确定前的关键。治疗师建议美乐迪的丈夫，他需要先见他的妻子，并提示自己可能过后会与丈夫见面。丈夫没有反对。

一到办公室，美乐迪给了以下这个故事。

他们 4 天前到达蜜月的地点，因为婚礼的劳累，他们到达的时候又很晚了，他们决定等到第二天早上再亲热。到了凌晨两点，她瞬间醒来看一下床头的酒店信息，却发现自己不会阅读了，于是恐慌起来。

在惊恐中，她从床上跳起来尝试看别的资料，还是不会阅读。于是她叫醒了丈夫，他尝试跟她一起看所有的阅读资料，但是都不成功。她就是没办法读一个字。

治疗师给了她一块板，让她写下自己的名字、地址、电话号码和生日。她照做了，但当问到她是否能读自己写的字，她说她不能。治疗师这时候插话："这很有意思。你能写却不会读。"她同意说，这确实很有意思。

可能有人会忍不住流露出："唉，好了。你不会真的相信这个吧。你肯定是在捉弄我。"另一个诱惑就是去将症状与害怕性行为的明显关系点明，即使那些限制性的症状已经有效地阻止了任何性行为，指出这一点就会加强防御。她表扬她那出色的丈夫，他善解人意，不在她这么烦恼的时候提出性需求。她开始有与治疗师联结，作为她配合治疗的开始。

治疗师有意不谈性而谈她的婚礼，说："你的婚礼肯定筹划了几个月吧。"她回答说："我计划了超过一年，"这是一个宴请350人的盛大婚礼。她同意心理学家的说法，这是个让人幸福又累人的过程。

访谈结束的时候，治疗师说他怀疑她是因为太累了，才得了某种劳累综合症。他也解释说他不完全理解是为什么，但知道他们可以一起研究出这个劳累综合症的根本，他希望她不要加重劳累。他将她的丈夫请进来并指出他需要协助美乐迪不去做三件事。第一是要求她不再继续每天跑步的习惯，这可能对她来说太累了。第二她也不能喝酒，因为酒精容易加重神经问题。最后，她不能有性生活。最后一点是最关键的；前面两点的加入是因为心理学家不希望病人认为是性问题。

丈夫也如太太一样地有癔症，他向治疗师表示了赞同，并愿意尽可能帮忙。这对夫妻离开时表示会严格遵守治疗的安排。

当他们回来复诊，跟心理学家表示他们严格遵循医嘱。治疗师表扬他们并且说美乐迪有这么好的丈夫，真幸运。

第二次访谈中，癔症的操作诊断和隐性合同都被确定了。美乐迪能接受的亲密度有限。他们在婚前没有性行为，因为未有婚约。一旦她结婚了，婚约就潜意识地压倒了她,她必须献出贞操。这是很多治疗师未意识到的一个普遍的症状,尽管所谓性解放让婚前性行为变得普遍。所以要么是有性行为无婚姻或者有婚姻无性行为,两者兼得使亲密度过高到了一个突破点。美乐迪有以上所有癔症的特点,她只有在治疗师不提及性的情况下能谈性。

在第二次访谈结束的时候,治疗师坦白说:"你知道,我们还没有找到问题本质。所以我们下周继续不能跑步,不能喝酒,也不能有性生活。"再一次,丈夫被要求主动配合。他们离开的时候美乐迪还是不能阅读。但操作诊断很明显是蜜月引起的焦虑,他们还没有办法过性生活。隐性合同是要治疗师帮助避免性生活,为了不加强防御,治疗师只能帮她做到这一点,治疗师用了一个貌似真实,又能保存面子的方法。

在第三个访谈,美乐迪报告说有这么两个时期,一次大概 15 分钟,一次 10 分钟,她可以阅读。治疗师告诫说虽然这是让人开心的,但是必须保持节制。很多治疗师错误并未成熟地加快治疗计划,这样只会发现病人出现反复的情况。她还没有准备好面对她真正的问题。

第四次治疗,美乐迪的阅读能力奇迹般地恢复了。症状的消失是治疗师看到病人准备好的标志,要体贴温柔地谈及真实问题。她现在已经准备好了,并没有对婚礼那么恐惧,也将治疗师看成能信任的人,所以她可以开始谈及。但治疗师转移她对亲密话题的关注,并且推迟她对性恐惧的问题到下一次访谈。

用劳累过度作为理由能不加强防御,治疗就能有效进行。扼要专注治疗最强调的是不要硬碰硬。女病人很快开始恢复,并且在第六、第七次访谈中可以坦诚谈及她娘家人对亲密行为的恐惧。

总结,癔症的切入点是帮助重申失败的压抑。癔症切入点是帮助复原失败的压抑。在这个病例中,症状的重新包装让她能保留面子,并能跟治疗师建立起信任。最后,治疗师允许她重组并调整因婚姻带来的新亲密程度。但这必须指出她基本的标签仍然是癔症,但在生活上是蛮成功的。

病例 6-8　诊断

心理机制	压抑，转移情感(可转换)
诊断	转移癔症
操作诊断	新婚姻
隐性合同	帮我避免性生活，否认对性交的恐惧
性格类型	洋葱
作业	不能跑步，禁止饮酒，禁止性生活
治疗技巧	加入抗拒(症状)

今天的治疗最常会碰到因愤怒、压抑而转移为癔症的病人，当医生对他们说："都是你脑子里想的，去看个心理医生"的时候，他们被激怒。这通常都是在几个月后，医生将能做的检查和医疗程序都用尽了还无法找到医学原因解释的时候。治疗师现在还得面临医生增加的麻烦和伤害，因为癔症的重要切入点还是加入病人的抗拒。在这种情况下，不要与病人一起责怪好心的医生。治疗师需要练习特别的技巧和创新办法去修补治疗的伤害，就如南希的例子。

病例分析 6-9

南希的瘫痪

当一个病人听医生说她的症状都是她脑子想出来的，她得去看心理医生的时候，她的自然反应肯定是生气，觉得被背叛，开始防御。这就是南希的案例，她当年 27 岁，结婚刚两年。她坐着轮椅，她的神经学医生告诉她，她的腿瘫痪不符合神经出问题的情况。她解释就意味着她疯了。在这种病例中，最重要的是不去强化防御，并给病人机会保存脸面。

她的丈夫用轮椅将太太推进来的时候，听到心理学家要单独会见南希的时候没有提出异议。这样的看诊，是约定个人的，不能让病人以夫妻的名义进入治疗，否则会让治疗进入不成熟的状态。这样发展下去，南希就会无法在她丈夫在场的时候讲话。

南希的整个姿势暗示了她并不想见心理治疗师，但为了要配合医生的转介不得不来。一段时间过后,隐性合同很明显,她会回到医生那里抱怨说心理学是没用的。她也会随着时间推移能给她的瘫痪身体找到联系的医生。在建立联系前,病人的伤痛必须克服。

在访谈的前期,治疗师说她的深层原因还是神经性的。病人同意以适应瘫痪为由来参加咨询。很快,如预料之中,她坚持说自己的婚姻很幸福。她和丈夫十分相爱,丈夫也是个有同情心和耐心的人。但是她担心因为瘫痪无法进行性生活而威胁到婚姻。因为这些因素,她同意咨询可以对她有帮助。

接近第一次访谈的结尾,治疗师给她设了保留脸面的台阶。首先最重要的是顺着防御并强调,即使无性行为这个事实对婚姻是一种威胁,她的身体健康在此时能抵消她所有的顾虑。然后他开始解释说,让人困惑的神经情况是有意想不到的可能性恢复的。心理学家用多种硬化症作为例子去说明瘫痪可以来去得无法解释。这个基础是在没有再多意见下就建立,她也同意她不会尝试性交,也不担心缺少性。

第二次访谈中,她开始讲到在一次性交中感觉腿部麻痹,数周后她变成残疾的经过。她想,开始时候的腿部痉挛是不是瘫痪的前兆。心理学家同意这些可能是前驱症状,并称赞她对瘫痪的精准了解。她在治疗结束前肯定地说咨询的确能对她有帮助,并且她也在每次会谈后感觉心情更好。

第三次访谈,她报告说她在过去一周有三个不痛的时期能离开轮椅半小时。每次她要回到轮椅的时候都会有最初的腿部痉挛现象。她先感谢治疗师告诉她这些都是前驱症状,似乎忘记了这个主意原本就是她的。心理学家对她的进展表示欣慰,但强调说她尝试得太快太多了。甚至就算她想做,也该控制她离开轮椅的时间。他进一步提醒她要答应控制性生活,指出这意味着进一步禁欲。她重申了自己的认同。

第五次咨询,她是撑着拐杖来的,在过去 6 天中已不再需要轮椅。偶尔,她会经历轻微的腿痉挛,会坐下直到症状消失。她因自己的进步对心理学家表示感谢,并将其归功为心理学家帮助她放松,才有这些偶尔出现的缓和现象。心理学家坚持说，她要同意继续禁欲直到困惑的神经状况能被更好地理解。

在接下来的几次访谈，病人可以面对其刚开始有痉挛的感受，是在他们第一次性交中。她承认她并不享受性快感，很快她的内疚变成了抗拒丈夫和他的快感。她最后想起她在性生活中开始幻想，她会猛地抬起他的腿，踢到丈夫的阴囊。不久后，这个幻想变成了强烈的诱惑，并在痉挛出现的时候有意识地消失。痉挛是个挣扎，让她不会踢到自己的丈夫。瘫痪就解决了这个冲突。这样她不但无法踢到丈夫，而且终结了他们的性生活。她丈夫担心她同情她，甚至也因此克制了对性的想法。

这泄露出，病人可以表达她对亲密行为的恐惧以及她害怕在性行为中放开。治疗现在可以开始了。她的作业，到现在为止从禁欲到开始一系列小的行动去信任她自己和自己的伴侣。直到她接受性快感的出现，她也允许自己给神经医生写一封信指出他对病人如何不能体贴关怀。这个例子表现了如何在病人放弃表现出症状的情况下，给出她准备好去发现根本原因的信号。

病例 6-9　诊断

心理机制	转移(可转换)压抑
诊断	转移癔症
操作诊断	对性反感的增加。
隐性合同	证明我的情形是生理性的
性格类型	洋葱
作业	留在轮椅里，慢慢来
治疗技巧	加入防御(症状)

强迫症人格障碍

动力学

与神经性幻想相反的是强迫症。强迫症的防御机制是将事件和情感隔离。情感必须被表达出来，但强迫症表达情感时是在与事件和想法不相关的时候。

一名强迫症的病人有一位垂死的小女儿，她已经在医院发高烧数天了。她在生死边缘徘徊，这个男人从来不流泪或表现出焦虑。在她女儿好了，好得很快的时候，有一天他在电视上看电视剧《恋人》：田米和莱西分离了，并经历千辛万苦找到对方。这个病人在一小时内哭成泪人。强迫症病人要保护自己，因为他们无法控制情感，所以他们就自己将“身首分离”。

强迫或冲动是一种分散。它将你从让你烦恼的事情中转移开。这让你可以隔离了自己的情感。我们都有过强迫的经历，它就如脑子里一直回响一首歌。你越有意识地解决，越会卡在脑子里。相反，你要坦诚地问自己：“我脑子里一直重复这首歌到底是为了逃避什么？”如果你是足够勇敢去问和回答这个问题，这个曲调就消失了。

切　入

打破强迫症的隔离，切入点是他们隔离自己情感的神经系统。如果病人跟你说他们一天洗手 50 次，不要攻击症状导致加强抗拒。你必须由这个神奇的系统的其他例行行为进一步加强。最常见的是有人每天起床必须双脚着地，如果一只脚比另一只脚先着地，强迫症病人会回到被窝里下到床的另一边，确保双脚同时下床着地。如果他再失败了，他必须回到床上再第三次在另外一边继续尝试，直到做对为止。另一位强迫症病人可能是要右脚先着地。这个习惯将病人的冲突长时间地尘封，并逐渐在病人的隔离中消失，不太可能再被发现。在以下的案例中，病人展示了这个例行行为。

阻止例行行为不是加强防御，防御是在重复行为，就说洗手。例如，在接下来的例子中，怀特从 5 岁开始穿白袜，而这不能联系到症状中。这是一个成功的方法，防御机制是成功隔离了这个男人的情感。这个症状承担的防御是洗手，或者重复行为。说出来的症状是强迫症病人带来的理性，是自我不能容忍的，不能作为治疗的重点。相反，这个神奇的行为，自我接受的，也是他生活的一部分，则提供了一个更有说服力、无法抗拒的切入点去发觉出病人的隔离并加快了将情感融入性格中。

这个病人应用来将情感和思想分开的神经系统，常常被看成不重要的而被心理学家忽视。然而，这个琐碎的行为是治疗强迫症病人的基础。这个在怀特的案例中得到了充分表现，在此案例中，白袜子就是他防御的壁垒。

病例分析 6-10

怀特——阴极工程师

怀特 42 岁，因为他的犹豫不决来咨询治疗。他总是拿不定主意，似乎这个问题随着年龄增长越发严重。他举例说两年中他都是去同一家餐馆吃午餐。他已经熟知了菜单也厌烦了同样的食物。他会看着街对面的另一家餐馆并决定第二天去那里吃午餐。但第二天他又开始犹豫："如果这不如我原来那家餐馆好吃呢?"最后，他会回到每天都去的同一家餐馆。

怀特遇到了中年危机，他希望避免那无休止的强迫观念。他是一个阴极工程师，任职在一家石油公司。每天他都需要从火车站走几个路口到办公室上班。他住在郊区，太太热衷于教会的活动，在家负责照顾三个孩子。在他往返办公室的途中，他都在脑子里想在某一些路口，闯红灯是可以的，但其他路口就不行了。这个系统对他来说有效，因为在小巷子，交通并不拥挤的情况下可以忽略灯号，到了大街道的路口就不行了。最让怀特烦恼的是，其他行人并不遵守这个规定，到后来他会发现自己因为这件事很生气。然而，怀特不知道的是，他的生气与有多少个行人违规无关，而是与他多次压抑着对工作中同事的愤怒有关。或者，如果早上他去办公室，他对行人的反感一定程度上直接与他未曾意识到的对其妻子的愤怒有关。怀特是名强迫症患者，这只是他强迫系统中的一小部分。

怀特没有意识到的是他对他太太的愤怒，但他可以跟她没有情绪地讨论难题。他讲了太太冻桃子的事件。太太说家里没有铝纸了，让怀特赶紧开车去店里买，否则桃子就会变黑。怀特听话地去到超市，他发现铝纸有两种牌子：一种是有缝边的，一种没有缝边。他的太太并没有告诉他她需要的是哪一种，于是他在收银台和货架间来来回回 40 多次后空手回到家。这时，桃子都烂了，他的太太大发脾气。两者都没有意识到，怀特的犹豫不决有这么大的影响。怀特的真正困扰是他让太太不高兴，但他隔离了他的愤怒的情感。

在以盈利为目的的治疗中，强迫症病人是牛油面包。他们从不对治疗师发怒，他们不会在非工作时间来电，会守时看诊，也会准时付款。这些好处并不能让治疗变短，因为他们倔强，治疗也没完没了。然而治疗师如果好心地想顺着下去就会很难成功。甚至弗洛伊德这位最擅长长期治疗的心理学家，都在强迫症病人十周年治疗纪念日当天告诉他，无论结果如何，治疗必须在 3 年内结束。

强迫症的防御机制是害怕面对真正问题的焦虑，称其为“分离情感”。病人可以谈论生活中的真正问题，但是却不带情感，不会改变或者真正理解。感情被隔离并且后来才释放。就如怀特，将愤怒发泄在行人的身上，他也将情感通过看煽情电视剧哭泣去发泄。其实怀特可以忽略他的冷漠，分开他对家人的态度，想起他在看电影的时候是一个多么敏感温暖和脆弱的人。在治疗强迫症中，治疗必须创造能让事件和情感同时存在的情形。

以禁止强迫来加强防御是让治疗师和病人都沮丧的经历。当病人经历更强和更广的压迫的时候，治疗师会受到挫败。每个强迫都需要最少一种神奇的行为，而通常会有两个或三个。治疗师不深掘就不会知道。

怀特穿着整洁，一身深色西装深色领带，但他的白袜子就显得很突兀。第二次面谈中，他是一样的穿着。这就意味着第一次的穿着不是意外。当被问到，怀特回答说他只穿白袜。他穿有颜色的袜子会不自在。可疑的“脚魔术”在很多的强迫症中都能找到。治疗师问他是否早上有固定的方式起床。事实上，怀特每天起床必须双脚同时着地，如果一只脚先着地，他会回到床上从另外一边下床，直到确保双脚着地。

治疗师做了两次访谈，直到病人跟他建立联系。然后他建议怀特，穿蓝袜和黑袜，起床一只脚着地会对治疗有帮助。无论如何他都不能双脚着地。如果无法避免双脚着地了，他必须重新回到床上从另一边下床，但得保证只有一只脚着地。

怀特沉默了一阵，有10分钟都显得很不自在。他最后自己打破沉默，问他为什么被要求这么做。治疗师回答："在治疗中，有时候为什么并不重要，重要的是做的那件事。"病人再沉默了10分钟，然后想他是否能够做到。"这就像一早起来就是什么都是错的。我也无法解释清楚，但白袜子让我感觉受保护。"治疗师打断说："隔离是不是一个更加准确的形容？"怀特点头："是的，这就是对的词。"治疗师坚持，病人也同意了，但想到这会"很难"做到。治疗师跟病人说，如果发现太难，就不需要等到接下来一周的会诊，提早打电话约见。

怀特在他下一次会诊前提前两天来电要求见治疗师。他很焦虑，他信守诺言做到了两点。他太紧张睡不着，工作上也无法集中精神。"我紧张坏了。"这对一个前几次来看诊都没有流露任何情感，坚持说自己的问题对犹豫不决的男人来说是鲜明的反差。他的强迫系统被瓦解。现在，谈到他的问题，事件和感情都有了。

他不知道该怎么办，就如他一直感觉在对同事爆发情绪的边缘。事实上，让他苦恼的是，他在两个事件中大发雷霆，就如他无休止对他太太生气。他明显焦虑并且不停地流汗。治疗师打断："怀特，这是你长期的感受，但是你用信号灯和铝纸将它们掩盖了。让我们探讨到底是什么在真正困扰着你。"

接下来的诊疗中充斥着焦虑和情感。他那沉寂的中年危机让他不知所措。他讨厌他的工作，厌倦了他的妻子，并且，总的来说他厌倦了有个"正当"的生活。他第一次承认他幻想与另一个女人生活在一起是什么样。他甚至转移到其中一个女同事。那位女同事发现每次只要她在他的附近，怀特就会脸红不自在。最后，她要求他不要再这样，这让她感觉很尴尬。为了激怒怀特，她甚至说："你要么跟我出去约会，要么你就别再像个情窦初开的男孩一样"。怀特害怕了，并保证不再接近她。

慢慢地，怀特学会了怎么正确地表达自己。结果，他对愤怒和情欲都从容了，也学会了这些不可避免，但也无关紧要的处事方法。自始至终，他信守诺言，穿着有色袜子，不再有过去的起床惯例。他的所有犹豫不决都消失了，并变得自信起来，也和太太和孩子能幸福地生活下去。他感谢治疗师让他度过了中年危机，并让他从生活的卑屈中脱离。

病例 6-10　诊断

心理机制	隔离情感，理性化
诊断	强迫性人格障碍
操作诊断	进入中年危机
隐性合同	我不生气
性格类型	洋葱
作业	穿深色袜子，不再进行早晨惯例
治疗技巧	不准用魔术，加大强度(焦虑)

第七章 洋葱/大蒜心理动力学：可开导的大蒜型病人

对可开导的大蒜型病人，虽然他们可能是 Axis II 病人，他们还是可以通过引导去改变的。可开导的大蒜型病人与可开导洋葱型病人的区别是，他们是通过经验去改善，而不是觉悟。要意识到在洋葱和大蒜表中，自恋人格障碍是在可开导部分，但边缘人格障碍则在线上并交界在不可开导大蒜的部分。在这些病例中会更清楚地讨论这些问题。

成 瘾

动力学

成瘾的主要防御机制是否定。否定是普遍的，成瘾者都只是因为外界压力来寻求治疗，或者是因为他们在平静的日子又复发了，否则他们没有驱动力而去达到禁欲。

他们的隐性合同可能是“我能控制自己只是偶尔使用”，但事实上没有这样的事情，因为成瘾者会造成生理上的改变和耐药性。你吃一种药越多，下次要越吃越多才能起效。你需要身体更多的细胞加入去中和药物。身体将成瘾成分变成了食物或必需品。一个原则阐述是：用最高度的化学品需求带来的快感变成了生活日常所需的最低生活要求。也许一个酒精成瘾的人需要20年才会达到每天喝一夸脱(1.1公升)的威士忌的分量。成瘾者可能已经10年未喝酒，但如果他又开始喝，在几天或者几周内，他就会恢复到一天喝一夸脱的量。

成瘾不止是将物质放入身体内，而且也形成了一种生活方式。成瘾者就如一所未建造完成的房子，里面只有阁楼和地下室。成瘾者都明白这个比喻，因为他们只有两种情绪：快感和抑郁。他们不会有正常情绪波动的范围。因为当他们开始跌出“阁楼”时，他们就需要马上拿药、针剂等任何能防止他们掉进地下室的物品。我们首先要教他们的事情是怎么在房子里建造地板，因为你不能只生活在快感或抑郁之间。就如一位哲学家形容的，“慢性抑郁就像诅咒，要一直追求快感”。

成瘾者就是逃不出这个诅咒，因为成瘾者将自己的悟性用酒精、卡路里、可卡因、安非他命或其他可用以逃避焦虑和抑郁的成瘾物去解决。病人不止对药物成瘾，也会对食物、赌博、性或者工作成瘾。另外，纵欲通过减轻他们的焦虑或者抑郁让成瘾者留在永恒的否定中，而这两个动力是最可能逼他们改变的。

切　入

成瘾的心理治疗切入点是拒绝治疗，以此避免和病人的否定冲突和挑战成瘾者本身的顽固特质。在这个技巧上，治疗师有技巧地口述出病人的否认，同时否定这名成瘾者值得接受治疗。例如：“你能自己战胜它。”“你已经操纵你太太10年了，再多一点努力你就能让她回来了。”“你的老板很软弱和我们可以想办法让他把你请回来。”治疗师将病人的转变信念说出，病人开始像治疗师般讲话。如，“我不可以继续骗我自己”。或“我老婆或老板该得到更好的”。这个人会决定不再继续下去，可能会被要求看诊。治疗的更多细节，包括更多技巧分类和后续护理及成瘾者玩的游戏，可以在《成瘾心理治疗》中找到(Cummings，2000)。

对化学物成瘾，减少不可穿透的否定技巧必须有别于酒精和药成瘾。现在总体的办法也对食品成瘾有效。食品成瘾定义为当一个人在抑郁、焦虑或孤独时吃。

这个改变在玛丽的案例中展示。

病例分析 7-1

玛丽——食品成瘾者

玛丽 25 岁,体重达到 347 磅。在首次见到她的时候她比自己同胞姐姐还要痴肥。她已经有数月没有看医生。她的操作诊断是,姐姐刚刚因为慢性肥胖并发综合症过世。这个事件让玛丽深刻地认识到她得减肥,还由于另一件意想不到的事情让治疗发生了更多的体重减少的情况。

病人已经在数个食品成瘾项目中失败,她的隐性合同是,她只想稍微改变她的饮食习惯,避免像自己姐姐一样死去。她没有想到通过项目去戒瘾。

所有成瘾都是大蒜型的,该用大蒜的办法去治疗。只要成瘾行为继续加强否定,成瘾者是不可能恢复的。脱瘾是进入项目的途径,继续参与需要保持断瘾。药物或酒精成瘾者可以完全断瘾,而食品成瘾者还要继续吃。所以,断瘾要适当地调整。作为进入项目的前提,食品成瘾者必须减去一定的重量,并且保持每周持续减重,不准吃能让他们的舒缓食品。后者被定义为能让一个人吃一点就欢快的食品。这些食品因人而异,每一位食物成瘾者都知道让他们兴奋的食品。成瘾者每周减掉的量都需要放入一个"银行",在没有减去重量的时候可以抵数。无法完成疗程要求的量就会不同程度地限制出项目。

简单地说,玛丽成功进入了一个 20 周的成瘾群组治疗项目,减去了 55 磅,再被允许参加下一个 20 周项目,她要再减去更多重量。在第一个项目的中途,玛丽开始动摇,并出现了她可能失败的迹象。然后意想不到的事情发生了。

玛丽在一次群组治疗中焦虑不安地出现了。在玛丽等车的时候,一个瘦小的年轻男人在公交车站与她搭话,5 分钟后提议要与她结婚。他跟着她上了车,在 35 分钟的车程中至少六次对玛丽求婚。一下车,他就跟着她到了等待室,继续求她嫁给他。玛丽很明显心烦意乱,她首次碰到了"追肥者",一名无法拒绝诱惑,一定要与痴肥女人在一起的男人。

心理学家要求这名男子离开大楼，他就在外面等着她。这个男人开始在她生活中到处出现，就算与警察抱怨也没什么用，"追肥者"并不理会禁令。在治疗项目失败的边缘的玛丽，发誓她一定要通过减肥去脱离这个男人，也不要再有任何一个这样的人出现在她的生活中。当她减重到一定程度时，就不再会挑起这个男人的变态欲望，他就如从来没有在她生活里出现过一样消失了。

玛丽最后将她的体重保持在 170 磅至 180 磅之间，维持了数年。她总是开玩笑说她是被一个爱胖子的追求者逼到减肥成功的。

病例 7-1　诊断

心理机制	否认
诊断	食品成瘾
操作诊断	姐姐因为慢性肥胖症死亡
隐性合同	减足够的重量让我不会像姐姐一样死去
性格类型	大蒜
作业	减一定的重量，避免兴奋食物
治疗技巧	将计就计
	特别的成瘾项目

有争议的是，很多心理学家定义的"性爱成瘾"是否为一种成瘾。这个行为符合了很多成瘾的特质：高潮伴随着失落，并有重复行为的冲动。戒瘾会导致抑郁症。这个行为，像酒精和药物，"保护着"对亲密关系的恐惧。除了这些共性，这个行为是成瘾引起的，同理，又能牵强地对不同活动贴标，如"强迫性购物"和"强迫性玩电玩"。在作者看来，如此无化学剂参与的高潮，像这些从强迫性爱和强迫赌博中获得快感，直到化学状况在身体中分解到某些程度的人，就如过量酒精，药物或食物引起的成瘾的人是一样的。然而，我们不去争议所谓的"性成瘾"，在这里给出一个例子是因为面对这样的案例，心理治疗师往往将他们当作洋葱型，而不是当成大蒜型来治疗。

特德对完美女人的追求可作为大蒜型来治疗，表面之下藏着的是一个害怕被女人拒绝的小男孩。

病例分析 7-2

特德——寻找完美的女人

特德 29 岁，是一名为政府工作的单身律师。他来抱怨说他有“厕所问题”。从他的解释中了解到，这是过去一年发展出来的症状。特德说他会突然肚子痛，然后开始拉肚子。这情况总是在最不好的时间出现，他要打断正在做的事情去上厕所。事实上，这在第一次访谈中就出现了两次。这很明显是焦虑的症状。

病人是由一名年轻的女心理学家转介，她给他看过几次诊。她相信病人对她有性方面的移情，他不愿意公开讲出来，于是她建议将他转介到男治疗师处。病人同意了，但否认对治疗师有兴趣，并直接说：“她不怎么好看。”心理学家记得，这位女心理学家漂亮迷人，于是问病人为什么不认为她漂亮。他强调说：“她太瘦了。”为了证明他的结论，他回答说在过去十年，他都在研究完美女人的形象，他最有权威。

最后，特德带来他收集的一系列表格。这些表格从脚开始，他用所谓的“黄金比例”，去分析女人的脚该是怎么样，什么码数配合什么身高。每个身高都有“黄金比例”，以半寸为一个尺码，从五尺到六尺。她不考虑矮过五尺或者高过 6 尺的女性，因为她们无法吸引他。所以他选择的范围内有 24 幅完美比例的脚图。但这还不够复杂，他还让一个画家画了 24 幅规格图，根据高度，从脚踝、膝盖、大腿、臀部、腰部、胸部、肩部、到脖子都有。为了展示一个女人的黄金比例，需要 240 幅图例。他不能一次把全部都拿出来去展示他对五尺到六尺间女人的要求需要十幅图去展示完美的脚、脚踝、膝盖、大腿、腰部、臀部、胸部，肩部和脖子。他也意识到他没注意到手臂，他表示正在做前臂和后臂的图，这会是另外 48 幅图。

特德吐露说，一旦他找到满足所有黄金比例的女人，他会娶她。不幸的是，他只找到接近完美的女性。“她们中最好的有一处不完美。”然后他补充说，完美的女人必须要有茂密的阴毛。虽然这不能画出来，这是最后一个评判完美的标准，要到床上才能验证。

在他寻找完美女人中,特德总是在尝试。因为只有完全赤裸他才能验证这个女人的形体是否完美。他严谨地用日记本记下所有他睡过的女人的细节。他还记录了每个女人的名字,比例及其他相关信息。两年前,他最好的一年,他在12个月中共跟93个不同的女人发生性关系。

这些习惯说明,特德是性成瘾者和色情片成瘾者。每个周末,他会租15到20部色情录影带去拷贝。他对录像的其他活动没有耐心,只注重高潮的部分。他会快进录影带,将15到20部片子浓缩为两小时,只看性高潮部分。他夸口说,通过这些年的努力,他有世界上最好和最疯狂的色情片收藏。心理学家称他为色情片中的邓肯·汉斯。特德对这个称谓颇为受用。

这些并不是一次性透露出来。相反,这些信息是在数次访谈中一点点地透露出来。最后,心理学家还发现特德是一名强迫自慰者。他最大的快感是在自慰中获得,无论是在他与女性性交时还是在他看性爱片时都是。他的兴奋点是看女性给他口交,然后在重要关头,他会抽出阴茎在女人脸上射精。特德很少表现出尴尬,他甚至夸口说他是继承了唐璜、凯萨诺瓦和艾洛尔·菲林。

特德呈现的症状,他的厕所问题从他开始准备考律师资格证开始。这一年中,他的焦虑越积越多,让他无法学习。他想心理学家能批准他不去考试。毕竟,他做政府律师没有这个要求,他也希望能留任在政府里。他不能自己做这个决定,因为是他的爸爸逼他去考取律师资格证书。在前面一次访谈中,他对治疗师建立了强烈的移情,接受了治疗师作为父亲不同意的"替代"。几乎是马上的,特德的厕所问题马上消失了,只在几个月后他又回来治疗了。

他回来时说他的厕所问题再次出现,让他无法引诱女人。因为他总是在关键时候要打断正事。很明显病人喜欢心理学家,也喜欢跟他接近,而他从未与自己的父亲如此亲近过。他想继续心理治疗。

病人承认自己是色情片和自慰成瘾者,他似乎想治疗师允许他的行为。他多方面尝试让治疗师将他的性行为看成是积极的。失败后,他决定他愿妥协为他会控制他的成瘾而不让成瘾控制他。他宣布他要成为第一个"不禁欲而打败成瘾的病人”。但他的厕所问题越来越糟糕。

特德坚决否定他追求完美女人是为了理性化他对与女性保持亲密关系的恐惧。因他从未找到完美的女人，他能永远避免对保持关系的恐惧。至于证明治疗师是错误的，他宣布他终于找到完美的女人。在一次沙滩约会，他看到了一个穿着泳衣，几近完美的女性身体。其他剩下的如她是否有浓密的阴毛，仍待考证。他威胁治疗师：“如果她有浓密的阴毛，你就会意识到你有多么错。我会向她求婚的。”

接下来的一周，特德沮丧地回到了访谈中。这个女人无疑的确有浓密的阴毛，但她没有肚脐眼，似乎在她掉脐带的时候因为发生了炎症，造成了一个深深的伤疤。在她 3 岁的时候，儿科医生通过一次整容手术帮她修复覆盖了这个区域。特德异常恼怒，哭着说：“我终于找到了完美的女人，她却没有肚脐眼！”治疗师尽量忍着不要笑出来。病人迟疑了一下，最后也大笑了起来。

治疗师尝试让特德放弃对女人的诱惑或用色情片自慰，会加强防御。他的治疗切入点是禁止加重自慰。无论是自己一个人的时候还是跟伴侣在一起。在适当的讨论后，特德同意了。他也同意一旦他无法禁欲就马上来看诊。简单地告诉治疗师是怎么发生的，并丧失一次访谈。在禁止这个以后，一些神奇的变化出现了。甚至更神奇的是，特德只在数个月中只失去了一次访谈。

特德发现他跟同一个女人已经约会了 3 个月，这对一个只会一夜情的男人来说就如一辈子那么长。3 个月后，她提出分手。特德绝望了，他的厕所问题，在他不自慰的时候消失而又再次出现。病人责怪治疗师，因为他是那么耐心地做到了。然后，特德产生了严重的神经性皮炎，并持续了几周。他继续责怪心理学家。

这时，特德开始有更重要的想法。他父亲在特德两到三岁的时候去打越战，留下他母亲、祖母和几个姑姑，特德成为了“家里的男人”。他爸爸回家的时候，特德穿着特制的小军装去迎接父亲的军队。接下来的几天和几周里，他的兴奋变成了失望。妈妈和爸爸整天都如胶似漆地黏在一起，完全忽视了他。他也可以忍受失去“家里男人”的地位，他的父亲无法与他和特德那两个分别在他四岁和五岁时出生的弟弟联系在一起。这样他既失去了母亲，也没有得到一个父亲。

在他长大一些的时候，特德成为了一个出色的运动员，尝试这样去得到父亲的肯定。他父亲继续忽视他，青春期的时候当他其他的运动员长高时，特德还是很矮。他的运动生涯结束了。蒙受羞辱，特德发现了增高鞋和色情片。前者让他变高，后者让他感到强壮。他不要再信女人，因为她们会像他母亲一样抛弃他。因为色情片，他控制了他的满足和自尊。当他变成与年轻女子有活跃性关系的时候，他还继续他的自慰行为，尽管他受到一定的性诱惑，还是保持情感上远离。特德对自己的母亲如此生气(后来对所有其他女人也如此)，他没有出席她的葬礼。

在这些领悟被揭开后，特德主动说他要毁掉他所有的色情录像。“我不能自慰了，留它们做什么呢?”几周后，他发现他也毁了他珍藏的日记。“我不想要再记录了，但那些日记本来是为了让我老了性无能的时候还能回味一下。但我不想孤独终老。”

特德现在已与一个女人在一起超过 2 年，当他对自己诚实的时候，他承认自己爱着罗拉。但大多数时候他还是投诉说她不合乎他的完美女人的标准。他已经超过 2 年没有自慰，他继续挣扎着要用自己的完美标准的借口，但无法避免地在亲密关系中越陷越深。

病例 7-2　诊断

心理机制	否认
诊断	色情片成瘾
操作诊断	突然的焦虑性腹泻
隐性合同	不要碰我的色情片和我的强迫自慰
性格类型	大蒜
作业	断瘾
治疗技巧	隔断满足
	特别的戒瘾项目
	对抗拒将计就计

性格类型和失调

动力学

性格障碍中，如果伤害是发生在年龄越小的阶段，越容易影响性格。伤害发生的时间越早，性格就越容易朝大蒜型的方向发展。性格障碍可能是任何神经症类型。比如，抑郁性格障碍。相比抑郁症发作中是通过提供鼓励去控制，抑郁性人格使家里面每一个人都变得阴郁。再次强调，大蒜的治疗要放在洋葱之前。

在临床执业中，我们可以通过伤害的程度区分导致的性格类型，这可能不符合DSM-IV的性格障碍的标准。尽管伤害在性格障碍中更加严重，在两个状况中，病人都否认在社交冲突中他/她性格的影响和他/她对后果的责任。这些治疗的切入点都是一致的。

切　入

性格类型障碍症的切入点是加大压力强度。焦虑会刺激病人寻求治疗，并要保持一定程度的焦虑去维持治疗的需求来导致最终的改变。这必须要求心理学家不要过早地揭露病人的内在感受，这个方法需求一定的敏感度。

我选择罗兰德作为例子，因为大部分治疗师会将他当作洋葱型来治疗，注意到治疗是必须要拖长，因为他精神分裂症的生活方式是棘手的。我们的看法是这是治疗师的错误，如果干预能反映出生活方式是否认的话，再加上病人人格生活方式是可以改变的，这两点可以让病人从结论上就是大蒜型。

病例分析 7-3

罗兰德——假装者

有些性格障碍患者在表面上看上去是受着那么多的痛苦，以至于他们很难让治疗师记住他们是大蒜型病人。特别是如果性格障碍者表现出焦虑的情况下,这些焦虑是这个人一系列的大蒜型行为所导致的。如果病人像罗兰德,一名35岁的精神分裂症患者一样,虽然是已婚,却和周围的人都隔离开来。假如不是他太太提出离婚,他从没想过要找心理学家帮忙。这个改变引发了他生活中的一系列焦虑情绪,他一直用常用的方式去对付:保持距离和冷漠。

罗兰德将他的生活按照精神分裂方式隔离开来。他的房子有两翼,其中一边他本人居住,另外一边是他的太太和两个孩子居住。在他想要的时候,他会到家庭那一边,但是他的太太和孩子却不可以未经他允许进入他的那一边。事实上,进入他那一边房子的门一直锁着,只有他本人有钥匙。

罗兰德的工作也反映了他要从人群中隔离出来的特质。作为电话安装员,他可以骗自己说他有与外界互动,但其实除了匆匆相见,他跟客人没有任何后续联系。这很适合罗兰德的隔离需求。

他的太太抱怨说,罗兰德从来没有亲过或抱过他的孩子。他们的性爱是机械式的,谈话也是肤浅的,任何类似的温暖都完全缺失。原来那个被罗兰德带到城市的天真的农场姑娘,在过去几年婚姻生活中成长成熟,她所想要的不再是这个冷酷的男人可以提供的了。

很明显,病人现在在此(操作诊断)是因为他的太太将要离开他。隐性的合同是,让我不改变的情况下我的太太都不会离开我。他的抗拒是用一切代价去避免亲密。太太认为,罗兰德太脆弱,如果她的离开而使他得不到帮助的话,恐怕他会崩溃。所以她决定与罗兰德保持婚姻关系,直到他能依靠自己的治疗师为止。如此,罗兰德的隐性合同基本满足了,并成为了他合作加入治疗的基础。

罗兰德对被放入群组治疗的安排并不满意,但是他还是顺从了。这个治疗方案反映了病人需要社交的需求,群组治疗虽然对罗兰德而言是痛苦的,但是对比要与治疗师建立个人的深入联系而言,就不显得那么可怕了。作为一个精神分裂症患者,罗兰德更会回应到较浅的群组移情,因为他会将自己从所有可能的个人移情中分离出来。相应的,当以群组为框架布置罗兰德能做的作业时,罗兰德会本能地退缩，但还是会服从。

回应罗兰德从来没有亲过任何一个孩子的事实，群组作业就是要求他每天吃完早饭起身上班之前亲吻每一个孩子。他的反抗变成了惊喜，他两周后回到群组中的时候，他回答说他每天下班回家也会亲他的孩子。他不是因为群组作业而这样做，而是因为他喜欢孩子的积极回应。如此多小步骤，罗兰德最后表现出更多对太太和孩子的爱，并且甚至稍微能和同事联系起来。他的太太真正重新考虑离婚的决定。所有都往好的方向发展，直到那个让他设法隔离自己的秘密在群组治疗中透露出来。

罗兰德出生在一个中西部小镇，从来没有见过自己的父亲。他意识到自己是一名私生子。他恨自己的母亲，他从儿时开始保持着一个完美的幻想。他相信自己的父亲要么是曼哈顿大通银行的总裁，要么是在联合国工作的美国外交官。这个特别的幻想延伸着，他幻想在他父亲临死前，会把他找来。当看到罗兰德的时候，他会无法克制自己当初抛弃自己孩子的愧疚感，最后会修改遗嘱，留给罗兰德几百万美元的遗产。在等这个馈赠的过程中，罗兰德不用在任何方面出色：事业上、社交上或经济上。所有都会在固定的时间给予他。这个幻想是他性格障碍的核心，他可以证明他的隔离可以成为可能。

群组作业是让罗兰德去拜访他的母亲，确定自己的父亲是谁。病人抗拒了这个提议数周，最后在群组中治疗师提出这个将是继续治疗的条件。在有限制和考虑周全的情况下，这样做是有治疗意义的。如果不坚持让病人迈出下一步，治疗就会受限制。罗兰德去了中西部与自己的妈妈对质。在下一轮的群组治疗中，罗兰德看上去既吃惊又焦虑。他被打倒了。因为他营造很好的精神分裂性格与他的冷淡分离瓦解了。他的否定(大蒜)被粉碎。他请求帮助。他了解到他的父亲不过是个路过小镇寻找一夜情的乐手而已。

接下来，罗兰德进入个人治疗，第一次通过移情建立情感联系，他有了巨大改变。

病例 7-3　诊断

心理机制	逃避
诊断	精神分裂症人格障碍
操作诊断	太太提出离婚
隐性合同	我不改变的前提下避免离婚
性格类型	大蒜
作业	假装爱孩子,与妈妈对质
治疗技巧	群组治疗
	对防御下药(此处为,确认父亲是否出名)

冲动神经症

动力学

冲动神经症,概括的情况包括偷窥狂、暴露狂和冲动赌博,常称为冲动性失调。因为个人堆积一段时间的焦虑需要通过这些做法去释放,这是让人困惑的术语。很重要的是心理治疗师记住强迫症是洋葱型,冲动神经症是大蒜型。更必要的是,冲动神经症患者如果不碰到麻烦是不会被发现。焦虑情形如此强烈地表现在所有病人的身上,似乎是洋葱型。心理治疗师必须要小心,成功的治疗在这些案例中都要求忽略压力,将他们当作大蒜型治疗。这不是一件容易的事情,因为病人会产生大量明显的忧虑,而减低压力会让病人感觉良好,有了不再需要治疗的结论。大蒜型病人是否定,冲动神经症和所有的性格失调症一样,都不会觉得自己不正常。

切　入

对这类病人的成功治疗包含在通常是极难达成的三角关系里:①通过加大压力增加病人的焦虑;②隔离通过做冲动行为得到的满足感;③充分应用前面两点在情感上增加的压力。这个方法可以在奥斯卡的例子体现。

偷窥狂是一种冲动神经症，这种病流行，容易复发，社会上认为没有办法去减少其发生。大部分的官方人士将它看成是一种骚扰，因为我们的监狱里面已经塞满了罪犯。我们的司法系统能给这些人的是缓刑期接着缓刑期。心理治疗很少作为常有的治疗干预，也不容易成功。治疗偷窥狂和所有冲动神经症的关键基础是：①看成大蒜；②通过禁止主要满足感来加大压力。

在偷窥行为中，主要的满足是冲动自慰常是作为加大压力的方法(包括监狱、缓刑、罚款、失去工作和名誉)不能做到的。这么想，如果在监狱系统中要禁止自慰，就是对一个没有冲动神经症病人之外的人不合理的限制。另一方面，有技巧的治疗师可以用司法系统去威胁，连同拒绝治疗，作为禁欲的刺激。在奥斯卡的案例中显示，这是真正地加大压力。

病例分析 7-4

奥斯卡——偷窥狂验光师

病人是一名已婚并育有两个孩子的 31 岁验光师。他在出差时被逮捕。奥斯卡从青少年时期就常常偷窥。他已经数次被捕，但都让警务繁忙的警察当作小事情放走，没有当作是一个威胁。对他的控告由事务繁忙的法庭去决议，要么被取消，要么判了缓刑接受治疗这样的决定。跟进一直都非常差，奥斯卡也从来不坚持治疗，都是去过几个疗程就作罢。在看新的治疗师之前，他有过 4 次治疗经历，都在压力降低的时候终止了。这次的检控严重，奥斯卡又担心又难过。

奥斯卡在自己所在州出差时，他躲在酒店的火警逃生通道偷窥两名同性恋者做爱。他一开始否认自己边偷看边自慰，但很快，就边自慰起来。女人们很快发现了他，正在兴奋点上的奥斯卡放松了警觉，被酒店保安逮个正着并且移交到警察处。就像过去，奥斯卡只是以为这又是一次麻烦事。他没有想到的是，这两个女人要求追究到底，还要控诉奥斯卡，也向酒店提出赔偿损失的要求，因为酒店没有保护好客人。这些公开报道和审讯成为了城市中的媒体热点。

接下来他的律师建议奥斯卡要避免更高公开度的审讯，于是请求了不争辩，放弃辩护。他等待审判和验光师协会听讯的安排，他听传言说审判长会重判被告并会要求吊销奥斯卡的执照。除非他要找到一名长期的治疗师去证明奥斯卡能在心理治疗中获得成功及可完全治愈。

在第一次访谈中，奥斯卡摆出最好的一面。他讲述了他成功的工作和他忠诚的太太会一直在他身边，同时他已降低了偷窥行为的时长和程度。心理学家坦白地说，他所说的和历史不一致。他的描述不合乎他的症状。他可以选择去另外一位治疗师处咨询，但如果他要和这位治疗师合作，他必须要坦白。奥斯卡迟疑了几分钟，然后道出了整个故事。在奥斯卡儿时，他偷看自己的母亲换衣服，到青春期，他开始偷看邻居。有好几次他都因偷窥差点被抓住，一直到成年他才被发现。以后他几次被捕，却总是能通过审判，降低犯罪对自己和工作的伤害。他描述说怎么稳定积累焦虑会最后让他寻求唯一的解放，他大胆地请求治疗师在法庭上证明他行为的无助本质，以及他真诚要求治疗，以确保不再复发。

心理学家要求他说，他最能做的是要求法庭在治疗期间推迟最后审判 90 天。在这 90 天内，病人必须坚持每周看诊两次，不允许有偷窥和自慰的行为，并且投入治疗。对他的控制是非常严格的，他甚至不能看女性内衣或泳衣广告，也禁止在没有偷窥情况下的自慰，因为病人可能巧妙地幻想出活灵活现的画面。违反这些情况会导致 90 天后无法继续治疗，治疗师会向法庭报告奥斯卡有复发的可能。病人听后非常沮丧，但是意识到自己别无选择。

在接下来的几周，奥斯卡的焦虑持续增长，到了他难以忍受的程度。但他严格遵守治疗规矩。他开始学会用别的方法释放焦虑，首先是堆积对治疗师的愤怒。然后，他学会减少他的愤怒。他也会在太太身上寻求关爱，他觉得她对他很有帮助。他开始享受跟孩子投入地在一起的时光。但治疗是狂暴的，奥斯卡从来不放弃他的否定。一个加强他的抗拒，当理解领悟隐约出现的时候，这位验光师就会取下他的眼镜，说："我就是看不到这个。"治疗师往往忽视这些象征否定的迹象，没有阻止这些小动作。后来在他准备脱下眼镜的时候，他都会停下，笑自己说："我又要看不见一些东西了。"

在 90 天结束时，治疗师和奥斯卡同意了要继续治疗。法庭判他 2 年的缓刑，吊销他的执照 3 年。重犯在冲动神经症中很常见。奥斯卡却再未有过偷窥行为。他学会了在焦虑到达火山爆发状态之前用其他方法控制焦虑。这并不代表他不再受到诱惑或者他把自己看成是无法"痊愈"，而是把自己看成是康复中。在生活出现不正常的压力期间，他受到强烈诱惑时，他就会约见他的治疗师。他的康复的关键是他持续禁欲，不再有任何自慰行为。

病例 7-4　诊断

心理机制	否定
诊断	冲动神经症
操作诊断	害怕坐牢
隐性合同	将我从麻烦中解救出来
性格类型	大蒜
作业	不准偷窥和自慰
治疗技巧	加大压力 阻止满足

重躁狂

动力学

重躁狂是大蒜型，治疗起来很累人。重躁狂是非常情绪化，容易感染他人的人。他们奔放、快乐、自信，人们也爱他们。但是，事实上，他们是极其抑郁的人。重躁狂是倒翻头的抑郁症，成功治疗会让病人陷入严重的抑郁中。

切　入

治疗躁郁症的选择是碳酸锂。这种药物可以有效地控制大部分的病例。但是，对应的是很多病人认为心理治疗不是最必要的。躁郁症患者可以感受到他们欣快和抑郁中的循环，并且有一些人，因为想持续欢快的感受而暂时停止吃碳酸锂。他们享受着开始时的欢快，但是情况持续下去，他们就会绝望地过量服食碳酸锂去控制。到要看医生的时候，病人不止是情绪上疯狂，还受着碳酸锂中毒的苦。有些病人因为要停吃碳酸锂 10～12 个月后去怀宝宝，来降低胎儿得心脏病的风险。在此期间，他们必须靠心理治疗去支持。另外也有一些病人因为肾衰竭或者其他身体方面的问题需要停止吃药去寻求心理治疗。

心理学上，狂躁病人的切入点是给出能吸引他们去表现自恋的任务。这样，他们会忙于做那项任务，直到住院安排完成，就如以下病例所展示。

病例分析 7-5

埃莉诺飞高高

埃莉诺 39 岁，是躁郁症病人，并且长期靠碳酸锂有效地控制病情。有这么三次，虽然稍稍意识到自己的上升情绪，她当时稍微还能控制，她就决定允许自己能多享受一下这种“美好的感觉”。她停止了吃碳酸锂几天，但是因为享受太美好，她开始变得更加狂躁才记得吃药。有趣的是，虽然前面已经有三次严重的后果，她的丈夫居然没有发现任何征兆。一天早上，她起床后觉得非常欢悦，于是等她丈夫上班后，就去旅行社买了一张头等机票去环游世界。她用信用卡付了款就离开了，等她的丈夫傍晚回到家才发现她已经不辞而别，他们再见已是三周后。

4 天后，埃莉诺被航空公司送去了香港警方处。她几天没有睡觉了，她在从檀香山到香港的飞机上的行为荒唐至极，以至于飞机师呼叫了香港警方。当飞机在香港降落时，警察就等候着她。她的丈夫也被联系了安排太太在重度镇静下由护士返回。

回到家，没有镇静作用下，埃莉诺又恢复到疯狂状态。她再次吃她的碳酸锂，但剂量过重，她说服了自己的丈夫这样没有问题。她不愿意去医院，不幸的是丈夫答应了。接下来三天，埃莉诺不但仍然疯狂，还中了毒。丈夫没辙了，只能找到几年前看过埃莉诺，她也同意看的心理学家。但她威胁丈夫说，如果他要送她去医院或者找另一位治疗师，她就会逃走。于是她来到了治疗师的办公室。

见过一个从疯狂阶段转到暴力，敌对的状态的狂躁症病人的人都知道他们可以多么敌对和暴力。他们会毁掉周围的所有东西，攻击其他人，得好几个人才能控制他们。埃莉诺的丈夫，数次见过太太到达这种状态，非常清楚要违反她的意志去完成是有多么难。

作为心理治疗师，治疗师不能开药去治疗她的锂中毒。他的目标是在她没跑掉或变得过分暴力无法控制之前送她去医院。病人在办公室到处撒野，大声讲话，打断所有正在进行的活动。于是，治疗师安排她坐在一间空办公室里，写自传。这本自传要特别强调她的所有天分和成功。她想这份初稿要叫做《埃莉诺，一位非凡的女性》，接待生会为她提供足够的纸张。

接下来的两个小时，医院安排完成之际，埃莉诺已经写了一千张纸。她谢谢心理学家让她发掘出自己是多么特别的人，然后满意地，吵吵嚷嚷地去了医院。

病例 7-5　诊断

心理机制	否认
诊断	狂躁
操作诊断	不吃碳酸锂
隐性合同	让我保持疯狂
性格类型	大蒜
作业	写自传
治疗技巧	认真按照时间表吃碳酸锂

自恋人格障碍症

自恋型人格非常类似于边缘型人格，但他们之间有个最重要的区别是，自恋型人格病人更容易接受治疗。两者共存的机制是分裂和投射相仿。如边缘人格，自恋型人格是自我为中心，容易形成一系列的成瘾行为，易有性乱和性变态。他们无法形成亲密关系，并且移情都是表面的。两者都被不懂爱的父母拒绝了，他们在生活中或者心理治疗中都期待找到,但都落空了。

然而,边缘型人格是儿时受虐,自恋型人格则是儿时受宠。这种宠爱替代了真正的家教,但家长依赖着它。这种依赖在成年期是让病人寻求能满足自身的自恋需求,但这样的人是完全自私的,并总是思考"他/她能为我做些什么"。在未达到病人的需求,他会有同样的责怪或毁坏行为,这点在边缘型人格中也能找到。这是投射相仿:这个人变成投射的"不好"的病人。但是,对比边缘人格,自恋型人格在面对失去能满足他/她需求的人的时候变得非常脆弱。迅速缓和拒绝是这种边缘性人格的特点。这就减轻了立即拒绝这一边缘人格病人的特质。因为自恋型人格绝望地依附他需要的这个人,尝试持续满足自恋的需求。这个特点让自恋人格更加容易接近去理解到他/她自己的行为,不失去某件东西而调整行为。所以,边缘性人格必须独自从痛苦中获取经验,而自恋型人格大部分是需要依赖经验,也可以有一些觉悟和预期。

自恋人格与边缘人格相同的是缺乏亲密关系,以自我为中心,有成瘾倾向并且容易性变态,会歇斯底里地大吵大闹,缺乏忍耐压力的能力,以及不时有精神错乱的状态和倾向。但对比边缘人格,自恋者非常脆弱。无论任何时候,只要有失去治疗师的威胁,他们都会变得顺从和哀求。

切　入

自恋人格病人极度依赖治疗师去得到自恋满足感,并且治疗师必须应用此来给病人设定限制和后果。

治疗尼尔是因为他前面的治疗师在过去 10 年都一直满足此病人的要求而变得极度困难。这并不是少见的情况,因为很多聪明、有天分的自恋人格病人都风趣幽默、亲切,也很成功。他们被周围的人认识欣赏,也渴望模仿他们来达到成功。当他们因为一个拒绝或者退步而显示出脆弱时,他们会极度讨好去得到注意来满足他们绝望的需求。很多病人可以长时间藏着对别人的不满,那是他们自我为中心的一部分。当他们脆弱的时候,他们表现得像洋葱一样,但适当的治疗是应该将他们当成大蒜。所有这些都可以通过尼尔的案例去表现,这个不幸的、典型的有风度、成功、亲切、帅气的美国男人。

病例分析 7-6

尼尔——生活在快车道的男人

尼尔是有线电视行业新崛起的新星,他当时刚从美国中西部搬到西岸。从前他是一个小电视台的广告销售负责人。随着他的新工作,他可以得到 6 位数的薪水,一个大的可支付账号和他的“黄金时刻”。

尼尔 38 岁,单身,他是由看了他 11 年的治疗师转介过来的。他直到到新岗位报到数周后才联系治疗师,这也是在他碰到第一个麻烦后。尼尔是 80 年代成功男士的典型:成功、自我、自恋并且贪婪。他在第一次会诊中,认定只对以下三样东西有兴趣:快来钱,来得快去得快的女人,还有快车。排序也如上。他被逼到边缘没有了精力的时候,就会吃可卡因去得到刺激。他活得努力,工作努力,也只在乎他自己。

病人有他自己崇拜的人,但崇拜也是基于这些人对他有帮助。他喜欢结识名人并且吹嘘自己认识他们,但是,他浅薄的对过去治疗他 11 年的治疗师的描述很让人惊讶,他说:“我是他一生的杰作,他总是有空的,无论是白天还是晚上。我在想他没了我会怎么办。”

用要求多多去描述这位病人是过于轻描淡写。他的自尊极其脆弱,如果有一个他泡的女人拒绝他的时候,他就会绝望地在半夜从酒吧给治疗师打电话要求心理急救。他一定要离开那个女人,他对伤害过多少人的心很自豪。在忽略了转介几周后,他在非常愤怒的情况下打来电话。他要求公司给他配一辆捷豹牌汽车去替代现在的公司用车。当他的老板拒绝他的时候,他对老板怒吼并且在斗争了一个小时后,老板解雇了他。尼尔觉得自己没有责任也不明白为什么老板会拒绝给他捷豹汽车。“请为我做这些”对尼尔而言是合理的要求。他要求心理学家联系他的老板,代替他去解释。毕竟,尼尔之前的治疗师总是为他做所有的事情。他的老板重新考虑，又重新聘用了尼尔，也给他买了一台捷豹。但尼尔还是要对他的老板表达不满，在一个深夜他在老板的办公桌上与老板的秘书做爱去报复他。

尼尔是妈妈快到更年期时怀上的宝宝，一直被他年纪大的父母宠着。过去11年来他有宠着他的心理学家照顾，现在又找到了宠着他的老板。他只能靠新的治疗师那里去得到现实的提醒。于是治疗师为了提醒病人要理解并记住这件事情，他解开西装纽扣，对他说："你看，我没有乳房（意思是，我不是你妈妈，要给你喂奶）。"这成为病人和治疗师之间的理解。当病人大吵大嚷并无理要求的时候，治疗师就会一言不发地解开西装外套的纽扣。通常，病人都会马上理解现实。有那么少数的几次，尼尔还继续要求，治疗师就提醒他，他们之间的约定，并请他去找别的治疗师。

设界限是需要跟治疗架构一致：治疗会帮助病人预期他那些不顾后果的自恋人格行为，但如果他忽略了警告惹了麻烦，就会是他的主要责任去让自己脱身。这简单的治疗合同经受住了所有他陷入麻烦时的测试。

除了他肆无忌惮的行为，尼尔在他的有线电视广告业务上表现出色，这点在自恋型人格中也十分常见。如果他们的工作会应用到他们的亲切感、好相貌、外向、自信，还有讨人欢心的样子。在经历尼尔所有的暴风雨般的治疗中，他的雇主对他的销售业绩非常满意，也觉得他的玩世不恭非常有趣。

尼尔无数次的事件考验治疗师的界限，如下面这个例子。病人从他认识的"市长"处借来跑车，碰上了交通事故。事故发生时警察在时尚区照常巡逻，靠近了尼尔开着的时尚跑车，随即截停了他。尼尔喝了酒，还吸食了一包可卡因粉。在他的车上还坐着市委委员的太太，后来也被查出血液中含有酒精和可卡因。尼尔在半夜两点半恐慌地给心理学家打电话。为了保持治疗合同，心理学家拒绝接电话。这些细节都是在尼尔的下一次会诊中得知。尼尔的这件意外事引来了新闻媒体的追访。

市委委员和他的太太在数周后扯入了混乱的离婚风暴。尼尔被追在媒体的镜头下，尽管他在电视上依旧表现自信可亲，他已经没有办法再承受压力了。他在要求取得镇静剂时遭受拒绝,连续几周都是如此。为了与治疗合同一致,若尼尔在其他地方获得镇静剂,所以他的治疗被中止了。尼尔不得不放弃了在汇报意外后的两次访谈。这是为了惩罚他服食可卡因,因为这在治疗合同上是禁止的。尼尔大声地反抗说这是他最需要治疗师的时候:“你这些笨规则让我无法看你。”

尼尔继续粘着治疗师作为救命的稻草,每次考验中他都能表现得更加负责任。尼尔仍然是自恋人格,爱招摇,自我控制欲强,爱与人亲近。但他更有责任心了。他不再卖电视广告,而是成为了电视台经理。在他的新工作上,外向仍然是优势,但突出资深电视人的外表更重要。他也必须扮演起负责任的社区领导角色。所以,事实上,尼尔不再陷入大麻烦,他也不再常见心理学家了,就是见面也是在惹上麻烦之前。

对于理想化的治疗师,这是不足够的,病人需要多年的分析才能改变基本的性格。病人更开心更成功,这是值得表扬的,尼尔也是,没有人可以将木兰变成红木,最好办法是去掉木兰花上的蚜虫。

病例 7-6　诊断

心理机制	否定和投射仿同
诊断	自恋性格障碍症
操作诊断	替代过去宠爱我的治疗师
隐性合同	满足我的自恋需要
性格类型	大蒜
作业	禁欲
治疗技巧	设界限
	应用脆弱性

边缘人格障碍

动力学

每个边缘人格的患者都像一个能每时每刻做出威胁父母行为,享受着看父母惊慌的5岁小孩，但是他们心里是恐惧的："天啊，如果我需要某个人怎么办？如果我都比我父母强，谁还能帮我？"边缘人格享受着能毁灭你的幻想和成功。当他们得逞的时候，他们又恨你不如他们幻想中的能比他们的父母更强大。边缘人格病人需要你有坚强的内心。

边缘人格病人是不正常家庭的产物，这些病人有规律地增多，并且会变成未来病例的主导。边缘人格的父母通常是药物依赖者，这些病人在儿时或者出生的时候就经受了忽略或者虐待。因此，边缘人格的病人从来没有学过建立亲密联系，更不能建立健康的人际关系。他们的防御机制特点是投射仿同和分裂。为了能在备受虐待的童年中生存下来，他们学会了操控、毁灭性的敌意和拒绝。在治疗中，他们将"坏"的自我投射在治疗师身上去测试治疗师的强度和诚意。在他们的社会和环境中，他们要么引诱要么让别人大怒，分裂群组和让成员之间互相陷害。这些动力学在边缘人格群组治疗的规则中会更深入的谈到(见附录Ⅱ)。

边缘人格的人不会重叠有精神分裂症。最可能发生在边缘人格病人身上的误诊是精神分裂症，就等于给想要利用住院的边缘人格病人通行证。边缘人格进入精神失常状态就像跳入泳池，然后能在另外一边再出来。一个精神分裂症病人进入精神失常后，是不懂得在泳池的另一边出来的。边缘人格病人跳进去是一个开始，他会在他想要出来的时候出来。精神分裂症患者不能根据自己的意愿浮出水面。边缘型人格的病人是按照自己的需求去住院。一旦他们满足了他们目的，就没有理由再"听到声音"，所以他们就停止了这一切的主要动作。一个可以区分边缘人格病人和精神分裂症病人的问题是："你是听到有个声音在你脑子里面，还是有个声音在你脑子外面"？精神分裂症病人会迷茫地看着你说："啊？"而边缘型人格病人会说："啊。天啊，我有对的答案的。"对精神分裂症而言，没有对或者错的答案，那只是一个声音。边缘型人格的病人会想要猜测出测试者的答案。边缘人格的得名是因为他们在思想障碍的边缘，但他们的病原是因为他们在心理社会性上受伤，而对精神分裂者这是生理心理上的伤害。

边缘人格病人是幸存者，边缘人格是不会自己害自己的。他们是出色的人。

他们能在摧毁的失常家境中幸存下来。如果边缘人格病人自杀,那是因为他们不能再玩游戏,要放弃的时候。边缘人格病人通过自杀进出医院是因为他们可以这样做去玩转他们周围世界的人。

切　入

接受正确治疗的边缘人格病人是可以出现快速的转变。他们能被允许一直沉浸在童年的阴影里面,取代的是要用现在,并且构架起来的场景里让他们不要再像风中的落叶。他们更适合在群组中治疗,这个群组治疗的规则能在附录II中找到(Cummings &Sayama,1995)。

对付边缘人格的病人,你可以像他们一样荒唐,但是不能低于或者超出他们的程度。当你胜过了边缘人格的时候,你会看到一些有趣的东西;一丝轻蔑的笑,只是一点点浮在嘴角,或者眨了一下眼。如果你想变得成功,你要用和他们一样荒唐的方法。当他们变得完全不可能的时候,你要说:“你今天真恶心。这都是要干嘛?为什么你今天特别讨厌?你想把我逼到墙角吗?这是要做什么?”

他们喜欢你这样。他们会想:“这个人不是假惺惺的。每个治疗师都尽量不去批判我,他们都在我很糟糕的时候说我还很好。”只要你不生气,你可以直接告诉边缘人格你的想法。只要你对他们生气了,你就不再适合做他们的治疗师了。边缘人格病人是故意要你生气的。他们需要证明你并不比他们的父母好,他们是为了证明你不够资格去做治疗师。当治疗师对病人越来越生气时,大部分的治疗师都会想他们没有对病人生气的资格而去压抑着。在压抑的时候,他们回应边缘人格病人的时候更加友善。这就是边缘人格病人决定用你的虚情假意完全毁灭你的时候。其实,边缘性人格病人要找的是诚实。他们会尝试打败你的诚实,因为他们不相信这个世界上有诚实的人。毕竟,他们的父母不诚实,你也不可能比他们的父母好。但他们需要你在那里候着他们。治疗边缘人格病人的关键是,对所有的人格障碍,你都不能对他们生气,但必须要对他们直接说出。

边缘人格病人特别擅长于变成他们察觉到能对治疗师胃口的那个人。很多治疗师对多重人格病人、乱伦或性虐待幸存者和所谓的“受害者”特别感兴趣，边缘人格就会效仿这类情况。这不代表他们有多重人格障碍或受伤害的情况不存在，但此情况不需要有好心，无能的治疗师会去增加对他们发病的刺激。阻止边缘型人格病人去获得症状的技巧可以通过桑德拉的例子去展示。

病例分析 7-7

桑德拉——多重性格的案例

二十世纪五十年代到六十年代期间，在美国第一个心理治疗在旧金山的凯撒医疗机构落户的时候，心理学家惊讶于多重性格在女病人中的高发率。在心理治疗包含在保险福利之前，一般都是中上层的高教育人群能自掏腰包看治疗师。曾经有假设是，在非高教育人群中，心理治疗会更多地面对交际障碍症病人。事实却不是这样，因为在多重性格障碍外衣脱去后，症状就完全消失了。

首个心理治疗福利的建议与一部名为《三面夏娃》的电影不期而遇。在电影中扮演夏娃角色的乔安妮·伍德沃德因此获得了奥斯卡金像奖并且随后嫁给了保罗·纽曼。这些事件让多重性格障碍变得光鲜而流行起来。但就如所有的热潮，都会慢慢地褪去。最近几年，这个障碍症因为一系列的书、电影和电视的流行又卷土重来；也因为治疗师对此类病人的兴趣，这个障碍症又火了起来。有人指出，虽然多重性格障碍症真正存在，却是极罕见的。大部分时候都是发病的边缘人格病人去模仿所谓的热门的精神病。在 1980 年在恐惧症流行的时期，边缘人格病人就闭门不出，或加入恐惧症治疗小组去搞破坏。在恐惧症中，病人是洋葱型的，而边缘人格是大蒜型病人。很多心理学家都因把边缘人格病人当作恐惧症病人治疗挨了教训，导致他们的群组治疗失败。

记住这些后，就会对增多的多重性格障碍症案例产生帮助。桑德拉第一次去看多重性格障碍症专家的时候才 23 岁。在两次访谈后，第二个性格就出现了。当她的治疗师因为升迁被调往另外一个州时，她已经有了四个性格。所有的性格都是在 3 个月内、11 次访谈中产生。后面接手桑德拉的治疗师怀疑她是边缘人格病人，那是她跟从前治疗师的分离中发现的。她在本书作者去看病人时出现，因为了解到治疗师的名气，想要抓住机会去展示一下自己的能力，这个特征也跟边缘人格病人的特征相符。桑德拉知道，整个中心的员工都在房间单面镜背后看着他们。

当和治疗师单独在办公室的时候，病人开始讲述她悲惨的童年和受虐经过。每一个描述都与边缘人格病人背景吻合。这些描述都是过分修饰和戏剧化的。心理学家看上去明显没有太大兴趣，那时病人变得调情和挑逗起来。在回复问题，"你是谁"的时候，她回答说："我是特里。"心理学家接着问："你是怎么来到这里的？"桑德拉，现在变成了特里，抬起头挑衅说："我爱来就来。谁也管不着。"心理学家接着就有意地注视着病人的双眼，坚决地回答："治疗是病人和医生之间的秘密。不能有第三方的插入。如果你不走，那我们的访谈就必须中止。"病人，仍然扮演特里，看上去惊呆了。她保持镇静，直到治疗师站起来，宣布治疗结束，开始离开房间的时候，她突然又变回了桑德拉，她请求说："别走啊，只有我们俩在这。"

病人和治疗师在剩下的访谈中谈到了病人的所谓多重性格障碍症。很明显桑德拉是意识到她其他三种性格的存在，这些是她从未向以前的治疗师透露过的。心理学家说所有这些人格都不是桑德拉，桑德拉也意识到了要对它们都负责任。现在正确的诊断已经被确定，桑德拉同意了加入边缘人格障碍群组治疗项目。

病例 7-7　诊断

心理机制	投射仿同，分裂
诊断	边缘人格障碍症
操作诊断	表演给来访的治疗师看
隐性合同	我要说服你，我是多重性格障碍症
性格类型	大蒜
作业	保持治疗是一对一
治疗技巧	限制范围和对质

特别的边缘人格项目

极端的边缘人格病人是故意要证明这个世界就像他们的父母一样无用。他们会控制并且维持着这个想法，通过威胁自杀，控告医生误诊或者任何可以威胁治疗师或诊所的方式去进行。他们成功的时间越长，就需要越长时间去根据他们如此绝望的需求去重组心理架构。这样的极端的案例，可以用佩吉去展示。

病例分析 7-8

佩吉——边缘人格中心主任

本书作者因为一个诊所的年审到达南部一个比较繁忙的中心的时候，他发现全部员工都急切地要他帮助处理一个病人。这个病人已经让中心里除了一位她永远不愿见的治疗师外的所有员工都筋疲力尽了。

佩吉当时 30 出头，明显是患有严重边缘人格障碍症多年的病人。了解她的诊断并没有让员工们做好保护去不接受她无休止的要求。让事情更棘手的是，她嫁了一位硕士水平的注册咨询师，她的丈夫支持着她的闹剧，持续挑战着治疗方案和诊断。佩吉从 2 月份开始在中心看诊，到了 7 月初，她已经成功让健康项目和心理健康项目瘫痪。在 5 个月内，她住院 6 次，去急诊室 23 次，经常是半夜，要么是一晚上去两次。她接受了 17 次急诊处理，还有白天的随时看诊。她也被安排每周看诊两次，而她只保持了看诊两次。当员工尝试设界限的时候，她用自杀威胁或者行动去抵抗。她的咨询师丈夫总是在她身边挑战治疗师的行为，加上每次都威胁要闹到法院。他们在一起，正式递交了 12 份申诉到健康项目中，病人关系协调员花了她大部分的精力去尝试调解这对夫妇的问题。

中心主任选择让佩吉去做一次治疗展示，佩吉同意了。在中心员工和病人开始进入会议室，佩吉马上坐到主任中心的位置，还有着主导会议的架势，她像是个女皇而不是病人。中心的主任无意中只能坐到了本来安排给病人坐的位置。佩吉现在的治疗师,刚接手的医生,通过给卡明斯教授介绍病人的问题来开始本次会诊。病人开始详尽描述自己受虐的童年经过,夸张地修饰每一个细节来让自己显得更可怜。很明显,佩吉的每个描述都有了无数次的练习,这只是有害无益。边缘人格的病人越沉湎于自怜,他们越容易倒退。

本书作者温和而坚持地让她回到现在,直到最后她挑衅地拒绝,只愿意谈过去而非现在。她不能忽略理智的要求,最重要的是让她明白现状。所以,作为最后的办法,她缩在她的摇椅中,开始摇着凳子,沉默不语。很快,她开始闹起来。她控制自己的摇椅使劲摇到极端到她无法控制停下。她被问到是要自我控制呢,还是要惩罚卡明斯教授不给她描述她的童年。一下子,她停下来,决定反叛。她继续摇动,很快进入了迷糊状态。那个时候她什么都听不入耳。最后,在这个案例会议结束的时候,她拒绝离开。卡明斯教授宣布结束会议的时候,除了佩吉以外,所有人都离开了会议室。

在自己一个人的时候,佩吉做了三件事。她坐在地板上,用自己六尺高,两尺宽,240 磅的体重做起一个人型三脚架去顶着门。然后,她开始有节奏地用头撞门。在同时进行以上两项动作的同时,她给丈夫打电话,后者在一个小时内赶到,并已经致电健康中心的病人投诉热线。丈夫给中心主任打电话通知中心员工佩吉准备在他们的会议室割腕自杀。

佩吉完全控制了整个局面。另一方面,中心员工都恐慌了。他们尝试了所有办法去推开会议室的门,希望在她流血致死之前救出病人。但佩吉将她的高跟鞋深深插进地毯里,用背死死顶着门。这样一来,就算中心员工硬推开了门,佩吉也会严重受伤。中心员工看着卡明斯教授该怎么处理。这个问题可以这样解释:如果你有一个 4 岁的小孩,在耍性子发脾气,你的最佳处理方法是什么?每个人都会同意你该忽略这个 4 岁孩子,但这对于现在的员工来说,是说来容易做到难。现在员工们变成了真正的病人,他们都在找办法救佩吉。再一次,这些给前面提到的员工提过的真理都被忽略了。

包括中心主任在内的所有员工,除了一位心理学家外,都被佩吉操控着,都认为她会真的对自己造成严重伤害。这个男治疗师从来没有被她操控过,即使是他第一次在深夜在急诊室见到她的时候。这个男治疗师恰巧值班,但因为佩吉几乎是每次中心会议的话题,他已经非常了解她的情况。因为他临床的发现跟住院治疗相反,他拒绝让她住院。她生气地离开了医院,后来在凌晨4点打来电话,同一名值班的心理咨询师接了电话。佩吉开始描述她怎么离开医院然后在街上到处逛。最后她在恍惚的时候被一辆车鸣笛惊醒,她差点在黑暗中被车撞到。

心理学家冷静地问她,那是一辆什么车,被告知后她回复说:“那是一辆很贵的车啊,佩吉。你个子这么大,要是车撞上你,车子可要损坏严重啊。”佩吉迟疑了一下,然后生气地摔了电话。从那以后,在去急诊室之前,她会先打电话到中心确认谁在值班。如果是那位心理学家在值班,佩吉可以推迟她的“紧急情况”到他的夜班结束。当中心主任发现这个心理学家就是佩吉应该看的治疗师时,佩吉拒绝让他接手她的案子。

这个案例充分展示了当边缘人格障碍症患者看上去已经完全失去控制,在混乱中病人成了这场戏的主角。更深一层,研究证明治疗师的高度会在病人一次次得逞的时候被削弱。当病人高兴地削弱治疗师的同时,内在却如一个害怕的孩子求着希望能被停下来。这种恐惧是从深处的认知发出:“如果我能打败每一个人,谁能在那里帮我?”

佩吉拒绝离开会议室大概有一个小时,她听到外面丈夫的声音,便猛地冲进等待室抓住丈夫,随后他们马上离开了。很快他们就在急诊室汇报说佩吉割开的手腕被缝上了。她在会议室中留下了几片沾了少许血迹的布条。

在佩吉自己关着自己的大部分时间中,中心主任和卡明斯教授都在电话里跟重要的病人投诉代表通电话。这个代表她自己也是一个边缘人格,很明显在过去5个月的这些交谈中,很不聪明地让病人有机会做出那么多闹剧。幸运的是,医学中心主任是一名有能力、深思熟虑的人,他同意了卡明斯教授关于控制这个病人采取的策略。他检查了病人表面上的所谓割痕并且对诊断和治疗方案都同意了。佩吉被告知她没有其他的选择,只能回到中心。如果她拒绝合作,她就会被取消继续使用健康项目的资格。

接下来就是中心和佩吉还有她丈夫之间的电话谈判。佩吉假装有律师在另外一条线上,说只是记下话语,实际上没有人跟她讲过话,就如她不存在。最后,佩吉同意跟她的丈夫来中心,并要求不允许分开见面。佩吉甚至说:"我不会给你机会把他抢过来。"最后他们同意了由最近的治疗师和卡明斯教授一同会诊。

在他们到来之前,她的治疗师需要跟卡明斯教授在策略上保持一致。佩吉如果要继续使用健康计划,必须保持每周看诊两次。因为她害怕不能在急诊的时候要求帮助,她被允许接下来 30 天内可以有 5 次的急诊会诊。这个数字是通过分析她急诊情况得到的。很明显一周一个急诊已经是非常合理的。所以,在没有要求病人做她不能做的更多事情,每周一次急诊是可以接受的,加上额外多一次的急诊,一个月 5 次绰绰有余。她可以全部用掉也可以不用,马上用完或者分开用,不过一旦都用完了,她必须等 30 天期限过完了才能有资格用心理健康服务。佩吉接受这些条件的时候轻蔑地笑了笑,在接下来 3 天把分配给她的 5 个急诊资格全部用完,然后发动了一系列的所谓自杀尝试,报告给健康项目,由一位律师和几位社区领导给中心报告,甚至牵涉进了警察。佩吉操纵动用了整个社会。

这次她的治疗师非常镇定。在 30 天结束的时候,不是治疗师,而是佩吉自己累坏了。她回到中心,第一次进入了治疗。她对她那位新的、强壮坚决的"家长"建立一个全新有效的治疗关系。这并不代表佩吉不再会偶尔测试她的治疗师去保证她已经足够强大会在那里保护她。但治疗师每次都能通过测试,佩吉继续稳定下来,实在地受益于治疗,现在他们不再沉湎在她受虐的童年,而是专注在帮助她在日常生活中怎么在不退化为一个无助、做出闹剧的恐惧小女孩的状态下去解决问题。这个中心的主任也终于夺回了原本属于他的中心主任头衔。

病例 7-8　诊断

心理机制	否认,分裂和投射仿同
诊断	边缘人格障碍
操作诊断	老板要来镇上

（续表）

隐性合同	我要继续管理这个中心
性格类型	大蒜
作业	把自己赶出去治疗项目
治疗技巧	矛盾意图

设界限

对待边缘型人格病人是不能反复的，因为他们是真正受过虐待。他们的故事都是让人如此伤心以至于治疗师容易因为同情而变成猎物，将治疗有效性抛诸脑后。再次强调，对边缘型人格病人感觉可怜是反治疗。这是最不利于病人，也会帮助他们毁灭自己。作为关心人的人，治疗师很容易变成猎物，而这些边缘性人格的病人眼泪就像水龙头一样随时开关。为了帮助边缘性人格病人，在病人开始哭的时候，治疗师必须脑子里面时刻有一幅清醒的画面，上面是一个闪着灯的大蒜标志。安德烈娅就是成千上万的边缘人格病人中得到最多同情而不是帮助的典型，她被一位疲惫的治疗师拒绝时，这位治疗师没有意识到她/他个人对这个令人泄气的病人的愤怒是来源于“我付出了太多”。

病例分析 7-9

安德烈娅和她的受虐理由

在 11 年的治疗后，安德烈娅的治疗师离开他们州去接受一个更加好的职位。这位社工是一个投入和关怀的女人，她离开时也要保证安德烈娅能得到专业的帮助。她寻找到治疗师，坚持到他同意在已经繁重的日程中加入这位病人为止。在新治疗师见到病人时，他意识到她对过去治疗师有如此多的要求，心理学家开始怀疑这个升职机会是不是过去治疗师为了逃脱病人，而不要再不被无休止地吸进黑洞。

安德烈娅是一名聪明的边缘人格病人，已经接受了多年本为好意的心理治疗培训提升了自己的操控能力。她是一名独生女，生于一个富裕家庭。因为没有办法给她爱，他们给了安德烈娅礼物，但是都不足以满足安德烈娅的期望。她变成了典型的爱缺失的“被宠坏的孩子”。他们的家在南加州的富裕社区，尽管他们已经过得很好，他们的收入在这个社区居民中却算是低层次的。结果，父母没有办法给安德烈娅买车和买罗狄奥大道牌的衣服，而这些对安德烈娅的朋友都是习以为常的。在安德烈娅到了青少年时期时，安德烈娅已经熟练地在商店偷所有她想要的东西，她在高中的时候只被抓过一次。这因为他们这个富有家庭能承担起昂贵的律师服务而不了了之。

到了 31 岁的今天，安德烈娅脱离了父母，也脱离了亲子关系。因为长得特别漂亮，她能在管理职位上谋得好工作，因为在这些职位，漂亮又美丽和操控能力是关键的。同时，她在生活中还有三个时段，她通过跟有钱人在一起补贴自己的花销。但是，安德烈娅的大胃口并不能有任何收入满足去购买昂贵的衣服和首饰，她的另外一份工作就是小偷。

在过去 11 年的治疗中，安德烈娅和她的治疗师，通过催眠，发掘出她压抑着儿时被父母性侵犯的记忆。在 11 年中治疗师 6 次出庭作证帮助她洗脱偷窃的罪名。在 6 个案例中，被告都是同样的：安德烈娅是性虐的受害人。这些出庭证供，都由她的前治疗师保存着，都是具有操作性的。治疗师善辩并且有说服力。被告(病人)就像一个训练有素的海狮。在关键的时刻流出足够多的泪水，流露出一定的忏悔和被害的表情。在司法系统中，已经有太多的偷窃案例，监狱也人满为患，所以法庭就做出了 6 次接受更多心理治疗的决定。

法庭的证供在另外一个程度上揭露出，这个乱伦案从 11 年前只是简单的父亲偷偷跑进女儿的房间而母亲拒绝相信该事，发展到父亲用一个扫帚强奸女儿而母亲强行按住女儿，到父母都性侵犯他们的女儿并邀请他们的成年朋友加入，到最后是撒旦式的仪式。这看上去是从原来的乱伦案慢慢修饰到几乎可以成为报纸上的和电视的头条，而不是一段被压抑的记忆。新的治疗师不禁想起一个日间新闻节目，一群边缘人格的病人讲述他们受侵犯的故事，到最后，故事丰富到了用了访客故事的细节。

及早设立界限极其重要，之前的治疗师给安德烈娅空间而不设界限，这样潜在摧毁的做法变成了成年人的“被宠坏的孩子”症状。比如，一个可卡因吸毒者半夜一点钟跟她男友吵架，想要一个两小时的治疗。一个达成协议的系统是治疗师将会怎么样，什么时候可以接诊都写在合同里。偷窃是暂时中止，然后等待病人提起的时候。治疗师不需要等太久。

在第四次会诊中，安德烈娅要治疗师保证在她偷东西的时候会站在她那一边去帮助她。她害怕她可能被逮捕并告知她偷了50次就可能会被抓到一次，但是她没办法控制偷窃。治疗师很明显地认为病人不是强迫偷窃症患者（强迫偷窃症患者是强迫偷窃他们不需要的东西的人）。他说明的一个案例是他的其中一个病人没有办法控制住不去偷大头针，尽管她已经偷了超过十万支。偷贵重的衣服和珠宝的人是小偷，而不是强迫偷窃患者，并且他会在法庭如实作供。病人先是尝试用她儿时受过性虐的历史去压倒治疗师。这个失败后，她马上同意对她的偷窃负责任而不是再用她过分修饰的受虐史来逃脱。现在帏幕被拉起，很快就有好戏看了。

三天后，安德烈娅因为尝试偷窃一件价值18 000的皮毛大衣被捕。她对心理学家尖叫：“你看你多错啊。我是强迫偷窃患者。我是反虐待动物，我从来不穿皮毛大衣。”这个病人的大蒜“味道”实在是浓到了极致！

治疗师还是坚守自己的合同，让安德烈娅去了市监狱90天。她被放出后继续要求控制自己的行为和继续接受心理学家的心理治疗。法庭的要求足够让治疗继续并且治疗师也很公开地对病人说他要在治疗上利用这一点。再次偷窃意味着更加多的监禁。她被放入了特别的边缘人格治疗小组，通过治疗和年龄增长，她的边缘人格再也没有了活力，最后她学会了控制自己的冲动，包括偷窃。有趣的是，最后她否定了她的所谓的压抑的记忆，跟她年迈的父母再次和好。

病例 7-9　诊断

心理机制	投射仿同，分裂
诊断	边缘性格障碍
操作诊断	治疗师离开
隐性合同	我的乱伦/受虐历史可以为所有事情解释
性格类型	大蒜
作业	不准偷窃
治疗技巧	对反社会行为的后果设界限

第八章　洋葱/大蒜心理动力学：不可开导的洋葱型病人

在洋葱和大蒜表格中，精神分裂症被分为由个人受苦控制（洋葱）和由攻击环境控制（大蒜）两类。本章节将讨论这两种分类。

就如在前面的部分我们意识到，在当今行为医疗药物化的时代，诊断出是精神分裂症就会马上处方精神抑制药物。诊断仅是根据现有的错觉和幻觉，在新生模型中精神分裂症是一种存在多年，未处于活跃精神失常状态的思维障碍（如，错觉和幻觉）。过去 30 年的经验表明，在精神失常出现前，精神分裂症是以某种方式存在的。但自从 DSMs 否认后，最少是忽略了思维障碍不是必要的有效诊断，它起了众多的名称去描述有些人可能存在的精神失常发作的这个概念，这样，我们就会有一大堆药物来治疗这个精神分裂症的精神失常前状态。

另一方面，社会性心理学模型将精神分裂症归类为一系列的严重情绪窘迫，也是缺乏可靠性的。精神分裂症一定程度上不同于神经症，因为思维障碍干扰了左脑逻辑思维引导右脑思考的过程。过去数十年使精神病学能繁荣发展的羟色胺和多巴胺的理论不能再维持下去，其有效性值得怀疑，甚至是让人失望的（Carlat, 2010; Kirsch, 2010; Whitaker, 2010）。

在新生模型中精神分裂症是一个思维障碍，存在的精神失常前状态影响着5%的美国人（Fromm-Reichmann, 1929/ 1950），但只有少数人会因为真正出现精神紊乱(错觉和幻觉)需要住院。在社会中这些人可能被看成是奇怪或乖僻,但不是疯子。他们可能是过分地固执和多疑,如妄想型性格,过分理想主义或崇拜邪教。他们更可能会相信众多的阴谋论。比如,有些聪明的人仍然相信登月是在好莱坞电影场中做的,很多人都相信多年前外星人真的在新墨西哥登陆过,而且政府在隐瞒事实。在1980年中期,有一名精神病学家治疗过一些自称被外星人绑架,带到外太空后又被释放的人。哈里·斯塔克·沙利文(Harry Stack Sullivan, 1927, 1940)从他自己的精神分裂症的思维障碍中理解后,坦率地称其为思维失调。卡尔·惠特克在一晚跟本书作者喝咖啡的时候描述了他在青春期后期意识到他的精神分裂症,并进一步地描述他意识到自己思维障碍的各种技巧。我们有一些优秀、成功的同行因为他们本身的思维障碍和他们的坦率促进了我们对过程的了解。

新生模型与现在的药物模型不同的是我们将错觉和幻觉看成病理,也被认为是补偿性的症状。它是尝试让脆弱的自我对正在发生的事情负责任。比如,如果自杀意念开始入侵,人可能害怕没有能力避免自杀,这种恐惧扭曲为"有人要杀了我"。是的,这不会阻止人自杀,但至少有这个错觉控制住了。

我们认识到三个层次的思维障碍,不断增加的挫败引起了病人为了要理解而不断升级的恶性思想,到最后到达了彻底崩溃的地步。通过这些由错觉和/或幻觉的产生作为对正在发生的事情的理解的最后办法,我们将这三个阶段称为(如,尝试去恢复自我)潜伏期、明显期和突显期。考虑以下的例子:

有一个总是觉得自己在工作中被误会或不受重用的男人,觉得他不被提升的事实是因为性格孤僻,怀疑自己的同事和回避老板。病人相信他的同事在针对他。他是一个孤独、有分裂性人格的男人,在这个时候是潜伏期。因为他的快乐和不满意逐渐增加,他开始想可能是因为他的同事故意隐瞒信息,如果他能用上这些信息就会在表现上超过他们。他找理由加班,独自在办公室的时候想办法打开同事的电脑寻找有关资料。他现在已经加剧到了明显的阶段,所有这些都是为了能在失控前采取行动。在潜伏阶段的回应能帮助他释放自己无能和没有价值的感受,在明显阶段不能有次要补偿,他很快就加剧到了突显阶段,在这个阶段他想象他的同事都在密谋针对他,偷了他的产品,将它们毁掉,事实上他的混乱思绪让他做出来的东西都是垃圾。他越过上司到人事部,他提交了一份冗长、凌乱、没有事实根据的调查报告,结果是他被辞退了。在此时他完全妄想,攻击了同事,后被收入医院。如果有心理治疗在明显阶段介入,那么突显的阶段就能被避免。

当有思维障碍的人开始失代偿到进入精神失常,加入邪教往往能无限期地防止崩溃。那个信息是,我们是少数了解真相的人,这样证明了"我不是疯子"。同时,成为领导和让别人相信你的错觉也避免了因为失代偿而进入完全精神失常的状态。考虑詹姆斯·琼斯和他的追随者及他们的孩子们在南美洲建立一个虔诚的信教地的例子。他们的信念对于外人来说是荒唐的,这是他们躲避文明来追求真相的慰藉。问题在他们的领导人失代偿时,他要求所有人喝下了有毒的"酷爱"饮料,让所有人都用同样方式了结了性命。那以后起,大家都俗称这些"真正的信众"为"酷爱"饮用者。

精神分裂症的过分敏感

在人群中,有4%~5%的人有思维障碍,其中1%的人会最终产生精神分裂症的精神失常或需要住院(Rosenhan and Seligman, 1984)。这就要看生活怎么对待他们,还有遗传的影响,他们在怎样的家庭中长大及他们在生活中有多幸运。

精神分裂症患者对拒绝最敏感。他们比有低自尊的人对拒绝的敏感度要高100倍。这并不奇怪,因为精神分裂症患者一辈子都在受拒绝。幼儿时期,他们被看成是奇怪的。其他的孩子会挑他们的毛病。他们在学校被称为" FLK's"——"看上去滑稽的孩子"(funny looking kids)。当他们紧张的时候,他们走路就很奇怪。这是因为他们脑子里的想法让他们变得很紧张。重复的行为、手足多动症的动作、重复地说话,所有这些都在可怜的精神分裂症患者紧张的时候表现出来。如果他们在第一天上学的时候紧张,或在新学校开始时他们谁都不认识,经历不愉快的时候，精神分裂症儿童就会非常紧张。当老师在课堂里走动，让孩子们说出他们的名字的时候，精神分裂症孩子崩溃了，开始重复一个动作。“我的名字叫汤姆。我的名字叫汤姆。我的名字叫汤姆。”其他孩子都笑了，从那一刻起所有东西都越来越糟。生活中充斥着这些侮辱和拒绝，自然让精神分裂症的人极度敏感。例如：

我跟一名病人一起开车过一座桥的收费站，只是来回程的其中一端是需要收费。我们开到桥上的时候病人说：“你没有给路费。”我说：“这个方向是免费的。”他说：“你必须给路费！”我说：“不，不。这是免费的方向。”

他开始重复说：“你必须给路费。你必须给路费。你必须给路费。你必须给路费。”这个时候他是尖叫着，我也开始绝望了。

我开始做愚蠢的事情。我是有逻辑的。我从我的口袋里，拿出一堆散钱，打开车窗，扔到桥上，说：“好，我给路费了。”

他说：“你没有给路费。你没有给路费。你没有给路费。”他继续失代偿。

我挣扎着想：“这跟这该死的桥没有关系。这个收费站跟他觉得被拒绝有什么关系？”当精神分裂症病人变成这样的时候，100 次里面有 99 次都是因为他们感到被拒绝。我看过去看到他的腿上有一本他正在读的小说，书名是《爱是一座桥》。我回头对他说：“你是不是觉得如果我过桥的时候不给路费，我就是不爱你啊？”

他看着我说：“是不是真的？”

我说：“不。这跟桥一点关系都没有。我爱你。”

他陷在车座里头说：“谢谢你。”

治疗精神失常前的精神分裂症病人

因为在精神药物时代，精神分裂症患者精神失常前的思维障碍影响着很多人的说法已经被忘记或忽略。为了减少治疗失败，我们延展洋葱—大蒜去包含精神分裂症的精神失常前的状态。这些精神失常前病人在接受揭露（分析）心理治疗，会失代偿到精神病发作的状态。

我们需要认识到思维障碍是非常重要的，因为非精神失常的精神分裂症，是很接近原始过程思维，他们呈现的丰满的病理物质还需要很多分析。当一层层剖开时，治疗师会获得一系列珍贵的病理。然后，突然间病人崩溃了，被精神病吞噬，需要住院。

有精神分裂症，而非精神失常的人，思维障碍在心理治疗中保护着病人，是因为相反的环境腐蚀维持着失常前可能的思维边界，病人在其间感觉脆弱和受到威胁。对这些病的治疗选择是一种掩饰治疗，或恢复专注在这里和现在，帮病人处理对他们不利的事件，重解得到平衡。治疗师的力量是有一定重要性的，病人的自尊减弱，他/她需要依靠治疗师的坚强自我。

除了失代偿会在揭露治疗中突然发生，非精神失常的精神分裂症患者的思维障碍也会受到一定的抗精神和抗抑郁药物的副作用的影响。一般治疗师不在意药物的问题，但这个因素对病人而言极其宝贵，它可以帮助医生开处方。很少精神科和非精神科医生接受了认识思维障碍的训练，心理治疗师用罗夏测试是很容易被识别的。思维障碍的病人因在威胁他们稳定性的环境中挣扎而变得焦虑或抑郁。对这些病人，吃药会打断情感稳定，常常会加快失代偿到一个心理治疗变得困难或不可能的程度，导致他们必须住院。药物如是苯(并)二氮和与之最近的近似药物的是存在着潜伏的副作用。

非医科的医师，在跟医生讨论他们病人应用的具体药物的潜在副作用时，不能对医生的权威和卓越的精神科药理学表示怀疑。心理治疗师的角色是去告诫医生未注意的心理学的问题。当跨专业的关系是个和谐的关系，医生能得益于心理治疗师与病人密切联系。

尽管所有精神分裂症病人都是不可开导的，有些可以被定为洋葱，有些是大蒜。后者更加难治疗，他们除了有思维障碍，还是反社会的。一些大蒜精神分裂症是连环杀手，现在没有可行的干预，只能将病人监禁。

治疗精神失常的精神分裂症

记住幻觉是复原症状，在重新聚焦心理治疗中，我们不尝试用药物消除幻觉，而是要加入病人的幻觉来帮助病人在他/她的挣扎中去重组失常的自我。换句话说，我们增加病人理解和掌握会引起失代偿的冲突或挣扎的能力。简单地说，幻觉是治疗师的同盟，也是治疗师的切入点。

加入幻觉需要技巧，这必须要在病人不觉得被取笑或欺骗的前提下进行。在丹尼斯，中央情报局威胁的案例中，当问到："你相信我吗?"的时候，治疗师找方法能使患者在不说"是"的情况下不说谎。一旦开始，加入幻觉后能不摇摆，一旦偏离就是背叛病人。这个加入幻觉的技巧可以在洋葱型精神分裂症中应用如丹尼斯，也可以在大蒜型精神分裂症病人如山姆，想要在水坝中放 LSD 投毒的案例中看到。但是，在处理洋葱型和大蒜型病人身上用的接触方法要不一样。

如果病人之前没有服过药物，特别是长期没有服用药物的病人，这种干预方法的成功率是很高的。精神抑制药似乎能在最初减少病人幻觉的倾向，但他们似乎永久改变了病人的五羟色胺程度，必须长期服用来避免复发(Carlat，2010；Greenberg，2010；Kirsch，2010；Whitaker，2010）。用这个技巧，病人必须不再受药物干扰，同时经历着错觉。在药物治疗一段时间后，如果没有吃药，错觉会恢复，心理治疗师都必须作出受过训练的决定，看加入错觉是否会对这位病人有效。如此的治疗决定只有在应用本技巧的经验后作出。

幻觉的复原本性可以用在第三章中的丹尼斯和山姆的例子展示。州立医院的重症室内的完全失代偿精神分裂症病人是没有错觉没有幻觉的植物人状态，有着明显的思维障碍。

精神分裂症病人的机能因障碍症的程度而不同。精神分裂症在潜伏期时，这个人可以将他/她的焦虑和敌意变成成功的幻觉，让他们能在社会中正常运转。精神分裂症患者经常呈现神经质，直到心理治疗的过程或增加的压力因素逐渐地破坏了他们的抗拒，让思维障碍开始显露出来。例如，在五六次会诊后，有强迫性刷牙的强迫性人格病人可能说："我每天得刷牙 25 次，因为我早上不能用马桶刷刷牙。"或者一个癔症的女人可能会说："我没有办法高潮的理由是因为在那时隔壁邻居传递电波到我的卧室里。"

另外一种潜伏精神分裂症是伪神经机能的精神分裂症，看上去像是神经症患者的精神问题和人格特点总是在改变。伪精神分裂症患者会表现成完美的癔症，又像典型的强迫症，然后又可能变成完美的恐惧症。因为这些不稳定性，伪神经机能症的人往往会被误诊为边缘人格障碍。

很多潜伏期和明显期的精神分裂症患者都是无害的，也不会导致坏的后果。但如果错过了他们的诊断往往会让他们成为这个病的受害者，会惹出不大不小的麻烦。这个可以用奥尔加的例子去展示，她的母亲和邻居迫切地需要心理学家的帮助。

病例分析 8-1

阿纳斯塔西娅——俄国公主

奥尔加在 16 岁的时候几乎 1 年拒绝下床。原本，她同意去见心理治疗师，但在要去办公室那天，她又一如既往地拒绝下床。她的妈妈，每天将饭送到她的床前，这已经是她精神上可接受的极限了。妈妈很明显是个消极的女人，不太会表达自己。邻居为逼这个怕自己的女儿被人发现是“疯了”的母亲，就争取了主动跟心理学家约见。虽然这个会诊是跟奥尔加约的，鉴于他们如此绝望，心理学家同意跟他们见面。邻居是个坚定的女人，在这个过程中大部分时间是她在讲话，母亲坐在一边一直在绕手指。

奥尔加在美国出生，她的父母曾生活在中国哈尔滨。他们是 1917 年俄国革命期间逃亡到中国的大群难民中最年轻的一代。在那里他们呆了数 10 年，最后到了美国。他们是一群活在过去和幻想中的人之一。无论他们的职业多么卑贱，在社区活动中他们展示出高贵而华丽剪裁的老式服装。如果一个人的祖父曾经是伯爵或将军，在俄罗斯重要的节日都要穿正式的制服，这对于外面的人来说，显得多么可笑。白天的煎炸厨师，晚上却会穿着将军的衣服，根据其在沙皇时期俄国的身份表现出来。奥尔加在这样的环境中长大，假装她是外交官的孙女。她的父亲是曾经鼓励过这个角色的人，直到最后，他在奥尔加 10 岁的时候抛弃并离开了家庭。

因为没有其他更有效接触奥尔加的方法，心理学家安排了一次家访。这个家是普通的家庭，与本区域中很多俄国难民的家庭一样，但奥尔加自己却打扮高贵地坐在床上一堆缎子枕头中间。她伸出的手上戴着祖母传下的华丽珠宝。心理学家感觉自己就像在皇家贵族面前。

奥尔加讲话声音低沉带着装出的俄国口音。很难想象她其实是在美国出生长大的。她也有一些不是因为受到皇族气派影响，而是由于精神分裂症引起的重复的和造作的动作。开始，奥尔加对心理学家表示怀疑，礼貌却不傲慢地跟他说着话。她解释说她决定用适合她身份的态度去等待，她严斥自己的母亲没有坚持让她受到与周围环境不一样的待遇。她甚至暗示说她母亲是受了委托来照顾她的。当心理学家弯下腰，轻声在她耳边说："你是阿纳斯塔西娅公主吗？"的时候，融洽的关系马上建立了。

历史系的学生还有英格丽·褒曼的忠实影迷都会记得当年沙皇的女儿逃出俄国的时候是个年纪很小的孩子。她不仅是沙皇皇位的继承人，她也是被偷出了俄国的大量遗产的合法拥有人。很多人都假装是这个人，但是没有人是可以证明自己是真的。在她的脑子里，奥尔加是最新的伪装者，因为就算真的公主真的存在，她应该已进入暮年。

她开始将心理学家称为沙皇尼古拉，友善地借用他的真名，忽略真正的沙皇早就死了超过半个世纪。抓住这个意外收获的联系，心理学家扩展到邀请她去他的办公室。她照做了，也没有再卧床不起。在她的个人会诊中，心理学家称她为阿纳斯塔西娅，她拒绝只叫心理学家为尼古拉斯，而是希望用他的整个抬头称呼他。第一个疗程中表明了她现实的问题——他们没有奢侈品和皇位的生活是委屈的。在沙皇帝国再次复苏之前，她必须读完高中，找一份工作。她同意了。毕竟，她自己说的，连沙皇尼古拉都要做一名心理学家。她从高中毕业，读了一所商学院，找了一份秘书的工作。她不经常看诊，每次都是她自己要求的，通常每年也就两三次。

在这些会诊中，心理学家会查看她从上次会诊到现在的干扰行为，帮助她解决不恰当的行为。奥尔加会有行为不当的时候。在一次会诊中，她一进入办公室马上问她能不能喝点东西。心理学家到等待室的饮水机处取水,回来的时候他捧了一个纸杯的水,而奥尔加已经从她皮包里拿出一瓶红酒还有一个水晶杯,开始喝名贵的陈年美酒。心理学家解释说这是不适合的行为,她顺从了,还是回复说对公主必须特例特办。

奥尔加快30岁的时候,跟一名认识很久的同龄人结婚。她过去一直没有注意到他,直到他穿着官服去打仗。他也同时是她帅气的"军官"。越南战争结束后,丈夫回到社会上开始穿普通衣服后。她开始非常焦虑,不愿意让他碰自己。她给心理学家打电话要求见面,但心理学家不在国内。那天晚上在急诊室,一名当值的精神病学家为她处方了苯二氮卓类药物。3天后,奥尔加处于幻想中,她跑到市中心银行要求以阿纳斯塔西娅的身份获取财富,后来她被关到了区的精神病院里。

精神分裂症的人对苯二氮卓类药物和大部分的抗抑郁药物和精神抑制药物有不良反应。但是,在这个年代,精神分裂症不被看作是思维障碍,这个病只囊括有突出错觉和幻觉的突显期病人,潜在和明显期病人显示出来的症状会被误诊。精神分裂症的人有时会变得很焦虑,如果你有观察,会发现他们的行为与只有焦虑的人有本质上的差异。一个非医生的治疗师要质疑一名精神病学家的处方是有一定困难的,对医生来说这是不合理的回应。但被质疑的并不是医生的处方权,而是他没有能力判断出现在的精神分裂症是在潜伏阶段还是明显阶段。一旦药物促使病人进入了突显期精神分裂症,就不再有是否正确诊断的问题了。

奥尔加跟她的丈夫离婚后继续上班。她会在她觉得有需要的时候约见他,有时候会一整年都不联系。她已经有四次入院经历,每次都因服用过抗焦虑药物。每次都是心理学家没办法给她看诊,她去看了急诊室当值的医生。她的问题会在医生给她抗精神科药物后马上消失。这些药物她不常用,只在她觉得"非常焦虑"的时候服用。她恰当地使用,再也没有住过院。她最大的慰藉在苏联解体的时候。奥尔加耐心等待多年,在她认为皇位要回归的时候被激化了。她和她的治疗师一起克服了这次危机。她安静地过着她的生活,虽然她仍然深信自己是阿纳斯塔西娅,她也相信她永远不会被当成公主对待。也就是说,她已经放弃了这个皇位。

病例 8-1 诊断

心理机制	退避(明显幻觉)
诊断	青少年精神分裂症
操作诊断	我妈妈不会再照顾我了
隐性合同	接受我的皇家身份
性格类型	洋葱
作业	像皇室一样举止
治疗技巧	加入幻觉

当精神分裂症病人失代偿,治疗计划必须重点在支撑起防御和掩盖思维障碍。否则,干预会加速精神失常。

突显期精神分裂症,会有明显的精神失常症状。突显精神分裂症常在 18 岁到 25 岁之间发病,也曾被称为早老性痴呆或青年期痴呆。无法成功从青少年期过渡到成年期导致精神崩溃,精神分裂症的思维障碍压倒了病人。

由个人痛苦控制的精神分裂症

用个人的痛苦来控制自己的焦虑和愤怒的精神分裂症患者牺牲他们部分的功能来处理他们的现实。牺牲了逻辑,对妄想的精神分裂症来说,很多幻觉都是明显的。有几种类型:躯体化、世界重建、夸张和迫害等。

在情感被牺牲时,青春期痴呆症精神分裂症病人用混乱情感反应来逃避生活。在听到他母亲的死讯时,一个青春期痴呆症会高声大笑。被告知中了彩票的时候,他/她会哭数小时。青春期痴呆症患者通过表达不适当的感受来麻木自己。

在智商被牺牲时,简单精神分裂症患者会简单地变成弱智。在电影《雨人》中描述了一幅简单精神分裂症的肖像。这种精神分裂症患者能马上算出七位数的加法,却没有办法计算简单的这样的算术题,比如他用五美元买一美元的面包和 25 分糖果,得找他多少钱。区别是,第一种情况是抽象的,第二种情况是现实的。他们从生活中抽出了智商。通过放弃他们的智商,简单精神分裂症控制着他们的焦虑和愤怒，会在IQ测试上诊断出是弱智。不幸的是，诊断出是弱智会排除掉有效的治疗。

在运动技能被牺牲时，会导致紧张性木僵(Catatonic stupor)。这种方法，是精神分裂症患者最成功的精神分裂症防御机制，他们不能动了，就避免了他们因为愤怒去杀戮的意愿，但在这个防御机制瓦解的时候也是最具有毁灭性的。最危险的精神分裂症患者不是妄想型的，而是紧张型精神分裂症，他们会在最后用狂暴的方式应对运动技能缺失的控制。这些人会走进麦当劳或学校操场杀死所有人，因为他们的紧张性木僵不再存在。在表现出突显症状前，将要暴露的紧张性精神分裂症患者会表现出僵硬的姿势，或重复着动作和口头表达。在此阶段诊断出紧张精神分裂症可以避免其恶化。

切　入

治疗精神分裂症患者，不要挑战幻觉，不要做揭发。留在这里和现在。在突显期精神分裂症，加入幻觉，治疗师成为支持者，就如在心理柔道章节的丹尼斯，中央情报局威胁中所展示。这个案例展示了一条公理：幻觉占领的心理学空间内只能放一个人，如果病人让你进来，病人必须离开。尽管他可以离开，他与你的自我联合在一起。你只有在精神分裂症患者让你进入的时候才能跟他们沟通。精神分裂症患者没有办法联结，一旦他们让你进入他们的心理学空间，就会像用胶水粘着一样，这是你从来没有经历过的。他们会完全依靠你说的话。你会变成他们的眼睛，他们的耳朵，他们的脑子。偶尔，因为你不像他们一样思考，你可以做些东西让他们悟出你不是在拒绝他们。

躯体化的回复，通常在潜伏或明显期精神分裂症患者，往往跟着狂热。总会有一些据称的症状会突然出现，在一个小组中便得流行，然后消失的时候跟出现的时候一样戏剧性。这样的例子就是所谓“霉菌感染”，似乎在年前是一个解释所有种类的情感困难的概念。这个症状完全消失了，也会被多重化学物质敏感症(MCS)所取代，这在很多社会中都受推崇(如加州的马林县)去阻止香水或其他常用的化学品在公共场合的使用。某些人会因一点点的化学品接触而对一种化学品敏感，这种化学品也在环境中的其他化学品和产品中存在。检查这些病人的病史可以发现几乎所有东西都能引起敏感症。

就像所有病的发作都是来得突然，去得突然。很重要的是治疗师记得任何实际的症状都可被一个情感受压力的人模仿。我们已经看过边缘人格病人怎么模仿多重人格障碍的症状。同样的，潜伏期或明显期的精神分裂症患者可以得到MCS。让治疗师无法将它从药物状况分开。对这样的病人，MSC 满足了所有的躯体化病人应付交往障碍的要求，也就是社交隔离，还有用假装的身体状况对世界的恐惧去解释。然而治疗师可以不在医药方面或挑战病人信念的情况下治疗病人的MCS，就如以下萨曼莎的案例所展示。

病例分析 8-2

萨曼莎——请，不要有香水

萨曼莎的案子是一个典型的例子。她是个 32 岁的离婚的女人，由她的医生转介来做心理评估。他们已经在她抱怨她不能在有同事擦香水的办公室中工作后，所有的检查做到筋疲力尽。她要求所有的员工都禁用香水，在公司拒绝这么做后，她提出了残疾申请，在数周后变成了医药调查。所有检查结果都是阴性的，所以她的申请被否定了。

萨曼莎每周都看心理学家一次，不这样做，她会破坏她上诉的那个被否定的残疾人申请。她的行动却一点都不合作。她给心理学家作了她所有症状是医学问题而不是心理问题的演讲。治疗师小心翼翼地不去揭穿她。她表现出坦诚，坦白说她不是 MCS 方面的专家。这一切都是萨曼莎需要的。她给心理学家大量的书籍、复印材料、剪报等其他的材料去证明 MCS 的理论。在四次会诊后，她逐渐变差。在她的上诉被拒绝后，她的敏感症变得如此糟糕以至她要去德州的“安全的房子”里住几个星期。

病人在她的上诉重新审核后因将心理治疗成为重新考虑的一部分再次回到心

理治疗。从德州回来，萨曼莎感觉好多了，她也有了一份能证明她最少对 80 种，可能上百种化学品敏感的诊断书做后盾。对香水敏感是表格的首位。她如取胜般对心理学家展示出这些发现，心理学家出乎意外地没有挑战，而是欣然接受了。她讨厌见心理学家，看上去也能坦诚接受存在不同的意见。

在之前的会诊中，心理学家发现萨曼莎的问题远远超出 MCS 症状之上，在她生活里有严重的社交问题。在高中，她一直被孤立，特别是被一群优越家庭长大的女孩所排斥，她们炫耀自己的衣服和其他奢侈品。完全不与现在联系，萨曼莎曾说："我在一英里远的地方就能闻到她们那昂贵的香水味，我会想尽一切办法不去看到她们那带着傲慢笑容的嘴脸。"

萨曼莎跟男性有一系列短暂的、狂暴的关系，她总是先提出分手的人。分手后她会有一段时间孤立自己。她也没有亲近的女性朋友。当问到这一点的时候，她回答说："所有的女人都用香水，所以我从来就像不认识她们一样。"很明显，萨曼莎现在的严重症状，是从她跟哈利在一起后开始的。哈利是一个离了婚带着三个孩子的牙医，哈利和萨曼莎已经在一起两年了，他想娶她。她对要扮演孩子母亲的角色极度反感，并且她说哈利是为了让他的孩子有个母亲而去娶她。萨曼莎跟哈利的关系越深，她越有压力要嫁给他，她的 MCS 就变得越严重。但是，心理学家慎重地不去做任何联系。

相反，心理学家顺着他萨曼莎想要在一个她不想要的环境中共处的提示。他说："萨曼莎，让医生先战胜你的化学物敏感，我们不去碰这件事。我们为什么不做一些他们没有意想到的事情。我们可以利用这个情况，并且用我们的时间去探索一下你跟哈利的关系。我们知道这跟 MCS 一点关系都没有，这是我作为一个心理学家来说可以帮到你的。"她想他们的探索是否会最后导致她想要离开哈利。治疗师指出："如果真的是这样，那早知道更好。"她同意了，积极地投入其中。

除了对化学物品过敏外，萨曼莎的生活成为了她治疗的话题。在接下来的几周，她慢慢从社交孤立中走出来；在她进步的时候，她的 MCS 也得到了改善。病人和治疗师都没有将这个联系在一起。但是，萨曼莎发现她在她要求雇主将她跟其他员工桌子隔离开的时候可以忍受住待在办公室。她有勇气接近一个她喜欢的同事，还邀请她吃饭。她问这个女同事是否介意不用香水并且得到了同意的答复。同时，她跟几个女人比较友好，她们都主动为了这位新交的朋友不用香水。

哈利和萨曼莎举行了一个很小的婚礼。病人辞职后做一名家庭主妇。她还是小心地维护着一个没有化学剂的家，她拓展社交有了一圈新朋友。她对于能跟哈利出席很多社交场合的时候忍受香水味而惊讶。这是在她人生中第一次，萨曼莎开始不再孤立。治疗结束的时候，也没有治疗师将她的症状和她的社交问题明确地联系在一起。

病例 8-2　诊断

心理机制	退避（幻觉）
诊断	躯体化精神分裂症：MCS
操作诊断	否决的残疾申请
隐性合同	证明我的症状是医学性的，而不是感情上的
性格类型	大蒜裹着洋葱
作业	将 MCS 放在治疗之外
治疗技巧	接受反抗

尽管 MCS 可以在社会上获得同情，甚至引起医生的兴趣，一个突显的妄想型躯体化病人还是会被社会和医学专家所排斥。同样的治疗原则能被应用在其他类型的幻想中。这个可以用肯的案例来表明。

病例分析 8-3

发臭的肯

躯体化让医生们极度困惑，要安排越来越多的测试去找出医学上的病。当躯体化达到了精神病发作的情形，医生就可以快速地察觉出是病人的心理问题。就是这样，肯被转介到了心理学家那里。

肯是一名 18 岁的大学生，他由急诊室的医生转介过来，原因是他到急诊室说他的腹部器官在腐烂。他不确定是哪个器官，但他发现身上在散发出臭味。这就是一种妄想型精神分裂症，有时候也叫“器官性精神失常”，抱怨都是幻觉，也应该按此来处理(见第三章的丹尼斯)。电话中心理学家通过转介医生了解情况后，他准备好接诊。

在肯被引导入办公室后，他和治疗师打了招呼，心理学家从椅子上站起来说：“不好意思”。然后他拿起一罐空气清新剂仔细地在房间中喷一圈。病人问：“有多糟糕啊?”治疗师说：“不是我不能忍受的。这已经持续了多久了?”他回答说这是5个月前开始的，开始是一阵淡淡的味道。

很重要的是，尽管治疗师加入了幻觉，他并没有明确说出他闻到了臭味，而是用行动，这一点很重要。行动比用语言更有说服力。妄想症患者极其敏感，一点点不真诚都能察觉到。

肯成长在一个虔诚的宗教家庭，是一个被过分保护的儿子。他认识的大部分人都是他教堂的群体，他过往的学习都在基督教学校。他的家庭本来是希望能送他去一家远方的基督教大学，但在他父亲意外去世后他们的经济情况恶化，就不再可能了。肯的妈妈是名很骄傲的女人，不愿意接受慈善帮助。所以肯就去他申请到奖学金的州立大学上学。这是他第一次离开家生活。

现实生活对肯来说富有诱惑力又让人害怕。他的新朋友取笑他的宗教信仰，带着所谓的“好意”帮他放松下来。肯第一次尝试了酒精和大麻，也有了第一次性经验。肯越来越像他宿舍里的其他男孩，直到一天，突然他重新发现了他的宗教信仰，他马上恢复了原来严格的宗教操守。他过去的朋友对他失去了兴趣。很快肯开始难以集中精神并逃课。他更进一步退避和隔离，但他只回想起5个月前他的腹部开始产生淡淡的异味。这个味道越来越糟糕，直到他意识到他的内部器官开始腐烂。

这个幻觉，就如所有的幻觉，都是替代性的。这解释了为什么他的朋友会避开他，也让他避开流言对他的严格成长环境的质疑。这也是对他短暂酗酒和服用毒品的惩罚。肯肯定这是酒精或大麻对他身体的损害，或是上帝对违反教条的惩罚。这些，在肯不放弃幻觉前，治疗师肯定不能直接跟肯讨论。

在开始的时候，肯同意在他的宿舍使用空气清新剂，这样其他人就不会对他避而不见。同时，他也要努力跟上课程。在上课的时候，他会坐在打开的窗户的位置，远离大部分学生。然后，肯被问到腐烂是身体受损还是上帝的惩罚。肯觉得是后者。治疗师同意这些内部器官的腐烂没有恶化或者导致系统性机能受损。病人被要求精心计划惩罚方案，再加上请求原谅的祷告。直到他被原谅，他要坚持用空气清新剂和止味剂。

每次肯来看治疗师，都会喷空气清新剂。每次肯都会汇报他的宗教赎罪。每次治疗师都多了解到肯的一些问题。治疗师很小心避免深挖。在第四次会诊，这个病人宣布治疗师不再需要在办公室喷清新剂了。肯放弃了他的错觉，这也是一个信号，他已经准备好了讨论怎么从一个被过分保护的儿子长大的问题。

病例 8-3　诊断

心理机制	精神失常(幻觉，躯体化，投射)
诊断	精神分裂症，多疑
操作诊断	离开家上大学
隐性合同	我不是疯的
性格类型	大蒜
作业	用空气清新剂
治疗技巧	将计就计
	进入幻觉

之前部分讲到，强迫性神经机能症的强迫系统之下经常掩饰和缓和一个思维障碍。只要这个强迫系统还有用，未被触及，思维障碍就永远不会显现。陌生人和同事都会觉得这个人有点古怪和固执死板，底下潜伏精神问题没有被怀疑。如果按照这样进行下去，没有任何问题会出现。但是，通常有如此的强迫性的防御的个人，可能会有事件引起防御的失代偿。一个潜伏精神分裂症患者可能进入明显期甚至是显著期。这可以用詹姆斯的案例去展示，他永远是有一点古怪，但对他同事来说是没有问题的。然而，有一天，这一切都开始改变了。

病例分析 8-4

詹姆斯来救人

一个强迫性精神分裂症患者可以多年应用一个复杂的系统去稳住思维障碍，避免被查出是精神失常。这个系统可以是世界重建的幻想，在心理学上的表现是：病人尝试重建一个脆弱的自我，避免它瓦解。

詹姆斯在政府的高速公路部门作了 10 年的勘测员。他上大学的时候读工程学，成绩刚刚够毕业，也从来没有尝试过找工程师的工作。他对自己的勘测员工作很满意，这是他在工程学中学到的其中一个技能。他很满意政府工作的稳定性，没有人曾怀疑他对自己曾经是差生的形象而苦恼。认识他的人都觉得他是一个易怒，过分注意细节，会尽全力去保证一切都井然有序的人。他因为自己的过分条理性让大家生气，所以大家都尽量避开他。没有人怀疑他的行为其实是精神失常。

在其高速系统勘测员的工作中，詹姆斯目睹了很多车祸的现场，有些是致命的。很自然，他会被高速公路的安全困扰。他对问题的解决方法可以让很多人注意到，但看上去只是意愿很好，没有可行性，也没有不好的地方。詹姆斯设计了一个严密的高速线条系统，它是用颜色做标志去指示每一条线的不同限速。每个速度都有自己的颜色。一条纤细的金属线被植入在油漆内，这样能通过中央控制系统去改变线条的颜色。线条的颜色会因为交通情况而改变。限速可在交通堵塞或天气问题降低，在交通状况允许的情况下有所增高。詹姆斯确信他的系统可以防止交通意外，拯救生命。他会跟所有有兴趣的人讨论这个系统，他在自己的公文包中就有现成的工程规划图。对每个人来说，詹姆斯都是个“可亲的疯子”，他们可以有礼貌地避免。让人惊讶的是，詹姆斯 36 岁了，还是一个人住。

突然，詹姆斯变得越来越讨厌了，他坚信交通情况很快就会变得失去控制。为了保证避免大规模伤亡，州高速公路部门应该在将会发生伤亡之前应用他的系统。他先找到自己的领导，被他们拒绝后，他绕过上级去找高速部门的主人。很快，他开始给州立法者和政府官员发送紧急传真。詹姆斯不再是一个“可亲的疯子”。他的直接领导被命令要控制住他。詹姆斯的重组社会幻想现在变成了一个世界毁灭幻想，这意味着他的强迫系统的失代偿，他的自我开始瓦解。当詹姆斯不听从他的领导，甚至增加了发送给重要人物的传真时，他被辞退了。

几天后，詹姆斯在一个周日回到了他的部门，这时候他的部门没有人上班，他到高速公路部门的后院偷了一辆货车，装满了路障。在关闭第三个高速公路入口的时候，詹姆斯被逮捕。当他被抓住的时候，显得非常愤怒，高声喊着说，高速公路系统的终结就要来临了。他被警察转交到了本地医院的精神病科。在那里詹姆斯已经是一个完全发病的精神病人。第一次看诊时，他长期用强迫系统控制的精神分裂症是第一次显露出来。

引发的事件是因为害羞的詹姆斯不经意认识了一个女人。女人抓住了主动权，与他交往数周。最后他们到了床上的时候，詹姆斯无法勃起，他经历了异性恋恐慌，于是失去了控制。那晚在家，他开始有同性恋的恐惧，很快就变成他意识到了高速公路系统的终结就在眼前。詹姆斯在医院治疗两周后释放。他到了门诊心理治疗，开始治疗那个颜色信号高速线系统，他真正的恐惧和担心让他心智受损。

病例 8-4　诊断

心理机制	精神错乱(幻觉)
诊断	精神分裂症(明显到突显)
操作诊断	第一次有性生活，有性恐慌
隐性合同	我不是疯子
性格类型	洋葱
作业	节制性
治疗技巧	进入幻觉(高速编码)

因为现在的精神病属性中，只有突显精神分裂症会被认识到，心理治疗会错过失代偿的早期信号，也会失去在早期做干预的机会。谢丽尔的案例是为了惊醒治疗师木僵病人的早期迹象，就如谢丽尔，通常不会被看出是有快要出现的精神失常。

病例分析 8-5

谢丽尔——紧张症护士

因为精神抑制药物在抑制紧张症的木僵症状反应很好，大部分心理咨询师都没有机会看到紧张性精神分裂症。在精神分裂症中，紧张症的思维障碍有着最少证据，心理咨询师最可能会错过早期紧张症。这正是在谢丽尔，一名 26 岁的注册护士身上发生的事情。

谢丽尔的心理咨询师正因病人的抱怨困扰，这包括了她跟一名男医生失败的性关系，还有受到女同性恋护士热烈追求、勾引的威胁。这两个人都是她医院的同事。谢丽尔并不是真的那么喜欢男医生，虽然她谈到了很多这一段短暂而热烈的恋情。尽管她在抱怨着其他的护士，她是冷漠甚至孤立的，也谈不上是存在威胁。因为谢丽尔没有察觉出有思维障碍，所以精神分裂症不被考虑为一个诊断，她表面上的面无表情被误诊为主要的抑郁症。心理学家是一名敏锐而有经验的治疗师，他对之前作出的主要抑郁症的诊断不满意，要求病人在一个单面镜房间内访谈，所有的员工都在另外一面观看。这安排好后，本书的作者恰好因日常巡视来到这个中心。

员工都只专注在谢丽尔说什么，他们都错过了最重要的症状。他们挣扎着去了解她的人际困境——她没有能力去做好护士的工作，还有她希望在大部分时间独处的愿望。他们没有对她的缺少表情被误诊为抑郁症有所异议。他们也没有意识到她的僵硬姿势。在整个 45 分钟的看诊中，谢丽尔的右脚僵持在离地 6 寸的位置。正常人要保持这个姿势超过 1 分钟都很困难。没有人注意到谢丽尔的右脚在整个访谈过程中都是悬在半空的。这是多么明显的肢体提示啊！

当本书作者在接下来的会诊中提到这一点，全体员工都表示怀疑。幸运的是，整个访谈都已被录像，快进像带后确认了她保持的僵硬姿势。员工都对自己缺乏洞察力而惊叹。谢丽尔的诊断改成了紧张精神分裂症，她开始用精神抑制药，治疗也针对了她的症状。马上，很快显现出谢丽尔为了避免攻击那个已婚的，利用了她又抛弃她的医生放弃了活动能力。如果她没有得到恰当的治疗，病人可能会发泄出她的愤怒(紧张症躁狂)，或更可能的是她会退化到紧张症木僵去否认她的愤怒。谢丽尔是一个洋葱型紧张症，不大可能会攻击。第三个可能她会突然间，看上去消失得无影无踪。这也会是一个洋葱型的回复。

病例 8-5　诊断

心理机制	退避，放弃运动表象
诊断	早期紧张性精神分裂症
操作诊断	在工作上的麻烦
隐性合同	我不生气
性格类型	洋葱
作业	不要见你前任的医生情人
治疗技巧	精神抑制药物
	对性关系的领悟

早期精神分裂症被误诊为抑郁，处方以抗抑郁处方药而非精神抑制药的情况并不少见。逃避现实的早期精神分裂症类似于一个缓慢的抑郁。当问到“你抑郁吗?”时，一个病人可能错误地回答说:“是的。”他/她不知道其中的不同。可悲的是病人不但没有得到恰当的治疗，用苯二氮卓类药物和抗抑郁药物都往往会促使早期精神分裂症患者演变成完全的精神失常。这样错误处理的案例可以用兰德尔的例子说明，他爸爸的判断比医生的还要准确。

病例分析 8-6

兰德尔——跳楼者

兰德尔现年 28 岁，单身，午夜，与他丧偶的父亲住在一起。他因为过去 3 个月的抗抑郁疗程后引发失代偿来看本书的作者。因为病人有自杀意念，心理学家不愿意质疑药物，但他被要求来帮助了解本案子。

心理学家和本书作者访问了病人及他的父亲。从访问现场，很明显能看出病人的不能活动和缓慢回应都不是因为抑郁症引起。他的不活动，说话时还带有典型的重复和矫饰动作。在大部分访谈中,他的左手臂都举在头上方。他的话很少,总是注意细节和矫饰的。

自杀的意图显露出来了。兰德尔因抑郁性精神病的诊断住院。在他住院第二天的早晨,他变得更加焦虑不安,到下午 4 点左右,他从医院三楼的窗户跳出去。他双脚着地,把膝盖折了。尽管如此,兰德尔却走了三里路。他回忆时说,他一点痛都没有。他是在没有受到刺激的情况下用拳头攻击三个在保护重要人物的警察时被捕。这个病人明显怕表现出大蒜型的反应。他用跳出窗外来替代攻击医院员工,攻击警察是他表达愤怒而不会真正伤及任何人的方式。

这个来迟的诊断是紧张性精神分裂症。抗抑郁药物引起的失代偿被中止,取代的是精神抑制药。在治疗中兰德尔按照精神分裂症病人处理,情况迅速地好转。

有趣的是,他的父亲意识到儿子的精神分裂症超过 10 年。他安于照顾孩子,以此来填补过去 12 年因为妻子去世而带来的空缺。父亲注意到孩子的心理失常却没法帮助,他通过阅读资料去了解怎么更好照顾兰德尔。他对儿子精神科医生劝说他的儿子是精神分裂症的诉求一直被拖延到现在才被证实。

病例 8-6　诊断

心理机制	退避,放弃运动机能
诊断	紧张精神分裂症
操作诊断	父亲的担忧
隐性合同	我不生气
性格类型	洋葱压抑着大蒜
作业	让父亲帮你
治疗技巧	中止抗抑郁药物用精神抑制药物取代
	帮助爸爸照顾精神分裂症儿子

第九章　洋葱/大蒜心理动力学：不可开导的大蒜型病人

由攻击周围环境控制的精神分裂症

在由攻击周围环境控制的精神分裂症中，防御机制是针对压倒性的敌意的释放。紧张精神分裂躁狂是在失去了控制运动表象后不能继续木僵，转为破坏，就如在以下埃文的例子所展示。攻击性妄想症出现在幻觉和性格类型联合去制造破坏的行为，它不但是有逻辑的，也是需要救助的，就如以下埃内斯托的例子。

切　入

攻击性精神分裂症中的潜在暴力破坏性必须要小心地衡量。精神失常的程度可以用药物减轻，病人可以在心理治疗中稳定下来。然后，治疗要专注在解决具体生活中的问题。一个生理心理社会(biopsychosocial)的康复计划和后续的护理支持是非常需要的。

对于埃文将他的精神分裂症中对周围人的原始的攻击转向了自己。虽然结果是对他自己造成了伤害，他愤怒的程度显示了如果他将愤怒变成攻击环境可能会造成的可怕结果。而且，紧张性精神分裂症在木僵状态还能听到和看到信息这一点也能由埃文的例子展示。只要是耐心和精心地治疗,是可以在紧张性木僵中得到积极的效果。

病例分析 9-1

老麦克唐纳先生有一个儿子

埃文是一个 17 岁的少年,他跟他的父亲和继母住在农场。第一次见治疗师的时候他将自己膝盖以下自我截肢。他也进入了完全沉默的紧张症木僵状态。若不是一个他们受雇的员工在发现埃文锯断了双腿后躺在谷仓内,尝试止血并寻求帮助,埃文肯定会失血致死。外科医生将他的残肢缝回的时候惊讶于病人能如此熟练地锯下自己的双腿。检查了埃文的血液样本后发现里面没有酒精或者药物去减轻这种常人难忍的痛苦。数周后,在他从他的木僵状态中出来的时候,埃文说他用木匠锯锯掉自己双腿的时候,没有感受到丝毫痛苦。他只是意识到那种尖刺而烦人的锯的声音还有血飞溅得到处都是。

病人当时对口头的心理治疗没有反应,他的精神抑制药还有其他营养品是强行喂给他的。在治疗计划中,心理学家决定他会每天在午饭时间见埃文,他有一个单独的 15 分钟的谈话。这个独白类似于:"你好,埃文,我是卡明斯教授。这是你在医院的第六天,今天是 4 月 9 日。昨晚和今天早上都下雨了。你不用说话,如果你准备好了,我会在此聆听。"剩下在这个 15 分钟的对话中会包括了新闻还有过去 24 小时内发生的事件。然后,心理学家会结束说:"再见,埃文,我明天再跟你见面。"如果是周五,再见就会改为说明心理学家在过完周末的那个周一会再次见病人。所有的交流都是简短、简单和精练的。

数周时间埃文都没有反应,他眼神空洞,忽略着心理学家。然后,有一天他的嘴唇几乎感受不到一样地动了一下,但没有发出声音。尝试让他重复说话并不成功,于是马上就停止了,这样才不会冒险增加病人的消极情绪。下一周还未过去时埃文讲话了,这次是可以听清楚的:"如果你不送我回家,我就会好起来。"然后他恢复到他的沉默不动的状态。

心理学家现在改变了每天独白的内容，改为汇报安排埃文准备好离开医院后的中转房的进展。在这段时间，心理学家汇报说，所有的安排都正在准备，剩下的就是看埃文是否有能力离开医院。病人数天都保持无反应状态。然后有一天当心理学家来看他时，埃文已经坐在轮椅中，在医院五楼自己行动，与员工和其他病人讲话。

在埃文已经学会并使用了假肢，在为了出院后能转到中转房生活准备后，他的心理治疗终于正式开始了。此时，事实也开始浮出水面。埃文的妈妈在他 14 岁的时候去世。他的父亲几乎发狂，他又孤独又抑郁。埃文的爸爸太抑郁了没有办法工作，农活的负担都落在埃文身上。埃文的父亲跟他睡了两年半。爸爸想念着自己去世的太太，会半夜做噩梦，要抱着埃文入睡。就在埃文 17 岁生日前，他的父亲与一个女人坠入爱河，从抑郁症中走出来了，与这个女人结婚了。

埃文回到了他以前的房间。他每晚都能听到父亲咯咯的笑声和做爱的声音。他的继母不喜欢埃文，而他的父亲太专注于他的新生活，忽略了自己的儿子。几个月后，埃文会在半夜有几乎不能控制的冲动要跑到隔壁的卧室去杀死自己的继母。一天晚上，这个冲动是如此大，埃文穿好衣服跑到自己的中学，溜进去，用大锤砸毁了他能看到的东西，造成了数万元的损失。他在等待着他的案子让青少年法庭判决的时候，他又有了不可控制的要去杀死继母的冲动。这次，他不是用大蒜型的反应。埃文这次选择了洋葱型的反应，锯掉了自己的双腿。

就如在典型的紧张性木僵，埃文对过去两个月的所见所闻有意识和记忆。他能回忆所有 15 分钟对话的细节，在后来的治疗中描述了他在沉默无动作状态时内心挣扎着考虑是否要信任心理学家。在痴呆的状态，木僵精神分裂症患者对周围的事件都记得清清楚楚。

病例 9-1　诊断

心理机制	退避，放弃活动能力
诊断	紧张性精神分裂症
操作诊断	父亲的再婚

（续表）

隐性合同	我会保持在我的木僵中
性格类型	大蒜退化成洋葱
作业	保持在木僵状态
治疗技巧	接受病人的木僵 安排中转房

有一个被误诊多年的妄想症酿成的悲剧，引起了社会媒体的关注，事后大家都陷入了深思。更重要的是，作为心理学家的我们，要在处理不当的埃内斯托的悲剧例子中得到教训。

病例分析 9-2

埃内斯托——不断戴绿帽子

在妄想精神分裂症中预测暴力是困难的，也是几乎不可能的。但用观察妄想精神分裂症的病史来确定他是洋葱型（折磨）或大蒜型（攻击）会很有帮助。我们应该假定所遇的大蒜型妄想病人都有攻击的可能性，也该有恰当的措施。如果在埃内斯托的例子中有这些的话，到今天，三个小孩和他们的妈妈都还会活着。回顾事件会更加清晰，我们能通过评估无效的治疗看它如何无法阻挡悲剧的发生。

埃内斯托是一个 33 岁的男人，在杀死了四个人，尝试自杀后来见医生做评估。他枪杀了他的妻子和三个孩子，然后重伤了自己。他失败的自杀还原了一个大蒜型妄想病人。错误的治疗方向加重了大蒜型病人的妄想，最终让病人发起了致命的攻击。

从他 8 年婚姻的第一天开始，埃内斯托毫无理智地妒忌着他的太太。他们蜜月的第一天晚上，他因婚礼上有太多男性宾客亲吻了太太的脸颊而打了她。不可避免地，他们在公共场合的时候，他会责备路易莎跟陌生人双目传情。

大概每三到四个月，事情就会激化。埃内斯托会发现路易莎跟他们认识的人的私情然后掌掴她、纠缠她、折磨她数小时，直到她失控，要求他的原谅。然后，埃内斯托会温柔地拭去她的泪水，拥抱她，宽宏大量地原谅她。他们会在接下来的两小时跪下向上帝祈祷，祈求对路易莎的宽恕。这些场景在一年中会出现三四次。他们总是会在埃内斯托秘密跟踪太太两到三周后出现。他的工作是汽车保险报检员，所以这给了他足够的自由在白天离开工作去暗中监视她。不变的是，每次折磨后都会伴随着请求上帝原谅。埃内斯托会随后经历 10 天到两周的贪得无厌的性饥渴期，每天要跟路易莎做爱三次。

在埃内斯托 20 岁出头，也就是他娶路易莎之前，他经历过宗教皈依，他离开了全体基督教加入了五旬节派教会。他真心实意地相信恶魔会占领路易莎这位天生可爱纯洁的女人，会让她跟别的男人做出下流的事情。他进一步相信上帝的天命是指导他怎么驱赶这个魔鬼。

埃内斯托和路易莎在 8 年婚姻中曾经寻求过超过 24 次的心理援助，帮助克服婚姻问题。有时候是孩子的梦魇、遗尿，还有其他的理由去寻求帮助。不幸的是，社区健康服务中心的心理健康服务都只提供危机干预。他和他们孩子偶尔求助的社区心理健康中心也是采取了同样的措施。

危机干预的工作者只专注在帮助这对夫妇的婚姻问题。埃内斯托的行为可以归因于结合文化因素(菲律宾背景)，宗教狂热，很深的个人缺乏安全感和低自尊。如果要开药的话，应该处方抗抑郁药物。只有一次埃内斯托是拿到了精神抑制药。在他的多疑中，埃内斯托不相信药物，也从来不按处方吃药。没有人做后续跟踪看他是否有配合。除此以外，没有人倾听或有足够调查去发现埃内斯托有一个复杂的、系统化的幻觉去寻求持续的确证。幻觉将要变成悲剧了。

这个幻觉的人名叫布雷肯里奇。尽管名字是詹姆斯，埃内斯托只想称呼他为布雷肯里奇。在病人的脑海中，布雷肯里奇是占士邦、红爵士还有基督山伯爵的综合。他是个有充沛精力，温文尔雅，富有且特别有男人味的人。他在路易莎只有 16 岁的时候勾引了她，她自此一直爱着他。但上帝告诉埃内斯托，其实布雷肯里奇是魔鬼的化身。因为路易莎一直爱着他，他有能力占领她。上帝的计划是让埃内斯托驱走这个恶魔。如果他失败了，他必须杀了她还有他们的孩子，因为他们的孩子也会被占领。这个从路易莎身上驱魔的能力是未来的关键。同时，路易莎的不忠是由布雷肯里奇引起的,也是上帝测试埃内斯托的忠诚的方式。这些错觉都没有在多个心理健康专业人员面前透露,也不例外的是,他们没有寻找或调查埃内斯托是否有心理失常。

被埃内斯托阶段性折磨数年后,路易莎宣布要离开他。如果她行使她的威胁,埃内斯托怎么能继续他净化路易莎的任务呢?在数小时后,埃内斯托从上帝处得到了他的答案和指示。他必须杀死路易莎和三个孩子,还有他自己。然后他们五个人的灵魂就会进入天堂,在那里没有罪恶也没有离婚。这个家庭就能永恒在一起,也不会再有布雷肯里奇了!埃内斯托在他的祈祷中感谢上帝给他这个解脱,并要完成他的上帝的任务。

在8年中跟心理健康危机干预的接触,埃内斯托从来没有被正确地诊断。确立妄想精神分裂症的诊断只是一个开始。妄想的幻觉,还有他过去8年的行为都很明显是大蒜型,表现出潜在的攻击性妄想症。如果幻觉有说出来,这个家庭明显要得到保护,埃内斯托要服用精神抑制药物,也需要有后续治疗去确保他得到控制。

病例9-2　诊断

心理机制	退避(幻觉),攻击,投射
诊断	妄想精神分裂症
操作诊断	太太宣布离婚
隐性合同	我要跟我的家人一起去天堂
性格类型	大蒜
作业	配合药物治疗
治疗技巧	精神抑制药,自杀预防

冲动精神分裂症

可能最让人震惊的是那些会将思维障碍和反社会的倾向和行为结合的精神分裂症。一个冲动精神分裂症是没有办法压抑自己杀人的冲动,这个冲动会常常在谋杀前结合着仪式性的行为。这个仪式性的谋杀性质，就如旧金山从来没有抓住的黄道十二宫杀手，他会根据黄道十二宫图顺序杀人，其实就是一个反复症状。

这个已是可以从严谨的跟踪，到需要去选择适合具体特点的受害者，或跟随某些日历上的事件。他们以会有一个所谓的思想意识作为伪装，比如在一名叫威廉斯的美国黑人，连续杀死格鲁吉亚的黑人青年，因为他觉得他的任务是通过杀死成年男子去减少非裔黑人的数目。思维错误在很多方式中显现，其中一个就是通过减少女性的数目而不是男性，来减少人口。直到他们抓到这个连环杀手，官方都确认杀手是一个要报仇的白人。

诊　断

有趣的是要注意到在精神病学家之间对于这些连环杀手是不是躁郁症，或他们是否是有是非判断能力的人，还是纯粹反社会的人仍存在争论。在重新聚焦心理治疗中，连环杀手被看成是冲动精神分裂症，其中，精神分裂症的思维障碍结合了反社会性格，因为他们的行为远远超越了反社会行为。他们中很多是食人狂，就如杰弗里·达默会在他的冰箱里面保存他的受害者的肢体，偶尔会吃他们。大部分的施虐狂享受伤害他们的受害者，他们会在受害者仍然存活的时候损毁他们的身体，常也是嗜尸癖。他们往往会隔离起他们的受害者，常常一次次去跟他们有性行为，泰德·邦迪的例子中，他会花数小时跟数具已经开始腐化的受害者尸体梳妆和做爱，这都是在尸体严重腐烂，释放出常人难忍的臭味后进行的。保留受害者的残躯，比如头或者手，也是常见的。

除了精神病学，联邦调查局可能对连环杀手有更多的认识。在联丰调查局对过去连环杀手收集的庞大的数据库中，他们做了特征分析去更有效地对连环杀手进行抓捕。另外，他们总部在华盛顿有一个博物馆陈列了过去连环杀手的个人物品，他们的字迹，一切都能证明他们存在着精神分裂症思维障碍。其中一个思维障碍不被考虑在精神病学中的理由是在精神失常前，精神分裂症思维障碍不再被精神病学家所承认。

尽管少见，女性连环杀手也是存在的。其中一例就是一个与另外一个女同性恋有关系的妓女。她会在路上搭便车去选择买春的男性受害者，在做爱后收钱，然后杀死他们，弃尸体路边。她在中西部的州际公路沿路作案，她觉得她光荣地将不该存在的男人灭绝了。除了这个事实，在发现的时候，尸体都有发生过性行为的迹象，因为女性连环杀手很少见，警方在追捕的一段时间内都是针对男性疑犯。

病例分析 9-3

泰德·邦迪帅气而有魅力

在 1970 年代中期，我很不幸地发现了自己见了泰德·邦迪，他出现在第一次还有唯一一次的临时心理治疗。那个早上，我在诊所作心理治疗门诊值班。当时接待员说来了一个最需要人，招人喜欢的年轻人，他刚好经过小镇，非常需要看心理治疗。她让他在我的办公室外等待，病人只填了表格中的一部分，空出了他需要看医生的原因的部分。“他说这是秘密，他必须亲自跟你说，”然后她请求说，“请你看看他。”她给我的表格上写的名字是西奥多·罗伯特·邦迪，是佛罗里达的住址，其他都没有。这不像洛林(接待员)，她一直是坚持要病人完成表格的人。

她将一名友善、微笑着的帅气小伙子带进我的办公室，并且马上告诉我大家都叫他泰德。他在开始的十分钟表现得很有魅力，关于他为什么会来这里，我一点头绪都没有。我告诉他即时看诊只有半小时，我们要马上入正题讨论他为什么来这里。他道歉，确定他真的需要看我，剩下的时间他继续是同样的让人困惑，但他非常有魅力。我在 30 分钟结束后请他离开，总结为这个男人迷倒了我们的接待员，但他来的原因我一点头绪都没有。

那过后，新闻很快满是抓到这个连环杀手的消息，10 年后他终于承认了他作了超过 30 宗命案。我在他被捕后思考他为什么会来看我，我总结因为他要确认他能够欺骗一名著名的心理学家。我在旧金山的名气是“最后一个能救的咨询师”，都是在每个病人治疗失败的时候被请去看病人的。如果他能骗到我，他就没有恐惧他是否能骗到警察或者联邦调查局。还有什么其他原因？尽管我永远无法知道真实原因，这却在多年后我同样看另外一个表现“正常”的男人的时候提醒了我。我的怀疑让我联系了旧金山心理健康分队的汉森队长。确实，他真的就是一个在受通缉的连环杀手疑犯，所以治疗师注意了，也有连环杀手要在你身上找到信心能骗过官方的情况。

切　入

冲动精神分裂症经常都有长期在心理健康系统看诊的历史，但他们不会因为这个跟你联系起来。他们会希望你有一些魔术能修理好他们，离开的时候会让你思考:“这样一个有魅力、健康、正常的人，他怎么会来到这里?”他们把自己装成正常人已很有系统，比反社会人格还聪明。他们希望某个人有某种魔术能祛除他们的杀人冲动。

对冲动精神分裂症患者没有什么好的治疗方法;他们只能通过监禁去驱除他们因为冲动杀人的可能性。然而，尽管法庭上将这样的人从社会中隔离开，而司法系统常常会释放连环杀手导致悲剧重演。

病例分析 9-4

哈里——连环杀手

在州立医院中关着一个 52 岁的银发、长相优雅，却残忍地杀害了 8 名女性的罪犯。他的谋杀是典型的有仪式和选择符合某种特质的女性的特点。然而，在过去 4 年他在州立医院禁锢的时期，他的行为掩饰了他的精神失常程度。哈里很有魅力，特别是对女人。他几乎讨得了所有人的欢心，也给了他一定的自由度，他还得到了图书馆病人协助员的职位。无论是病人还是职员，只要需要帮忙，哈里就会在那里。他的银舌头(形容人能言善辩)跟他的银发很相配。每个人似乎都忘记了哈里曾经做过的事情。然后，哈里递交了一份治愈出院申请。医院质疑这份申请并且哈里变成了自己的辩护人。

心理学家要在庭审前做一系列的心理评测。哈里充分配合，并得到了一份让人惊讶的健康结果。心理学家不甘心：哈里的回复太正常了。要么他是在世的最健康的人，要么就是测试结果太奇怪。在思考的时候，心理学家找到了答案。哈里可以看到医院图书馆的所有测试和参考书籍。这个高智商并且会应用资源的男人，已经将测试和一套结果都记住了。

一个名叫"边缘测试"的技巧最后被应用。哈里被要求回答第二套的 Rorschach inblots，并且不能重复之前的回复。哈里还是得到了一个无比健康的结果。他已经记住了备用的那一套答案！Rorschach 测试第三次应用并要求他用同样的限制去做。哈里最终暴露了自己，但只是一瞬间。他在描述第三张卡片的两个男人刻木头的时候说红色是雕刻时流下的血。当问到为什么木头会流出红色血液的时候，哈里马上掩盖了。他知道他自己暴露了，就用大笑去掩饰。

病人精神失常的回应对心理学家而言极其重要，但却不一定会被已经被哈里迷倒的陪审团所认同。当审讯开始时，哈里会变得如此可爱以至于陪审团都倾倒了。心理学家展示了他的发现，而哈里让陪审团对他在木刻问题上的重要发现当成一个玩笑，特别是在心理学家得承认他的其他回应很正常的时候。

法院没有释放哈里，只是因为心理学家细致地描述了每一个他折磨致死的 8 个女人。这个过程在接下来 3 年中的每年都重复。哈里的申请会因陪审团被描述的谋杀细节惊吓才最终否决。但哈里并没有罢休。在他的第五次申诉时，他已经确保心理学家当时出国了并且不会出现。这次，哈里让陪审团相信了他，在没有任何反对意见的情况下，他被释放了。

在他被释放的 72 个小时内，哈里再次杀人。这次他决定要将尸体处理得不被发现。在这个被害女性的家里，他开始将尸体分解，一块块地放入垃圾桶。因为不是外科医生，哈里低估了分尸的时间。他一直忙了好几个小时，后来一名电力公司的抄表员路过，从窗户看到了这个满是血的厨房。他给警察打电话，哈里因他的第九次谋杀被捕。

本文介绍了一些困难的案例还有创新的治疗办法。不幸的是，心理治疗还没有成熟到能够抵消社会上连环杀手的危险，对这些病人的建议仍然是将他们关在医院里面。现在有个运动是有些心理学家和精神科医生在门诊接诊类似哈里的病人，通过加强他们的自尊来最终帮助他们克服暴力的倾向。在此必须警惕，再犯的连环杀手不仅仅是像酒精成瘾的人一样会失控。他们会有致命的后果，心理治疗师的责任是任何治疗都必须在控制的范围中。增加哈里的自尊的可能性远比不上避免出现下一位受害者更重要。

病例 9-4 诊断

心理机制	否认，攻击，投射
诊断	冲动精神分裂症
操作诊断	通过测试得到释放
隐性合同	证明我是正常的
性格类型	大蒜
作业	留在医院里
治疗技巧	没有技巧，只能继续被关在医院里

第十章　治疗自杀病人

病人的弹性往往大于许多治疗师所认识到的。不般配的治疗导致的最严重结果是病人突然退出治疗或者治疗过程无必要地被延长。尽管这些后果都不能忽视，但这些后果都不能与因为错误的治疗而导致病人自杀身亡那么严重。不奇怪的是，治疗师会因为太小心，往往无意中增加了自杀的可能性，也使恢复变得复杂。

有技巧的心理治疗师会根据大蒜和洋葱区分病人，并且根据性质分别治疗。沉默、长期受折磨的病人(洋葱型)抑郁甚至可能在没有流露出意图之前就自杀，而吵吵闹闹，抱怨多多，抑郁的病人有边缘人格障碍的(大蒜型)会马上学会根据自己的意图用自杀威胁作为讹诈的手段去住院。过分小心的治疗可能也会错过了第一种例子的致命性，而提高了后者的非致命性的自杀行为。所以很重要的是，需要对所有病人都用洋葱型和大蒜型区分。

同时治疗师应该认真考虑病人是可开导的还是不可开导的。反应性抑郁症需要有技巧的揭发性心理治疗去驱出内射。抑郁的边缘人格和其他人格障碍的病人需要通过揭露他们的回避来回到现实——“现在和这里”来加强他们的界限。

就如我们在其他类型的病人的治疗中所发现的，大部分心理咨询师对洋葱型病人更有技巧。另外，抑郁的大蒜型病人可以在外层表现为痛苦的洋葱，让心理治疗师忘记了要先治疗病人大蒜的那一面再处理洋葱的那一面。治疗师办公室中充满了大蒜型抑郁病人，在治疗中被劝说要“说出来”，而他们的家人和朋友都已经被他们语言和肢体上的敌对磨平了。

区分大蒜型和洋葱型抑郁症是让治疗有效、高效的关键，就如以下的病例展示。

自杀:为别人的生命负责

病人的自杀对心理治疗师来说是毁灭性的经历，特别是当病人是针对你自杀。一个精神病学家来寻求帮助一名女病人，她在治疗中拿出一把左轮手枪，将枪口放在嘴里开枪，将治疗椅后面的墙壁喷满血和脑浆。他无法再见病人了。当然他也开始想如果他有不同的处理技巧会不会有不同的结果。很多同僚都会因为病人的自杀阴影而不能再继续他们的事业。

自杀会影响一个家庭四代。甚至在三代后，人们还是会私下谈论其祖父、祖母或者其他家庭成员的自杀。内疚和担忧会始终徘徊着，因为我们所有的人多多少少都想过自杀。一个常见的童年幻想是，在父母亲惩罚我们让我们独自返回房间后，都会想:“我死了。我会在我葬礼中在高处看着我的父母跑来跑去哭着说，‘为什么我们在自己孩子还在世的时候不对他好点呢?’”自杀让我们害怕，因为每个人都想过。然而，面对着病人的抑郁，我们的第一个倾向往往是过分友善。

国家心理健康研究所的自杀研究中心研究自杀超过20年，资助了上千例自杀案例的心理学死因调查。在研究这些案例的时候，我们总结出大部分自杀都是在针对某一个人。这让我们得到一个真理:绝对不要对另外一个人的死负责任。

一个精神病社工因安非他命成瘾到了一个成瘾小组中治疗。治疗师在小组中宣布:“我下一周不会来。我会在外地，但我们仍然会有我们所设好的会诊数。我们会坚持到底。”我往往不会告诉我的病人我为什么不在，因为我对他们想象和移情是什么很感兴趣。群组里有一个女病人在我的办公室外瞪了数小时，她深信我在看别的病人就是不看她。最后，到了下午，她意识到没有人进出过我的办公室，而我是真的不在。

这个社工，看到了我们其中一份行业报纸，发现我是要去 NIMH 领奖。这惹怒了他。他想："尼克在我需要他的时候居然跑去做这种肤浅的事情。"

我去拿奖的那一天，他去了位于金门大桥下面的水族馆公园的码头末端，写了 6 页纸长的遗书，在遗书上我的名字每隔一行出现一次。他脱下他的鞋子，将遗书绑在鞋子上从桥上垂下去，然后从码头的末端纵身跳下。无论是冬天或者夏天，三藩市湾的水温都是华氏 50 度左右。在他身体往下落的时候，他想象着旧金山编年史的头条是："病人在心理学家获奖时投水自杀身亡"。当他走到水深到他腋窝的时候，他听到我的声音："你这个蠢蛋。"

他自己从水里走出来，将遗书撕个粉碎，扔进垃圾桶，穿上鞋子，然后因为自己浑身湿透了太尴尬而不搭公车而是走路回家。这件事发生在 1 月中旬。他在下一个会诊的时候重感冒，他跟我们说："如果我有那么 1 秒想着我能用自杀来毁了尼克的事业，我现在大概已经死了。"

心理治疗师绝对不能对另外一个人的生命负责任。在现实中，你不可以这样做，在治疗中，如果你这么做，你是给自己挖个陷阱让自己成为病人生命中重要的人让他针对你自杀。这不代表治疗师没有同情心。但不能允许错误引导的同情心来增加致命性。对这个社工，我代表了在他需要时永远不存在的父亲。在他没有办法戒瘾的时候我有胆量去像他父亲一样。在他的脑海里，我有胆量去华盛顿拿一个我不该得的奖。这个事件的愤怒是不相称的，但这也是因为他对自己父亲多年的愤怒而点燃的。

只有病人本身可以做决定要继续活下去。治疗师的责任是去唤起病人要生存下去的意愿。没有它，治疗师是无助的。住院也只能到一定的时间长度，就如非自杀的治疗合同(看第三章琳达的例子)治疗师，无论有多么大的同情心和警觉性，都不能永远时刻"监控"自杀病人。很大部分发生在精神病院的自杀案例证明了我们对一个已经下定决心要死的病人是多么地无助。治疗师的责任，再次重申，是去磨练他/她的技巧能帮助病人做决定要活下去。这常常是困难的，因为我们都倾向于过分的同情，认为他/她是因受那么多痛苦而想去死。或者我们的说法是放一点“心理血液”。

根据诊断类型，自杀威胁从程度上和方式上不同。挑选的类别会在以下讨论，同时也会包含青少年和老年人自杀问题。

癔症病人的自杀

癔症病人常常会口头上重复地威胁自杀。癔症本身是不致命的，但癔症病人在心理治疗上是笨手笨脚的病人。他们往往因错误计算误把自己杀死了。

在一个案例中，一个男人因为他的太太刚刚自杀而烦恼，因此来看心理医生。他们已婚 4 年，每年会有这么三四次，他们会玩这样的“游戏”：他们会吵架。她会跑到洗手间，锁门，吃下一大瓶的药。他就会撞开门，把她抱起来送去急诊室给她洗胃。这样的“游戏”一年出现三到四次。在这次，他们从一个新年派对中回来，一路都在吵架。他们回到家，在丈夫停车到车库的时候，她跑进屋子，把自己锁在厕所，吞了一大瓶药片。他进屋子后因为喝了太多酒在沙发上睡着了。等他去看太太的时候，她已经死了。

尽管癔症病人大部分时间是装模作样，他们的威胁还是应该被认真地考量，因为他们会计算错误。但这不代表我们要太严肃地对待，无必要的住院治疗是不需要的。权宜之计的住院会增加自杀的危险。癔症病人会总结：“我的天啊，他们真的认为我是疯了”，然后在他们的癔症中会更加倾向尝试自杀。

能应用来帮助癔症病人强化他们活着的决定的技巧可以在前面的例子(伊琳，琳达)中展示。在这两个例子中，错误引导的同情会被理解为怜悯，会给自杀倾向火上浇油。两个警告表明：治疗师必须花时间了解和理解病人，治疗师必须磨炼他/她的技巧使其变得炉火纯青，让干预能更可信。这就是为什么有些干预不是给不够技巧的人或懦夫所用的(例如，勒诺的例子)。

边缘性人格的自杀

边缘人格相比癔症病人而言比较不致命，因为他们不会计算错误。边缘人格病人是幸存者。在奥兰多的例子中，一个筋疲力尽的边缘人格病人要求住院，她的治疗师适当地拒绝了。病人在晚上 11 点打电话给治疗师说："我给你最后一个机会让我住院。如果你不这样做，我就要用枪射自尽。"治疗师拒绝了，下一个他听到的声音是"砰"！然后他听到电话掉在地上和身体倒下的声音。治疗师保持冷静，维持与病人的通话，用另外一条电话线打 911，病人电话被追踪到后。急救人员将病人送去了医院。

治疗师跟着她去了医院。急诊室的外科医生出来说："你知道吗，她的子弹射中了胸口。但是可能你不知道这是两年内她第三次用枪射自己的胸口，从来没有击中一个重要器官。我作为一名了解解剖学的外科医生都没有办法做到。"

没有人知道这些边缘性人格病人是怎么做到的。在凤凰城，一个边缘人格病人在她不被医院接收的时候威胁治疗师，她说："我会离开这里，用车子撞电话信号柱自杀。"她进入她的车子，撞倒第一个电话信号柱，然后把车子开走了，身上一点伤痕都没有。但是有两万人因此数小时没有电力供应。一个严重失常的家庭必定会使生存下来的边缘人格的病人将生活当成一场野餐。

边缘人格会在绝望中自杀。当每个人都放弃了他们，将他们被关在州立医院的重症病房，他们会因为再也没有机会吵闹而自杀。只要他们还能玩花样，继续他们的投射仿同，在社会中制造骚乱，他们会一直活下去。取闹是边缘人格病人的血液。

在给边缘型人格病人治疗的时候，能让治疗师看到他们轻蔑地恶作剧式的眨眼的策略就是有效的策略。例如：

一般本书作者会用的策略是这样的："你知道吗，在 60 年的执业生涯中我从来没有过一个成功自杀的病人，如果你想自杀，你就会成为尼克·卡明斯的第一个自杀病人。我对此有点想法,我有很多同事都有病人自杀了。我很快就会退休了,但从来没有经历过这样的事情,不知道有病人自杀是什么感受。我要你帮我一把。如果你要成为我整个执业生涯中唯一一个自杀病人,你要做最值得的那个。你得想能成为新闻头条一个自杀方法。回家想想,下周回来告诉我你的决定。"

他们可能会说:"这样啊,我决定要跳金门桥。"

我会回复说:"跳金门桥?至少有上千人跳过金门桥了。这没什么大不了的,继续。这就是你能想到最好的方案?用任何你想得到的方法自杀,但你还不值得成为我第一例自杀。见鬼去吧。"你会看到轻蔑的一笑。

如果边缘人格病人发现你足够强大不会被骗到,他们会爱你。他们开始想,"可能这个人真的可以让我停下来"。然后他们会再测试你,每次你通过测试他们对你的尊重就会增长1 000分。一直到最后,测试的间隔越来越长。但在开始的时候他们会每5分钟就测试你一次。你的灾难出现在他们认定你是胆小鬼的时候。当他们不能感受到你会在那里,他们就会取闹你惩罚你。

珍妮特·卡明斯,现在也已经可以挑战一个瘾症或边缘人格的病人,成为她25年执业的第一例成功自杀病人了。这个她经常用的"自相矛盾的荒谬说法",她称为往汤里吐痰(Spitting in the soup)。这对于那种会针对某人自杀的病人特别有效。治疗师可以幽默地说让你愤怒的那个人现在就会有一所房子,或车子,或者有继承,或者在不会有你的干扰下养大孩子,或者任何可以让报复自杀病人停止的事情。

妄想狂精神分裂症

妄想症病人是致命的。很多成功的自杀和遗书都有一点偏执妄想的味道。你不能跟妄想症病人有一个自杀约定。这个约定对妄想症病人没有用,因为他们不会自杀。他们会更深入一层。一个妄想症的病人会杀死他的妻子、孩子,然后会自杀去让家保持完整。妄想症相信这件事!威胁自杀的妄想症病人必须进医院和服用精神抑制药。在他们稳定后，心理治疗才能开始，而且药物的管理是治疗的重要一环。妄想症不仅仅对他们本身是致命的，因为他们的防御机制是投射，他们对其他人也是致命的，就如下面的例子(看埃内斯托，第七章的例子)。

这个案例是本书作者任职为 APA 保险基金主席的时候碰到的。我们的其中一个心理学家因为失职而成为被告。开始先是病人的太太给心理学家打电话求诊，尽管病人离开心理学家 100 里。由于她的公公看这个心理学家后恢复很好，所以公公给他们推荐了这位心理学家。她说她的丈夫想要自杀。

这是在圣诞节和新年之间，所有心理学家都非常的忙碌，心理学家安排他们最后看诊。傍晚 6 点，心理学家进到等待室，看到这对夫妇分别是 60 年代和 70 年代的穿着。丈夫穿着喇叭裤，梳着 70 年代的发型。太太有长长的、很平、完美的长直发并且穿着蓬松的有小碎花的农妇裙。治疗师怀疑他们是不是吃了药，但确认他们没有。在会诊过程中太太说她已经决定了要离开丈夫，她的丈夫威胁要自杀。治疗师意识到病人一直在弄自己的网球鞋就问："为什么你一直盯着你的网球鞋?"

丈夫说："哦，这是它们(网球鞋)传达信息的方法。"

"什么信息?"

"哦，它们要杀了我的太太。"

在跟这对夫妇谈了一个小时后，治疗师单独跟太太见了一个小时。太太解释说她一直尝试离开丈夫已经数年，但一直退缩因为他威胁要自杀，这次她下定决心要离开。她先为丈夫开始治疗因为她害怕他会自杀。在跟太太谈完，治疗师跟丈夫谈话。在谈话中丈夫四次说："他们要在等待室杀了我的太太。"治疗师走出办公室，下楼到等待室证明给他她的太太是安全的。这样重复了 4 次。在谈话结束的时候，治疗师把病人和太太都叫回去，要求第二天继续见丈夫。丈夫明天和后天不能来，于是他们就安排 3 天后见面。

这对夫妇离开了。当时已经是很晚了。他们开了 100 里路车程回家。在凌晨两三点的时候，治疗师接到他们镇上的急诊室的电话："我们知道这两个人是你的病人。丈夫对太太开枪，然后对自己开枪，但神奇的是他们都还活着。"他们康复了以后就控告了这位心理治疗师。

代表治疗师的辩方律师的辩词是，治疗师不可能在一次见面就了解病人的全部。治疗师自己说："律师你最好解决这件事，因为病人自己最了解自己。"因为妄想症的防御机制是投射，"他们会杀了她"意味着"我要杀了她"。如果他们说，"他们要杀了我"，这就意味着，"我要自杀"。

未发现的致命病人

未发现的致命病人是已经患有一段时间的抑郁病，并对任何治疗干预没有回应的病人。就在你和他访谈的时候，病人告诉你："啊，医生，我感觉好多了。压力减轻了。"在自己要偷偷庆祝之前，你必须确定这个病人的抑郁不是减轻，因为他或她已经默默决定了要自杀，所以已经不再挣扎了。

如果病人已经作了这个决定，他们已经决定了什么时候和怎么样去自杀，并对行动麻木了。这是自我催眠，将用什么方式、在什么时候自杀的想法种在病人脑海里，病人不再意识到这个过程。他们走上了自动操作模式，已经没有勇气去面对自己作出的决定，尽管如此，他们总是会给治疗师一些提示。甚至在他们决定自杀以后，因为他们不再需要挣扎而放松，人性中要活下去的强大欲望是让他们给治疗师最后一次机会去救他们。可是，这个最后的机会常常会被治疗师错过。以下几个例子可以展示这个事实。

这是一位治疗抑郁症的男人，已经数月而没有成效。一天，病人进来说："我感觉好多了。谢谢你。你终于帮助了我。我的抑郁症好转了。"在谈话的过程中，他说："在我离开这里后，我会去托管办公室完成我们山上小屋的销售。我会将钱放在市场基金。"治疗师知道这个男人是位喜欢户外活动的男人，喜欢打猎和钓鱼，而他的太太是都市丽人，讨厌户外活动。她一直劝说他卖掉山上的小屋，将钱放在市场基金投资做退休用。他会说："不，我不要这样做，我退休后要花很多时间在山上的小屋住着去打猎和钓鱼。"

他现在要卖掉小屋，因为他在退休年龄的时候不会再去用到它。他离开治疗师的办公室，在开车回家路上买了25尺的园艺水管。当他将车开进自己的车房的时候，他的邻居正在修剪树丛。他打开车厢拉出水管的时候跟邻居开玩笑说："我在这儿应该有400尺这样的园艺水管了。"他开车进车房，将园艺水管插在汽车尾气出口，将另外一端放进车子开着的车窗，坐在前座，开了发动机。等他的太太回到家，他已经因一氧化碳中毒死亡。

另外一位因病导致残疾坐轮椅的病人，表现绝望已久，在前面三次身体变得糟糕后，这次他不可能病情减轻。治疗师没有成功地抓住这个问题。在错过治疗两次后，病人在访谈上说："上周我看了某某医生。我想他能帮助我，因为他是某某的学生。这是我最后的希望了。他将我转介回来给你。"然而在他这样说话的同时，另外一个治疗师已经是他的"最后希望"，病人心满意足，不再对他的情况抑郁了。治疗师错过了一条重要的信息。病人回家了。他的太太说在接下来两天，她从来没有见丈夫这么开心过。他给他的所有老朋友打电话，跟他们聊天。在第二天的晚上八点，他告诉他的太太："好了，已经结束了。这个是最后一个了。"他推着自己的轮椅到卧室，从床头柜里拿出手枪自杀。他跟他的所有朋友都说了再见。他已经决定了自杀，并告诉治疗师，"某某医生是我最后的希望"。治疗师错过了病人自己行动和语言之间的不协调。

一个接受治疗数月的抑郁症病人，病情一点起色都没有。她总是谈论她的结婚戒指，这个戒指是她的曾祖母传下来的。这个已经传过了她的祖母，她的母亲在她结婚的时候传给了她。她的梦想是将这个戒指传给她的女儿，而当时她的女儿11岁。一天，她来到治疗师那儿说她已经好多了，并且说："我将我的结婚戒指给了我的女儿。"她这样做是因为在她女儿结婚的时候她不会在。所以她希望现在传给她的女儿。这个女人回到家服毒自杀。

这些提示都在那里，但是我们都被突然的好转扫除了疑虑。没有心理因素的好转必须要怀疑。如果你怀疑病人在自动操作模式，要用最直接的方法对质病人，"你打算在什么时候怎么样自杀?"你必须把他/她拉出自动操作模式。三次中的两次你都会得到一个否定。病人会说:“啊?我没有打算自杀。”那么你可以道歉:“我得到了一些提示,我宁可小心点而不要弄错了。对不起。我并没有想要惊吓你。”在下一个小时治疗师必须花时间详细地探讨这个计划,并且一次次地去确认病人是否从自动操作模式中出来了,不会再回到那个状态中。

打断自动操作模式

这些前面提到的病人都被称为是进入了心理学上的自动操作模式。他们已经作了最后决定结束一切,同时也决定了自杀的方式。整个决定都被压制着,病人会将想法付诸实现,无意识地选择了时间和地点。此时病人会奇迹般地改善,心理学家会因病人挣扎了数周或者数月之久,放松下来。重要的是治疗师有力地指出(不仅仅是问)问题,几乎是大喊:“你打算什么时候,用什么方法自杀?”当病人看上去是毫无准备地被逮住,这就需要你大声地重复,如需要,可重复多达三次。这时病人被突然撤出自动操作阶段,在他或她开始描述什么时候和用什么方法的时候,会极其惊讶。病人显示出的反应是,你已经打乱了他们原本要用来自杀的计划。病人会明显表现出的放松和感激。是的,很多时候在应用这个技巧的时候病人并不在自动操作模式,也会因为治疗师的对质而被吓到,但当解释过理由后,我们从未有一名病人感觉被冒犯。

不要胆怯或者害羞。大声喊!这样做是因为你在救病人的命。有一天你也可以说,治疗严重抑郁病人的25年中,我没有过一例自杀病人。

青少年自杀

杰·海利曾经说过:“青少年时期并不是人生中最好的时间,它是一种疾病,只有年岁可以治愈他。”在某些方面来说,每个青少年都是病态的、抑郁的、歇斯底里的、爱闹事的,也是反恐怖症的。这是重要的转折阶段,青少年从我们家长那里独立开，确立自我。青少年自杀的案例急剧增加，主要是因为毒品和摇滚乐狂热造成的。

很多组合都歌颂自杀。这些歌曲成年人听不进去，只有孩子们听得懂。这不意味着这些歌曲带着隐晦的信息，而是摇滚音乐赤裸裸地歌颂自杀。他们告诉孩子们去自杀。如果青少年是抑郁的，同时在服用毒品，自杀对这些青少年来说听上去是个好主意。如果有一群抽大麻听邪教音乐的孩子，只要有一个人发动都会导致群体自杀。如果治疗师和家长没有了解到他们的青少年的服毒习惯，还有他们的音乐喜好，他们就会脱离了这些青少年的现实。如果这个青少年告诉你："治疗师，关于一个摇滚组合而你完全不了解的，"我说："给我他们的音乐碟。"听这些音乐直到你理解每一个字。如果是因为邪教音乐和重金属音乐推进自杀，阻止它。如果他们在服毒，将禁毒作为治疗的一个条件。如果你不这样做，你就是在跟青少年自杀开玩笑。青少年本身就不想来，你可以告诉他们："这都在于你，除非你来这里，否则你父母亲不会让你开车。你的父母不会相信你这样和那样。让咱们一起努力。作为回报，我们同意彼此见面三次，就三个星期里。现在你要告诉我，你不能放弃这糟糕的音乐和这些毒品三个星期。你不行，是不是？我从你脸色就看得出来。"这往往会引出青少年的反抗性顺从。

如果没有崇拜摇滚乐和毒品，青少年的自杀率应该是现在的一半。当然还有其他的因素，总是会有抑郁的青少年。也总是有青少年的家庭是极度追求学业成功，使这些孩子如果不是拿到 A 而是拿到 B+就会想自杀。这都不是导致流行的原因。毒品、抑郁症和崇拜摇滚乐是最致命的组合。

老年人的自杀

年老的男人失去了他的性能力，这也常常在前列腺手术后发生，会变得抑郁想要自杀。男性身份是与性能力有关，因而男性对性能力的关注远甚于女性。这是男性本质造成。女人可以在性上假装自己感兴趣，男人们不行。很多老年男性病人自杀是因为他们宁可死也不要性无能。

在疾病晚期的老年人要求他/她要切断生命支持是特例。在这样的例子中，最重要的是做一个床边的咨询，跟他们说明反对自杀不是哲学性问题，你不是在扭转病人的决定。我们可以尊重人本身希望有尊严地活着，有尊严地死去，而不是在饱受折磨的痛苦中，吃着三倍分量的止痛药，依靠生命支持系统这样完全没有质量地活着。在与治疗师产生了联系后，这个联系可以通过单独一小时在病床前跟病人沟通三个问题去达到："我有三个问题想要问您：

(1) 在你死之前是否已经做过所有你想做的事情？

(2) 你是否已经在去世前跟你所有爱的人都说了你想要说的话？

(3) 如果对前面两个问题的回答都是肯定的，那么你是否愿意让你的所有家人都围绕在你的床前？我的意思是所有人：我不管他们在多远的地方。他们会飞过来去庆祝的是你的一生，而不是你的死亡。

你愿意这样做吗？我希望您考虑这三件事情，我会在后天回来我们可以谈更多。"

他们总是都会告诉我："不，我还没有把死之前的事情都做完。我还没有跟所有我爱的人说完我要说的话。"我的回答"是"，"好，那我们就着手开始吧。然后我们会庆祝你的生命。我会希望参与其中。"

每次这些做完了，结果经常都是一样的。这个人跟所有他/她爱的人重新联系，有那么多倾洒的爱让这个人重生了，他/她希望能再多活几个月，能尽量久地沉浸在这些爱中。分散的家人来到了床前，他们不是谈论死亡，而是去庆祝这个人的生命。这是一个神奇的经历。临终的人告诉我，这会覆盖所有的事情——他们的婚礼，他们的毕业，他们孩子的诞生。这给他们留下的光辉可以持续数周或数月，生命是充满了欢乐，不是苦闷。意外发现的是，当这个人最后离开的时候，他/她沉浸在无限的爱中离去，给家人留下喜悦之感。他们没有未尽的遗愿。

最后，不久前丧偶的病人可能会变得非常抑郁，使得他们希望追随去世的人。这往往是抑郁症，而不是丧亲，这可能在还活着的伴侣中引发自杀。在前者，必要的治疗是内射。在后者，最重要的是引导哀悼；哭泣、孤独但想要独处，都是因为思念故人。

年老人口的改变

经历过大萧条和二战，汤姆·布罗考称为“伟大的一代”的老年人在今天每天有1 000人去世。这是百岁老人最多的，也是我们历史上最长寿的一代。另一方面，早期婴儿潮的一代也到了他们的60岁中期和退休年龄。他们没有体现出如他们前一代的寿命的弹性和潜质。初级医疗医生意识到早期的严重疾病，推测出他们不会如他们的父母一辈健康。这也推测为这是我们历史上首个寿命变短的一代。

我们的治疗目的，医师得记得这些是“嬉皮”的一代，他们在早年有用过毒品，现在已经年老了。这些新的年老人群是社会上毒品应用者增长最快的一群。就如他们说的：“我们退休了，我们可以回头享受大麻（或者其他毒品）了。”特别需要注意的是，他们的身体上的酸痛和痛苦随着年龄增长而严重，更不幸的是，更强更容易上瘾的止痛药被过量地开出处方。就因为病人坐在你的办公室里面看上去就像亲切的老奶奶或者和蔼的老爷爷，也得警惕他们心理上的混乱或者其他棘手的行为，可能跟一些处方药物的副作用或他们再次服用街头毒品，特别是大麻这些情况有联系。他们错误地为了重新回到雄风岁月努力着，他们没有意识到今天的大麻跟远去的年代相比药性强，他们年老的身体已降低了分解的能力。不，没有青春之泉，没有永葆青春的神药，即便是肉毒杆菌。

精神科药物和自杀

事实上所有抗抑郁药物都可能促进自杀意念和自杀本身。在1950年后期当精神抑制药物开始扩大处方的时候，在精神科医院中突然增加的自杀个案引起了注意。精神科医生不是在药物对自杀影响中找原因，他们总结为之前植物人状态的精神分裂症病人现在精神上提高了，于是他们有了力量和决心去结束一切。在前面章节讨论过的，我们常会将问题归因于疾病，而不是治疗手法。失血致死的病人，死亡是因为疾病，而不是因为失血。在 20 世纪 50 年代末期，精神科医生却崇尚用药，即使今天也是如此。当你的唯一全套配备（已经放弃了心理治疗）只有药物，专业人士就会责怪病人和病人的情况，而不是药物。

糟糕的是，所有抗焦虑药都是有抑制作用的，会促进自杀意念和自杀。这并不意外，因为尝试减少焦虑的药物也会不可避免地抑制病人的意志。过去精神科文献通常会责怪病人的情况，而不是精神科药物。这些药物广为人知地造成自杀意念和行为的副作用导致了大量的诉讼。

治疗正在服用这些药物的病人时，心理治疗师必须对自杀倾向副作用的迹象都有所警觉，马上与开这些处方药的精神科医生和临床医生进行交流。要记得在今天的美国有 80％～85％的精神科药物都是由非精神科医生处方的，他们可能对行为上的表现不如你精通。

第十一章　同一地点的综合行为/保健医疗:走廊转介(The hallway handoff)

同地协作综合行为/保健医疗的历史和描述在本书附录一中已经被详细说明了,读者可以综合阅读本章和附录二(O' Donohue, Byrd, Cummings, & Henderson, 2005)。本书作者在1963年开始做的第一个同地协作展示项目距今已经有46年,在2009年美国心理协会采纳了此概念。在拒绝甚至不屑于同地协作医疗的这数十年,美国心理协会的采纳很大程度可归功于当时美国心理协会会长詹姆斯・布赖(James Bray,2011)的努力,尽管它曾经在好几年前不受当时的美国心理学协会会长接纳。一旦急匆匆地要应用及导致了大量有缺陷甚至伪造的方案,会给本概念地推广造成了威胁并让人对其怀疑。很神奇的是很多匆匆加入的人都是那些在早期反对这个模型的人,现在竟都有胆量自称是发明者之一。另一方面,新生的综合医疗模型有46年的研究和成功执业证明了这个模型能够广泛应用。

这个部分介绍了同地协作医疗的支柱,并且用恰当的例子展示了走廊转介系统的广泛性。我们偏向称呼这些综合医疗从业人员为行为保健医师(Behavioral Care Practitioner),因为他们的首字母能跟初级保健医师(Primary Care Practitioner)一样顺口,或称PCP。但是每个综合医疗系统可能因为不同的原因偏向用他们自己的称呼,这不是一件该引起争论的事情。但是简称BCP和PCP大概会成为标准。

有以下几条原则必须列明，如 BCP 违反了这些规定或者超越了他/她的管辖权，有可能导致综合医疗对这个概念的排斥或抗拒。

● 同地协作行为/保健医疗，尽管是综合的，但仍然是在医学环境下进行。医生是这个地方的首位(领导)，并且需要被这样尊重。美国新生模型是历史上唯一一个以心理学为先导的全国性医疗系统，在那里心理学家是领导。

● 尊重不是因为"行为健康博士"的抬头，或者任何其他类似的博士学位或者头衔。尊重是通过在一段时间内表明自己有充分的能力。

● 就如你需要接受训练，医生也同样要接受训练去更好地利用综合医疗。因为正式的训练可能缺失，你可以通过在职期间给予医生训练，学会更好地利用你的服务。

● 你工作的地点可能是一个大型机构如医院，或小型机构如小诊所或者群组执业。很多决定都是根据经济情况，由现存的各种报销方式，政府规定或商业决定造成。我们不是去排斥这些限制，而是你在经济、管理和职业技能上的培训让你能参与建议并且能给予受欢迎的贡献。

● 现在的临床心理学博士没有具备培训在同地协作行为/ 保健医疗环境中的 BCP 的设计。BCP 的工作要求执业者必须熟悉医学的术语，了解医疗系统是怎么操作的，甚至可能需要开处方(如开药)，最后他们了解精神科药物也是很必要的。在附录一中的行为健康博士课程是首个设计为让从业者能胜任 BCP 工作的博士课程。

走廊转介需要一系列的活动

历史上"走廊转介"的概念来源于这样一个程序：一旦医生察觉到病人有心理问题，就会及时地带领他/她经过走廊到同地协作的 BCP 的办公室。这代表了 PCP 和 BCP 可以就病人情况之间进行交流，甚至可以只是询问 BCP 的意见或者建议而不是让 BCP 见这个病人。一个不大常见的案例是一个疏远的丈夫或者前男友要求跟病人一起到检查室里面。这个回答都是“不可以”。但我会愿意在检查她的时候先将其疏远的丈夫或者前男友隔离开。以下例子可以作为展示。

病例分析 11-1

玛利亚和马蒂

一个 20 多岁接近 30 岁的拉丁裔女人因为自称在家的楼梯摔下来受伤而来就医。她由她的丈夫陪同来并且要求跟随她到检查室,尽管她没有说什么,很明显玛利亚不希望丈夫在那里并且也害怕这样说出来。由于病人没有严重的身体损伤,PCP 将她走廊转介到一名有空闲的 BCP 那里。她选择的 BCP 也是拉丁裔并且能说流利的西班牙语。

由于这位 BCP 的职业生涯中已经见过许多被打的女人,甚至在病人在否认受到任何身体上的虐待的情况下,她作出了一个早期的诊断。丈夫被强制拒绝加入这个访谈,并且诊所的保安人员会依据需要在那里协助。BCP 用流利的西班牙语成功地与病人建立了一定程度的联系和信任,病人最后嚎啕大哭,讲述了几年中她承受到来自丈夫的暴力折磨。BCP 用关切的语气介绍了能提供给病人的受虐女性收容所,并且能确保她在那里的安全,最后 BCP 及时得到了病人的允许,安排疗养车将她送到收容所,所有这些都在丈夫不知情的状况下发生。

玛利亚曾因多种情况在诊所和急诊室出现过,却从来没有谈及过丈夫的暴力。让她的情况更复杂的是她的不合法移民身份,因为她担心会被遣返让她不敢对丈夫起诉。由于她和 BCP 共有的墨西哥背景给予了她充分的信任,让她最终有勇气将这暗无天日的受虐生活结束。如果没有这个走廊转介,玛利亚还会在急诊室中求助更多的次数而没有办法真正解除痛苦。收容所帮助玛利亚争取到的不但是一个永久的分离,还有离婚。

寻求解决方法还是处理症状

很多在综合医疗环境中应用走廊转介的都不仅仅是为了减少症状，缓解症状或者作症状管理。这是行为学家主导的从业者的常用方法。虽然 BCP 只有 15 或者 20 分钟，这并不代表他们没有办法去理解或者解决问题。这就反映了发生在医疗界的不幸遭遇也发生在了心理学界(如，抑郁症状或者焦虑症状的减轻但没有关注引起症状的原因)。

这个甚至反映在今天的心理治疗的说法中。从前我们的病人有问题。现在我们的客户有问题。问题需要(引出)解决方法；问题需要(导致)被处理。这并不是说 BCP 可以在给予的 15 到 20 分钟，或甚至在走廊转介延长至几个小时的情况下解决问题。但我们可以察觉出问题并且解决问题的方法可以开始显露出来。

最近我们参加了一位技能高超的同行的全天讲座，他大致称自己的大部分经验为“行为健康咨询”。他是一本广受好评的书的作者，在那本书中描述了他的方法(请看克里斯托弗 L · 亨特(Christopher L. Hunter)的《综合行为医疗；保健医疗的健康：一步步指导您做行为评估和干预》)(Hunter, 2010)。毫无疑问的是他做的事情非常到位，并且我们并不是要尝试说明他的全天的培训课程不好。更确切的是，我们的目的是比较行为学家的方法和在新生模型中的走廊转介方法。这个比较可以在他展示的两个录影中反映，每个录影都是一名真实的病人。

第一个出现的是个 30 多岁的男人，他抱怨说他因为紧张导致他爱吵架并且总是会在没有准备和在不合时宜的情况下爆发。他在家会对他太太这样，上班的时候也会对同事如此。他已经为避免这样的争吵服用放松药物多年，但是这些药物越来越不管用了。在访谈中他很配合，甚至是顺从，很快就同意并接受了心理学家所说的话。心理学家引导这位年轻人自己对行为做了总结。他要继续吃药，并加入由心理学家指导的一步步的行为技巧。在我们看这个录像的时候，我们都毫无疑问病人会高度配合这个治疗。心理学家将这个认为是非常成功的转介，并且评论说这个可能太容易了。

我们的担心是这个男人会回归到服用多年的药物，并且停止了行为技巧的空挡，他的压力又会再次无法控制。在我们的模型中我们会找原因和结果(cause and effect)，那就是，是什么让他有了不恰当的行为，并需要用长期服药和放松技巧去控制。在这之前已经有多长时间了，而且，已经有多久不再起作用。只有问题导致的症状被处理才能解决。

因为访谈没有按我们想要的方向去进行，我们没有办法知道根本问题是什么，尽管症状是明显的。如果是我们作访谈，我们会在我们脑子里假设他对我们的问题的回应，并且这些假设会根据病人的进一步回应被继续研究或者否定，其中一个假设是病人偶尔地提到他会在家跟太太争吵。这个男人是不是在忍受着婚姻的不如意导致他将情绪带到办公室？这个是能很快可以被确认或者否认的猜测。但因为这些没有被追问，并且访谈被引导到了其他方向，我们无从判断。

在第二个病例中，心理学家描述了一个非常非常困难，但对受过新生模型训练的治疗师来说能将他区分为大蒜型病人的案子。他是一个50多岁的病人，因为持续了18年的严重的背痛来寻求医生的帮助，可一直都没有好转。在这18年间他也体重超标，这些都是因为他少活动的生活方式造成。他在访谈中过度地微笑，但他的身体语言却是绝对的反抗。他语言很有礼貌，可是在心理学家尝试引导他按照他指导的规定的步骤去做的时候，他那僵持的微笑更像是假笑。当心理学家提出了一个建设性的提议时，他就会看上去很痛苦地扭动身体。勇敢的心理学家坚持要引导他接受减肥的时候，病人嘲笑说："我这个体重已经18年了。"带着一个几乎注意不到的假笑他似乎在告诉心理学家如果你不治愈我的背痛，我就不会减肥。在访谈的结尾病人表示同意减肥这个办法，但这很明显是一个假装，因为他在那以后再也没有出现过了。

取代用洋葱的方法去对待这个男人，在访谈的前几分钟就很明显是需要用大蒜的方法去处理。他无意中说出在18年中唯一没有背痛的时候是最近跟一群摩托车手骑着摩托车花了几天时间骑车几百里去缅甸州。本书的两位作者有数年的骑摩托车经验并且都了解这个活动绝对不是背痛的人所能承受的。不用怀疑这个男人怎么作假，很明显他对自己欺骗了在18年间要治疗他的人感到自豪。这个反抗反映出他的大蒜型性格并且他应该根据此去处理。

其中一个进入他反抗这个方向的方法是假装丢盔弃甲。也就是说，先在病人能打败你之前先承认被打败了。“我很丢脸地承认，但我真不知道我还能对你做些什么。你已经在18年内看过很多医生，大部分都比我厉害也比我有经验。我希望你能给我一些建议让我能在你的表格上写点东西，这样我看上去就不会比你之前看过的医生差。”坚持这个方法，病人往往会上钩，他会倨傲地取得访谈的主动权并且开始给出建议。这时BCP要做的是“反角”，否认病人提出的每一个建议，指出为什么这个行不通那个不适合。我们还有其他的方法，但目的是必须用心理柔道去对付病人，不是直接尝试去帮助他面对自己的反抗。如果聪明地做，Axis II的病人会从反抗引导到配合，就如在前面章节中描述的。

在这两个展示中，这位行为医师一直推断他个人的看法，不把诊断看成是必要的。重要的有治疗性的心理诊断，不是DSM诊断。如果我们要完整地理解病人，我们就要理解问题。这样我们才能找出解决问题的方法，而不仅仅是治标不治本地处理了问题。

走廊转介可以如前面章节中所看到的用同样的独特的干预。这也可以对于经常成为走廊转介常见的精神分裂症病人。

病例分析 11-2

爱说话的托马斯

托马斯是一名53岁的精神分裂症病人，因为糖尿病就诊。这次他没有按时去看他的PCP医生，并且后来发现是因为他在去看医生的路上被警察拘留过夜后让他接受精神学家检查。在两天后到了医生处，他吐露出自己已经数次被拘留检查，并且最后因为确认他只是有精神病而没有威胁被释放。走廊转介后，BCP发现托马斯是无害的慢性精神分裂症患者。他不但会听到声音，往往还会在公共场合跟幻听到的声音进行喧闹的对话。他已经服用精神抑制药多年,并且尽管这些声音没有伤害,但会导致病人长时间栩栩如生的对话,病人还会有身体语言,有时会大叫,但总的是一些引人注意的活泼生动的“对话”。

更不用说,他的这一行为往往让路人警觉,并且打 911 去报告有一个危险的疯子。BCP 很快地评估出这个情况是让人烦恼的,但是并不危险。进一步的,因为精神抑郁药不能消除这行为,但更甚的是加重了它,BCP 想出了以下的解决方法。当他要跟幻听的声音继续这些生动的对话的时候,让他抓着手机在耳边,这样路人就会以为他是在与别人通话。手机可以是不开着的或者没有跟任何人联系着,但他周围的人都不会意识到这些。他给病人谈这个计划的时候就如在介绍一种能骗到路人而不再被投诉又被拘留的游戏。病人同意这个游戏可以骗到周围的人,并且是可以马上实行的有趣游戏。这个方法很管用,并且他再也没有被拘留也总是能按时看医生了。

一天早上当我(珍妮特)作 BCP 的时候,一个女人带着她的弟弟来到诊所。他是一个衣衫不整的 20 出头的年轻人,大声地抱怨着有“揪心的神经痛”让他没法集中精神。医生总是非常忙,因为在这个男人前面还有很多病人,所以我决定在他看医生前先看他。到了我办公室后,他继续抱怨着这个揪心的神经痛,而他不能找到人帮他,因为他看过的所有的精神科医生和医生都给他开“精神抑郁药”,在他看来是“疯子药”。

很明显的这是个精神分裂症病人,但不是去尝试说服他接受精神抑制药物,我同情他的境况。在那时接待员到我的房间里告知医生现在可以看他了。了解到接下来的流程,我邀请他在看完精神科医生后再来我这儿。后来这变成没必要了,因为精神科医生又作了一个走廊转介到我这里。由于病人对他得到精神抑郁药的处方时表示不满并且威胁说不会服药。回到我的办公室,我问他要处方看看。然后我就高兴地说我们真幸运,因为这种药真的是对揪心的神经痛很有效。我们稍微深入地讨论,病人最后决定了按处方吃药,但只是为了揪心的神经痛,并且不会让精神病学家知道他在这么做,他还同意如果药物有效他要持续吃下去。

一个月后病人回来续处方药，并且过后经过我的办公室挥手大笑。他说："医生还不知道我吃这个药只是为了我的揪心的神经痛。这是我们的小秘密。"那以后他每次再来拿药的时候都会到我的办公室，微笑着大叫："我还骗着医生呢，我已经没有这揪心的神经痛了。"即使是走廊转介，治疗师也会有机会通过巧妙地进入病人精神错乱的世界。

要注意的是在行为医疗上有很大部分成功自杀的案例是患者在没有机会跟任何人，或者很少跟专业人士讨论过他们想要自杀的想法之前做成的。边缘人格或者癔症病人会大声地传导出他们的自杀想法或者意图，相对于从来没有显露出自杀想法或行为的抑郁症病人是更不会自杀的。当这些抑郁症病人的情况在没有明显原因时突然好转，然后就会因为毫无征兆下的自杀吓到周围的所有人。就如这个危险还不够让人烦恼，我们现在有的自杀是作为一种功能出现在一定比例的病人身上，特别是对那些在吃抗抑郁药物的青少年病人来说。这些病人已经在自动操作模式中。有趣的是，尽管在决定了了断自己后，人生存的欲望都会给我们最后一次机会去干预，但这个机会都会带着伪装并且难以避免被没有受过训练的医生错过。因为很多时候，大部分人都没有在看心理医生，保健医疗的环境是他们带着伪装去求助的最后机会。

病例分析 11-3

高兴的汉娜

一个 43 岁的离婚女人，有两个已经去上大学的孩子，在过去的两个月她变得越来越抑郁。她的 PCP 给她处方的抗抑郁药物在刚开始时是有效的，但后来尽管她还在服药，却又再抑郁了。在正常的环境中 PCP 可能会尝试另外一种抑郁症药物，或者会加入另外一种药物。但因为有 BCP 在，她把病人转介过去，主要是使这个离婚的女人在能得到什么药物从而有助于康复的方面得到建议。

BCP 适当地探查了一下转介的理由，并且在这个情况下小心地探究了病人另外提到她母亲在某个月的某周、某天自杀的事情。BCP 的脑子里突然响起纪念日抑郁症的警报，因为她母亲的自杀纪念日就在 3 天后。纪念日抑郁是一种反应性抑郁，出现在家长或者一个重要人物忌日临近时。纪念日抑郁症总是反映出一个解决方案或者对丧亲的哀伤。自杀常常发生在生存者或许还是孩子还很需要家长或者这个重要的人的时候，原因是对家长(或某人)自杀的愤怒。以海明威为例，他就在他父亲自杀的年纪在他父亲的忌日用同样的方式了结自己的性命。

BCP 停顿了，然后很大声地问："汉娜，你打算在什么时候用什么方式自杀?!!"这番话用力地重复了三次，此时的病人被惊到了，并且很明显地在发抖。就如她第一次回想这个决定，汉娜慢慢地、痛苦地描述了自己已经多年像小松鼠存食物一样保留了足够杀死最少三个人的巴比妥类药物。然后，突然她放松了，她说她本来打算后天吃这些药自杀。BCP 聪明地察觉了病人正在自动操作阶段，并且她的生命得救了。病人在同一周开始心理治疗并且成功地驱赶出内射，如果不这么做她就会用自杀的方式去消灭她内射对母亲的愤怒。

在急诊室中常见的恐慌症发作

经常有恐慌症发作的病人会跑到急诊室求诊，坚信自己是心脏病发作。病人相信他们的心脏病是因为对于他们来说另外一个选择就是说："我肯定是疯了"，或者"我要变成疯子了"。给予放松药物或者镇静剂的处方是通常的处理方法，并且这些"药物"只会强化病人脑海里那个选择性的信念："我肯定是有心脏病，因为我不是疯子。"通常的治疗是抗焦虑药物，可以暂时缓解，但很快病人就会再次认为是心脏病。每次到急诊室都不会有治疗的效果(就如，因我曾经来过这里而更加确认)，只会增加恐慌因为病人对自己说："这次他们肯定能找到一个真正心脏病发作的人，或者他们就会发现我是疯了，然后把我关起来"。走廊转介打断了这个连续不断的循环并且往往能让病人开始走恰当的恢复之路。

病例分析 11-4

摩根——我真希望能上大学

现年 20 岁的摩根被一家名牌大学录取了,但过去两年她都不得不因为她一系列的恐慌症发作给学校写信申请延迟入学,而在她的信中都描述为心脏病发作。这位女孩的大学对她的情况表示同情并且三次接受她推迟入学的申请到下一年。她的恐慌症发作从 17 岁开始,几乎就在她收到大学录取通知书的那一天起。开始的时候这种情况每六到七周重复一次,最近几个月变得越来越频繁,到现在是每 10 天左右重复一次。摩根觉得很尴尬,于是她会轮流到四个医院的急诊室和两个急诊门诊求诊。

这一次她到的一家医院急诊室求诊的时候,刚好医院最近引入了综合行为/保健医疗的模式。摩根很快被值班的急诊医生转介到了 BCP 处。BCP 作了一个迅速的诊断为恐惧症,因为她的病史是在距离扩大的情况下引发恐慌症发作。从她被录取入学这个恐惧的经历开始,她只能离开家不到 50 英里(她的大学离家大概 100 英里)。但在过去两年她逐渐变成不能离开房子。

BCP 在第二天给摩根作了一次家访。这次家访不但建立了联系,也让摩根成功脱敏到能足够让其与家人一起离开家走出一个街区。在脱敏的过程中她被确认了能在任何时候撤回。BCP 也鼓励她加入恐惧症项目,并在里面发现她那矛盾的关系是三角关系而不是往常的两个人之间的关系。摩根离婚的妈妈偏爱她小两岁的弟弟,只有在摩根大声地投诉的时候才会得到她妈妈的注意,而妈妈只会敷衍她。摩根的脑子里相信如果她离开母亲去上大学,她的妈妈就会完全只疼爱她的弟弟而忘记她。在她有了足够的觉悟和情感强度后,摩根能够直接并且尖锐地跟她妈妈面对,她的妈妈很快发现了自己的偏心。她紧紧拥抱自己的女儿,就如她一直想得到她那拒绝的母亲的拥抱一样去拥抱自己的女儿。几个月后,摩根不再有恐慌症发作,她高高兴兴地去上大学了。

当孩子是确认的病人的情况下的走廊转介

综合行为/保健医疗在许多儿科诊所中都能成功地应用。事实上,儿科医院比成年人的保健医疗环境更能接纳 BCP。在儿科环境中更能观察家长和孩子之间的互动,能在这个过程中给 BCP 作干预的机会。儿科医生很能接受走廊转介去处理难以管理的孩子和不合作的家长——常常是过分保护孩子或者爱争吵的母亲。以下的两种情况都在这个例子中说明。

病例分析 11-5

不能专心的安迪

一位母亲带着她多动症并且无法专心的 8 岁儿子去看儿科医生,这次是因为一个不大严重的普通感冒。当检查安迪的时候他拒绝稳稳当当地坐着并且不配合儿科医生的要求。他跑进跑出检查室两次并且要被他妈妈追回来。安迪被确诊了是 ADHD 并且开了苯丙胺的处方药,这个药必须要结合利他林和另外一个刺激药。这位妈妈是注册护士,中断自己的事业去养育 3 个孩子。她对自己儿子要这么早开始吃刺激性药物感到很苦恼。她和儿科医生发生了争吵,在儿科医生坚持要将她儿子转介给一位精神科医生去确认诊断并再次确认处方时她变得歇斯底里。

这名注册护士母亲不是一个简单的病人,她得到了一些阅读材料,指明:

a. ADHD 被过多地诊断。

b. 因为这个诊断而服用刺激性药物的儿童在成年时期有更大的药物成瘾的比例。

BCP 富有同情心地、有技巧地与病人讨论非药物的其他治疗手段,包括心理治疗和其他心理社会干预。这位妈妈冷静下来,跟 BCP 一起合作,然后被转介到专长在 ADHD 儿童心理治疗或确定是否误诊的心理医生处。后来他们发现,安迪是被分散了注意力，他的行为是因为同学对他的嘲笑和欺凌引起的。他的三年级同学因为他个子矮小取笑他，安迪于是就有了以上的行为问题。在治疗师帮助安迪学会处理和回应后这些症状取消了，也因为他的突然长高，安迪冷静了下来，也不再有 ADHD 的诊断。他仍然是班上最矮的孩子，但他没有过去那么严重了。在几年后，在他的妈妈再回到护士岗位工作时，她成为了综合行为/初级医疗的支持者。

Axis II 病人和走廊转介

边缘人格病人和反社会病人的一个特点是他们按自己当时的目的进出精神健康系统。心理治疗往往并不是他们的真正动机。相反，他们都是因为生活中出现了困难且有消极影响的问题，使他们想要按照自己的想法去操控局面。困难的范围是广泛的，可能是家庭因素、工作、司法、犯罪或者其他的问题。在正常的医疗系统中同情的干预可能让这些事情的后果只是治标不治本。

越来越多的边缘人格障碍病人都在过去有双重性格障碍甚至精神分裂症的诊断。对一个性格障碍病人而言，这些诊断是天堂的恩赐，可以让他们在各种后果中创造脱身的可能。被误诊为精神分裂症的 Axis II 病人会假装症状，并且用威胁自杀的方式去得到精神病医院收容以避免坐牢。不要被一个错误的诊断误导你。如果你闻到了“大蒜”的味道，就照此去回应他们。

另外要注意的是，他们想得到误诊是他们操纵行为中的一部分，Axis II 病人学会了怎么假装是一般的抑郁症和配合适合他们入院和出院的抑郁程度评估。这些评估是心理咨询师常用的如贝克抑郁量表（BDI）或者 PHQ-9，都是被了解为“表面效度测试”。这意味着你的问题不会给你要的答案。相反，如明尼苏达多项人格测试这样的测试是比较难能察觉出问题的意图的。考虑一个在利开特式量表上的问题，“你现在觉得有多伤心或者绝望啊”？病人想要进医院避免进监狱的话就会在测试的时候作假并且表现出不仅仅是抑郁，还甚至有自杀倾向。在简短的住院，病人检控取消后，在病人重新测试的时候他又会假装他已经恢复到能出院的状态。表面效度测试只对诚实回答问题的病人有效。

最后要注意的是，年纪大的边缘人格障碍病人不再能承受他们疯狂大闹的结果，他们会寻找假装的行为去博取同情来达到他们想要的结果。用假装症状把自己装成是在受折磨的病人。假病在躯体化病人和闽希豪生综合症病人之间不同。躯体化病人是无意识地将情感问题变成躯体上的症状。他们是医疗系统的沉重负担，因为他们的医生都坚信能在他们身上找到具体疾病的诊断，然而这些人并不是在假装生病。他们是真正感觉痛苦、不舒服、心悸、躯体化，也就是说所有真正疾病的症状。闽希豪生综合症病人往往是有一种病或者状态是自己故意引起的，与之不同的是，闽希豪生综合症的病人(几乎都是母亲)是被家长故意弄成有病的。

病例分析 11-6

罗妮的“声音”

罗妮是一个 43 岁的女人，离婚两次并且有长期开假支票的历史，并且当她被捕的时候她就会有加剧的严重双重性格障碍行为导致她需要入院。她由州监狱的警察带到诊所作评估。她的案子资料显示了罗妮在几次用假支票疯狂购物，买名贵衣服、首饰的事件中都被诊断为是双重性格障碍。罗妮现在跟一个稍微比她年长，一直努力工作的水管工安内住在一起。这名水管工总是加班加点工作而罗妮则帮他管着生意的账目。在过去跟安内生活的两年中，她开出的一堆假支票到最后都需要她处理了。因为受到了检控的威胁，罗妮就用清空安内的公司账号来付清她的坏账。这都在安内给供货商的支票开始跳票时让他意识到了问题的严重性。被发现后，罗妮就逃了，安内于是报警。不久后罗妮又因用假支票支付生活费用被捕了。

PCP 没有发现罗妮有任何身体上的疾病，将她转介给 BCP 作一个 10 分钟的访谈。在访谈过程中 BCP 发现了她明显的大蒜型性格特征。自己的诡计不能得逞使罗妮很苦恼，她就如一个训练有素的“海豹”，问 BCP：“你是不是该给我一个抑郁测试啊？”BCP 忽略了这个问题，就在罗妮开始描述她听到一个非常可怕的声音的时候。BCP 镇静地问到这个声音是在她脑子里面还是脑子外面。罗妮感觉为难了,她迟疑了许久,直到 BCP 再次重复了一遍问题。她的迟疑非常明显,她小声地试探说:“外面?”看到治疗师看着天花板并露出明显不屑的表情,她马上反过来说:“不,我是说,脑子里面!” 罗妮不知道哪个答案是对的,也暴露出她在改变趋向,她开始尝试得到 BCP 的同情,但是都失败了。

BCP 耐心并且专业地向罗妮解释了她的报告中不会出现她是双重性格障碍的诊断。她进一步从她作为心理治疗师的角色去解释并且邀请病人假如真的被判刑,可以在服刑过后回来看她。确实,罗妮被判刑 3 年。她从来都没有回到这个诊所,并且她出狱后的生活没人知道。很明显如果没有 BCP 察觉出这个大蒜型病人的误诊,罗妮就能第五次脱身,再一次滥用精神系统而不为其行为埋单。

病例分析 11-7

一个严重的“急诊”

一个穿着讲究的 38 岁男人蹒跚走进急诊室,大口大口地吐血。急诊室工作人员进入急诊处理状态,表面上看这个男人可能是肺部或者消化系统在大出血。在检查的时候,一名敏锐的医生对这位病人身上多处开胸开腹手术的伤痕而引起了警觉。他马上怀疑他是闽希豪生综合症,但因为没有找到出血的源头而苦恼。医生仔细检查了病人口腔,也在对他的食道和气管造影发现没有损坏。他耐心地让病人把血吐清,稍微让病人镇静后,他找 BCP 到急诊室看病人。

在访谈中,病人清醒着并且异常冷静,他在访谈中很配合,直到又一次开始大口吐血。急诊室的医生马上介入,但在转移病人进手术室的时候,BCP 告诉医生在病人出现大量出血之前,他在看病人的病历,他用眼角的余光看到病人将手指放入口中往左颧骨方向抠,然后就出现了吐血。在检查后确认了病人一直保持一个隐藏破开的伤口,可以随时引起大出血。这,当然,也确诊了是闽希豪生综合症。最后,病人在急诊结束离开前跟 BCP 再次谈话,他表面上十分配合和专注。但是,这个病人从来都没有再出现过,可能他搬到了另外一个城市,去继续着他的诡计。

BCP 的事业

当考虑要成为行为医疗从业者,大家往往都会迟疑。这个工作跟我们梦想中舒舒服服的私人执业办公环境,停车场中停着宝马奔驰车,面对着被医疗系统称为是"庸人自扰"的高智商,中产阶级病人的幻想相去甚远。逐渐地,这都变成了不现实的幻想,因为我们正由于减少的可报销预约而挣扎,因为药物而减少的心理治疗转介而烦恼,因为沉闷而产生职业倦怠,还有增高的成本而头痛。BCP 的生涯综合了迈克尔·巴林特预知的劝告说医生需要变得更像心理学家,而心理学家要变得更像医生(Balint, 1957)。

BCP 的职业生涯是刺激并且有回报的,但却不是适合每一个人。机敏、创新和富有活力的博士水平 BCP 们往往开始的时候都是迟疑,但很快就会感受到他们选择的职业生涯是让人兴奋,有回报并且受人尊敬的。在和 PCP 合作的短短几个月,BCP 就能跟 PCP 建立亲密的互相尊重彼此协力的合作关系,非常地依赖彼此,并且 BCP 得到了在其他医疗系统中找不到的,在医生和非医生之间的尊重和接纳。

现在美国大部分州都允许医生和心理学家之间的合作。这并不是总是这样,医法曾经是禁止非医生与医生合作的。对这个过时的规则的废除是从尼克医疗协助项目的合作主要研究员赫伯特·达肯博士开始的。赫伯特不但是个心理学家,也是一个注册的议员说客,他写作并且实施了 49 条联邦和州立的医疗法律。随着这个开始,在 20 世纪 80 年代美国最高法院决定医疗保健必须受到反垄断法和贸易法律的约束。当过时的医疗法律受到挑战,当美国新生雇用的精神病学家在心理学家指导下工作并得到医院的急诊权利,或者当精神病学联会尝试强制执行过时的规矩时,新生模型胜利了。

现在,美国有一定数量的私人执业中有 PCP 和 BCP 合作,并且这种模式会有更快增长。毫无意外,医生倾向跟心理学家而不是精神科医生合作。同时也有反过来的行为/保健医疗的综合是在医生跟原来心理治疗的执业中应用。这里的走廊转介，是BCP将有身体疾病的病人转介到PCP处。医疗正在改变并发展，它的未来一部分就在这些受过专业训练但有创新能力的本书读者中。

第十二章　极端疗法

“极端疗法”的名称原来是因为舆论对新生模型的批评，他们认为不在圣洁的心理治疗办公室中进行的行为干预都是极端的，没有保证的。顺着抗拒的方向，作者充满深情地采纳了这个名称，这称呼非常适合同地协作的行为/保健医疗和很多其他的方法，但不能应用在勒诺和氰化物的那个案例。我们重申：这是超出界限的，也是表现出超越任何疑问的展示出尖锐的心理治疗的潜在力量。

将我们的心理治疗和其他行为干预限制在办公室中或者甚至到外扩的医学环境中，会导致一些心理咨询师的短浅认识没有去治疗更多潜在的病人。知名的极端疗法可以通过十秒钟的干预在二战期间拯救无数人的性命。

跳门热(Jump-Door Fever)

我(尼克)最早接触到心理治疗是在我没有学过心理学的课程之前。当我还是著名的第82队空降军分队的一名军官的时候，我们的军队是最早的空降军部队，见证了二战时期最多的战斗，其中包括诺曼底战役，还有在意大利、南斯拉夫、希腊，还有穿越法国和德国，直到联军最后进入柏林等各种战斗。大概有40%的死亡率都可以归纳为我们所了解到的跳门热(Jump-Door Fever)。在快速飞行中跳到敌人前线和敌人后方的跳伞经历不但困难，而且因为在很多伞兵中迷信他们不理解的平均数而让其更困难。这些跳伞兵的平均寿命是当参加完三次战役的跳伞任务后，通常第四次就会面临死亡、受伤或者被俘虏。这当然意味着某些人可能第一次跳就会死，而有些人可能可以活过第六次第七次跳伞。但这个错误的理解让伞兵们在头三次跳伞任务中有错误的保证，他们会想“还没到我死的时候”。但到了他们所谓的第四次致命一跳的时候，往往伞兵就在飞机门前僵住了。

在战役中跳伞必须保持一定的节奏。跳得太快伞兵可能在空中缠住，而跳得太慢会导致错过目标。在机门的军官会大声数到十并且重复命令僵住的伞兵跳下去，要是在他数到十的时候没有跳下去，他就会用军靴往伞兵的背上踢一脚逼他们跳下去。此时伞兵会不可避免地进入第十级的恐慌，忘记他所有的训练，成为敌军随手可得的目标。因此，这40％的死亡率都是因为跳门热(jump door fever)。我们必须做点什么。

威廉·门格宁是卡尔的兄弟，并且是后来世界知名的、位于堪萨斯州托皮卡的门格宁诊所的联合创办人。他也是二战期间的首席军队精神科医生，等同一名将军的位置。他有众多的创新，其中包括在纽约长岛设立了神经精神病学军校(School of Military Neuropsychiatry)，在那里培训了无数顶级心理学家和社工到战斗协助站和前线做心理健康干预。世界著名的精神分析学家弗瑞达·弗罗姆·瑞茨曼博士被请去培训一群筛选过的伞兵军官去处理跳门热。我就是这些参与者之一，有幸能从欧洲战场飞来参加这个卓越的两周课程。

弗瑞达·弗罗姆教我们，尽管人类最强的情感是爱，但它来得慢又难以预测，相反，愤怒来得迅速而有激发力。她在两周内教会我们怎么在十秒内通过激怒伞兵自愿跳出机门，以此来智胜恐惧，拯救士兵的性命。她的训练是严峻的，有信服力并且尖锐，在她教会我怎么在十秒钟内救一名伞兵之后，我没有再因为跳门热失去过一名伞兵。在我回顾自己六十年的心理学家生涯，这是我做过最短的干预。这也让我相信如果心理学可以做到这些，我想要成为一名心理学家。

我的训练很快就要派上用场，在我的下一次战役跳伞任务中一名从布鲁克林来的意大利后裔伞兵在机门处僵住了。对，这就是所谓的“致命的第四次”。他在我的部队已经有几个星期，并且我对他很了解也尊重他是一名好士兵，但现在我必须用极其粗俗的方式侮辱他。在二战期间，意大利军队非常失势，多次向德军求救。他们唯一打败的是当时最落后的国家埃塞俄比亚，并且几乎不算是军事上的征服。当我们数到八的时候，我在他耳边大喊(因为机门处的气流非常响)：“安多瑞奇，美国的意大利后裔是不是像意大利的意大利人那么胆小？美国的意大利人是不是也跟意大利人一样窝囊？”他生气地转向我大叫：“操你妈的，长官，”并且跳出了机门。后来在我们顺利完成军事任务后找到了他，我将手放在他的肩上，但在我能说什么之前，他先说：“谢谢你，长官。我知道你为什么那么做。”安迪的生命不但得救了，他也在后面的战役中活过来了。

我们的“办公室”在高速公路上和地铁中

回顾恐惧症的知识，我们要记得，恐惧症病人是因为对他们爱的人/依赖的人有模棱两可的关系(伴侣，家长，爱人，雇主等)，导致他们在限制中生活。这意味着：“我怎么可以离开他/她呢，我连房子都不能离开，连车都不能开，不能开车上高速”等等。地理上的恐惧症(高速，桥，隧道，邮局，商店)是从一种推迟，一个等待期，一条长队开始的，并存在停滞的高速交通或者其他这些行为限制中，在脑中威胁着将被困的感觉和在生活中被困的境况联系在一起。这种模棱两可就会无意识地表达成：“如果我连车子都开不了(不能买东西，不能自己离开房子)我怎么能离开我的伴侣？”在新生模型设计如恐惧症在特别的恐惧症项目的治疗中，模棱两可的关系会被理解并解开，并且在现实中病人可以开始对恐惧症脱敏。这其中包括一小步一小步地去碰触那些令人害怕的情况，然后病人撤回，直到一系列的接触/撤回导致完全脱敏。当病人有多重恐惧症，先脱敏的主要恐惧会导致对剩下的恐惧症的迅速脱敏。这个接触/撤回顺序在之前展示的多丽丝的案例中可以说明。

病例分析 12-1

弗兰欣——我再也不开车了

弗兰欣是个 29 岁的女人，与控制欲很强的丈夫已结婚六年，这些年她慢慢地不喜欢他了。弗兰欣的丈夫是个非常成功的男人并且能挣很多钱，他通过给太太买大量名贵衣服首饰来宠着她，也容忍着她大手大脚地花钱。她不情愿只是做一个难伺候的太太，她也厌烦了丈夫总是居高临下的态度，并把她当作婚姻的小玩偶。她会幻想离开他，但她的幻想总是在她想到自己会变成在一家破烂餐馆打工的单身女服务员而破灭，然后她马上决定自己是不能离开丈夫的。往往这个幻想都是她在州际公路上开车回他们豪华的房子的路上产生的。她会假装要开过自己回家的出口，然后开往自己的自由。但她从来没有这么做，并且总是在对的出口出来。

一个下午她正在开车回家，她正因为自己背着丈夫闹脾气买了贵重的钻石手链高兴的时候，突然前面一堆车子堵在了她面前。交通完全停滞了，并且过了 40 多分钟都不动。她本身就是个没有耐心的女人，此时更觉得自己被困住了，就在她脑子放空乱想的时候，她想到自己是怎么被困在自己的婚姻里面。因为无法承受离开丈夫的这个幻想，她努力地尝试驱散它。最后交通开始动了，但当她到了她的出口，她发现她的出口被堵上了并且她被指示开到下一个出口绕道回家。无数次她幻想开过自己的出口然后开向自由。等她回到家的时候，她已经在颤抖了。第二天她发现在她要开车的时候浑身冒冷汗。她越尝试，就越恐慌。

在参加过几次恐惧症项目的访谈后，她讨论到她跟丈夫的关系，每次都有更深入的理解。弗兰欣同意让治疗师陪她进车子。他开离她的家一个街区，然后再回到她家门口的车道上。这也重复到她觉得离家两个街区都可以，也开始觉得无趣了。这样就给了治疗师往下一步的信号。她开始抓方向盘，治疗师坐在乘客的位置上，但她只能开一个街区远（而不是两个街区），她就急忙调头开回家了。撤回一点点地，弗兰欣增加开车的距离，直到她能自在地开，不过也只限制在非高速路段。

在一个接下来的访谈，她用同样的脱敏方式直到能在高速上开车。

在群组治疗中，弗兰欣学会了怎么调整去经营更好的婚姻关系，并且在现实中她也克服了驾驶恐惧症。往往我们可以一部车上一次给两三个病人脱敏。这对病人也有好处，病人互相为彼此每一小步的成功而受鼓舞。同样我们可以一次给几个地铁恐惧症的病人脱敏，可以从第一步走到地铁，然后马上回到入口，这样几次直到病人无聊了并且准备好上地铁。第一次这样的登车要坐到最近的站，然后再次折返，增加到坐两个站，然后三个站，四个站，直到病人觉得无聊了，然后一小步一小步地增加。

家 访

医生上门家访在二战之前很常见，后来我们因为有了车子或者出租车服务后，将病人带到了医生面前，而不是让医生去到病人那里。这从来都不是心理健康医疗的一部分，并且也没有被明显讨论过这是否是需要的。然而也有情况是必要的，就如我们讨论过的居家不出并且不肯下床的多丽丝的病例。除了新生模型没有其他的系统有解决在家治疗居家恐惧症的方法，因为这些病人在大部分的心理学环境中都不出现，让人们错误地认为这样的恐惧症是不存在的。这些病人宁可受苦也不愿意受尽惊吓地去一趟我们的办公室，诊所或者治疗中心。他们最常见是因为可能的心脏病发作或恐慌症发作出现在急诊室，他们会领了药，然后被送回家，几周后再次出现。

但其他情况也可能需要家访。埃里克·埃里克森治疗过很多的病人，但当他得到一个儿童治疗转介的时候，他要求先去这个家庭吃晚饭。他说这样做可以通过一餐晚饭了解家庭系统和互动，这样不需要整个家庭来办公室六到八次访谈。现在，在我们所谓良好但挑剔的标准下，这甚至是被认为是违反职业道德，因为这么做跨越了死板而往往不必要的界限。

有些种族对可能有的心理健康问题十分敏感，甚至会有全部家人来保卫家庭成员，并且常常会指定家里的人去照顾这个受着折磨的病人。这也对在达利城老一代的菲律宾人一样，在旧金山的南部，聚集了除菲律宾外最多的菲律宾人。

病例分析 12-2

比拉——家庭支柱

比拉 92 岁，是一个大型菲律宾家族中备受敬重的女族长，她两年前表现出了可以理解的思维缺陷，同时她在照顾自己上也显出困难。家庭成员偷偷地照顾她，给她不能出席民族活动的理由，并且都庇护她的心理问题。不可置疑的是比拉是一位很自豪的女性并且在她的社区中有至尊的名望，她的家庭成员，特别是只比她年轻一代的人，都对保护她的名誉很负责。除了这种保护外，宣布比拉的心理问题和她的残疾是必须的，这样才能通过医疗保险入住养老院去得到适当的护理。如果将比拉带到诊所作适当的评估会导致她被他的菲律宾人见到，因为肯定会有菲律宾人在接待室中候诊。尼克主张上门看诊，他在类似情况常常是这么处理的。

当他到了比拉的家，他很惊讶地发现家里 43 位家庭成员都聚到了一起，他们都坚持要看评估的过程。没关系，这位心理学家想。并且他们都是安静并且尊重地观看。事实上，比拉因为被自己爱的人包围而可以放松下来。问题就在检查结束的时候出现了。这 43 名家庭成员都带了有民族特色的食品并且他们坚持要用一场持续数小时的盛宴感谢心理学家。我是必须要回到我的办公室的，可是拒绝他们会让他们感觉很没面子。于是我打电话回办公室取消了我这天剩下的预约(顺便提一下，我很少会这么做，如果是无法避免我要取消一个病人的预约，病人的下一个访谈是免费的)。我的名声很快传开了，并且很快我成为了达利城菲律宾社区的首选心理学家。

在高度运用医疗系统中的扩大服务

对高度应用医疗服务的群体，没有比外扩服务项目更有效和节省的了。将这个项目包含在医疗的系统中是很有价值的。我们必须记住，付费者(政府、保险、管理医疗)都更注重医疗费用，而不那么关心心理健康。将它包括在我们的治疗中是增加了价值的，因为必须记住的是付费者(政府、保险、控制医疗)对医药/手术费用的关注比对心理健康护理的关注更多。同时，病人将心理问题和情绪问题变成身体的症状(称为“躯体化”)，这可以通过行为服务得到治疗。被人们所熟知的躯体化概念有 40 年，卡明斯教授的 300 多篇发表的研究文集录在 Cummings et al. (2002)。

从 1960 年代中期的早期开始，它被认为是(Follette& Cummings, 1967; Cummings &Follette, 1968)。

a. 在保健医疗看病的病人中有 60%到 70% 是有躯体化症状或者有潜在的心理问题阻碍了身体疾病的康复；并且

b. 这些病人占到了高度利用医药和手术人群的 15%，外扩给他们的适当的行为服务能减少总体的医疗费用(已经包括了减少行为医疗部分的费用)的 40%。

国家心理健康中心对此极度推崇，将它命名为成本差距(Cost offset)。这个外扩服务是由一名特别训练的心理治疗师进行的，他不会去挑战病人深信其症状都是病理的这个观念。也就是说，他不会去给病人贴上躯体化患者的标签。最简单去邀请病人的信息就是，“一个人有那么多的病征需要经常治疗，肯定对这个现状非常苦恼”就足够能带进来这高度利用医药手术人群中 15%的 11%到 12% ——已经足够大量降低医药费用。其他获得病人配合的技巧也根据剩下的那 3%到 4%病人的特点研发了。

医药的应用很直接地穿插于医生和他的看诊服务，如化验室和成像测试，急诊室和无预约就诊，住院和每个处方药物等过程中。这个沉重，含有多重服务的系统并没有提高确切诊断的准确性，并且因为太笨重而被抛弃。我们对此方法不能广泛推广的理由是，几乎在所有的系统中，医学和精神病学的数据是不相通的，在医药治疗和手术后的恰当的行为干预的追踪是不可能的。

在医院急诊室进行的门诊治疗：自相矛盾却管用

在急诊室中做门诊的心理学治疗看上去是矛盾的，但是在美国新生模型中应用这样简单的方法减少了精神病医院入院率达到了 90%（Cummings et al.，1997）。这个简单的有逻辑的概念是指如果一个病人会对门诊治疗有反应，他们都不需要住院。这个判断虽然广受质疑，但在通常的急诊流程中对可能有的精神失常病人的处理中得到正确的证明。

情绪失控的病人往往会在半夜由家人陪同到急诊室，或者被从晚间无预约就诊转介而来。事情的顺序往往是：医院会打电话给精神科医生，通过电话病人会被安排到精神病房过夜；精神科医生在第二天早上会来跟踪评估病人。到那个时候，病人已经在一个"疯子待的地方" 住了一个晚上，病人下了"我肯定是比我想象中还要失常"这样一个结论。所以不可避免的是病人会被收入医院精神科或者精神病院成为精神科病人。精神科住院费用高昂，往往一天要几千元美金。但除了费用，对病人来说，不去入住精神病院是有好处的。

在新生模型中，一个受过特别训练的心理学家或者社工会值班，他们会在半夜被派到急诊室中马上开始门诊治疗。如果病人对门诊干预有反应，就如在白天做门诊心理治疗也会有反应，病人当晚会让家人带回家并且会在第二天再接受门诊行为医疗服务。如有可能还会推迟到几天后的早晨再跟踪。所有这些费用都是一天的精神病医院的费用的很少一部分。

病例分析 12-3

大砍刀梅尔和他被吓坏的家长

病人梅尔文，或可称为" 梅尔"，但他讨厌称昵称为"梅尔"。他是一名 23 岁的精神分裂症患者，跟他的父母住在一起，连他的家长都学会了怎么让他在常常无预料的情绪失控情况下冷静下来。这次，他们新保姆只来了两天，在给梅尔文收床铺的时候她错误地叫了他为梅尔而不是梅尔文。他飞跑出房间，暴怒着威胁被吓坏的中年保姆。很快，家长前来干预，解释说她是新来的还不够了解，如果他们没有加入解释的理由，他们劝说的方法应该足够了：“几乎每个人都叫名字为梅尔文的人作梅尔，这没什么不妥。”这样的理由让他们的孩子进入了无法控制的暴怒状态，是他们从来没有见到过的。他威胁说要用大砍刀杀死父母，他的父母太害怕了，于是打了911。

心理学家见了梅尔文，并且在午夜后也简短地与他的家长进行了访谈。这个时候病人已经冷静下来了，尽管他坚称说其父母认为称呼他“梅尔”是个没问题的昵称是非常愚蠢的想法，他不像是个真的威胁。然而，他的父母都还很害怕并且要求他能入院。心理学家很快通过问家里是否有大砍刀让他们冷静下来。他们开始对这个问题觉得很惊讶，后来他们回答说家里没有大砍刀。心理学家解释说梅尔文并没有想要伤害他们，并且尽管他看上去是失去控制的精神分裂症，他选择了不存在的武器作威胁。

梅尔文由父母带回家，也意识到他们的孩子看诊的治疗师没有很好地掌握住梅尔文的病情。他们帮助孩子转到了在急诊室值班的同事心理学家处，因为心理学家知道怎么加入他们的错觉系统去治疗他的问题。

用三个E来描述的紧急小组

在早上九点到晚上五点提供紧急服务给需要紧急服务的病人是费用高昂并且不高效的程序，这对很多治疗中心来说是无法避免的。有些诊所让一名治疗师负责整天的服务，而其他的让治疗师轮流，这样每个时段有不同的治疗师接诊。低效率就在一个小时甚至更多的时间里发生了，没有人需要看诊，而在心理治疗师中也很少有对这空闲的时间抱怨的。一个高效有效的回复是告诉所有想要看紧急服务的人都在下午三点钟来，并且这个小组叫做“即时小组”，避免一些带色彩的标签如“危机小组”。事先不能让病人有自己身处危机的标签感，防止他们产生自我暗示。

病人事先没有被告知是在小组中见治疗师，但这可以在这个说法中暗示，"下午三点我们会见我们今天需要见的所有病人"。这也会在小组分散集合的时候再次说一次：

a. 一名治疗师在群组中见所有的病人；

b. 在下午三点到五点之间见病人，需要入院的病人仍然有时间转介；

c. 参加者如果需要，第二天可以再回来。

所以，这个群组里面不仅有第一次出现的患者，还有已经回来第二、第三或者第四次的病人。不过很少会有人会出现第五次。

因为其独特性，并且在即时小组成为标准程序之前，有 12 个月病人都随意打电话来要求安排到传统的模式或者是即时小组. 这个结果显示了即时小组超越了传统模型，因为只有 23%参加即时小组的病人需要到特殊的精神病机构治疗，对比参加传统模型中有 68%的病人需要转介。对于所需要的访谈次数(紧急和后续跟踪访谈)，在即时小组的平均访谈次数是 2.8 次，而分配到传统模型的平均次数是 7.4 次(紧急和后续跟踪访谈)。即时小组的费用是传统模型方式的费用的1/3，并且这在 1967 年(Cummings & Cummings，2000)开始变成了旧金山凯撒医疗机构的标准后逐渐成熟。这个模式在很多机构中使用都能导致效率的提高。

病例分析 12-4

典型的紧急小组组成

今天组里有七个人。有一个男人是第三天来到这里，他刚刚在一起交通事故中失去了他的太太，并且开始谈到怎么重建生活。他可以积极地劝说另外一名因为太太离开他而第一天来到小组的男人。他劝说这位男病人说他失去的是一个不再爱他的人，并且他最好能在现在年轻的时候重新开始。一名困扰的少女第二天来，她是因为在学校受到一些打扮新潮又爱挖苦人的女孩子的欺负害怕上学来到小组。她由她那受过高等教育的妈妈陪伴来，他们两个谈到这个学期的最后九周就会有一家新的特许学校会接收她。另外一个少女是第二天来到小组，她因为在商店偷窃被捕,开始的时候她否认自己有罪。她由心理学家确认是大蒜型病人,在访谈的结尾她承认了有罪并且希望能改变几个月前就开始出现的偷窃行为。而另外一个四十多岁的酗酒男人是第一天到那里,心理学家正在开始奠定“戒酒挑战”的基础(请看 Cummings & Cummings, 2000)。在这个两小时访谈的结尾,一名因缺乏男子气概并且被他的同学欺负的少年终于鼓足勇气开始讲他的故事,也表达了他第二天想要回来的意愿。

强调执行作业

心理治疗师总是寻找机会去给每个访谈的空隙建立联系,且他们往往会变成一周内安排两次甚至三次的访谈。因为控制医疗的限制,这越来越难做到了。自从布德曼和格曼(Budman and Gurman 1988)证明了这可以通过每次访谈后布置作业有效地做到,这个做法也越来越常见,尽管这在有些心理治疗师间常会变得断断续续甚至随意。往往病人会对没有完成的作业找借口,并且在这样的情况下很典型的是心理治疗师不强调作业,甚至太经常的是病人的借口是没说服力的。很不幸地是因为作业没有被执行,心理健康循环很快就被错误地认为无效且作业也很大可能被丢一边了。另外,事实证明如果作业布置得够深入并且能被强调执行了,是非常有效的。这会让治疗得到延伸到每周之间的停顿并延续到下一个访谈,让治疗没有明显的间隙。这就像病人是一直在持续接受治疗(Cummings & Cummings, 2000; Cummings &Sayama, 1995) 。

一开始,病人同意如果每周的作业在到期前不完成,病人要放弃下一个访谈。病人必须在预约访谈中出现,在承认作业没完成后,就要离开。我们必须注意到这个解释不可以超过几分钟,因为大蒜型病人会聪明地将其延长到半小时来占掉原本需要放弃的访谈。这可能听上去很残酷,但很少有心理治疗师会超过一次让病人离开,当一个访谈的积极效果能延伸一整周时,他们会很有成就感。通过强调作业,病人会相信治疗师的话的真实性,也会因治疗师的投入和坚持对有成功的治疗更配合。这些都低估了它的重要性。但是许多治疗师都会经历一个从好心却带着误导的同情到追求效率的转变。简单地指出,心理治疗师必须更像一个医生而不是修女。

我们没有现存的作业库。最重要的是作业必须根据每个病人去设计,能跟治疗有关系并且能延续到下一周的访谈。

病例分析 12-5

你对可怜的奥布瑞太苛刻了

这个 28 岁的离婚女人的大蒜程度就跟她的美貌一样突出。她用她的美貌结合取悦,总是能让事情得逞,这对男人们特别有效,尽管大部分这些人都不跟她一个档次。她在几周前的第一次访谈中就想勾引心理治疗师。失败后,她决定变成一名难伺候又诸多要求的病人。还有就是着手要让她现任的那位不幸的男友过得不顺。她通过扮演一个可怜、不被理解并且孤独的小女孩来得逞。偶尔她会变得诚实,对她装出来的受伤博得的注意大笑。她认为用手帕擦掉因为眼泪而花掉的睫毛膏最能让容易上当的男人们同意她的要求。

在之前的访谈中,她不停地夸口自己怎么按自己的要求得逞。她今天的作业是去列出所有她应用来做以下事情的技巧:(a)贬低男人(b)无所顾忌地得到自己想要的。她回来的时候很困扰,也没有做完她的作业。她在去她心理治疗师办公室的路上车子没有油了,并且她发现她的 AAA 马路援助服务过期了,于是她在雨中走了四个街口来参加访谈。她责备治疗师是导致这一切发生的原因。是他的错让她跟自己的男朋友分手,而分手前没让男友像过去几个月一如既往那样给自己的车子加满油。她到来的时候浑身湿透,极其狼狈,她开始将自己跟罗夫没有给自己的车子加满油之前分手的事情跟心理学家联系在一起。她从来没有学过怎么加油,因为油站又臭又脏。

她的抱怨被治疗师打断了,她被安排在下一周将未完成的作业做完,并加上要学会加油的这项作业后回来看诊。她怒冲冲地离开办公室,发誓永远不会回来。

但是，这个大蒜型病人却回来了，完成了她补过的作业，也学会了加油。大蒜型病人的心理治疗过程会折腾很常见，通常以成功告终。她仍然是个 Axis II，但她学会了怎么成熟，有更多控制冲动的能力，能够快乐地过日子。

你的病人是一个社区

有时候一个小型流行病会让一个健康系统超负荷，解决方法往往是在你的办公室外面，不属于心理治疗的范畴。这样的问题可用一个出现在预先支付健康医疗环境中的情况，以及应用于当几十个女人同时出现了，从头痛到抑郁的一系列的不清晰的问题。一位有敏锐观察力的接待员反映，这些妈妈都有一样共同的特点：她们都有一个儿子在一所天主教会学校上初中。接下来，她们的心理咨询师有目的地询问就揭示出更深入的问题。她们反映出她们所有的儿子之前都是好学生，但现在对上学都失去了兴趣，也出现成绩下降。在进一步的询问下，咨询师了解到这个本地的天主教学校校区的修女跟爱尔兰的一个学校的修女作了交换：美国的修女会在爱尔兰教书一年，而爱尔兰修女会在这个社区做同样的事情。

这时候就需要跟本地天主教学校的主管天主教神职人员见面了。在午餐的时候他说这已经招致了众多不满，并且他推测这些爱尔兰修女的严格和权威式的教学并不适合美国的课堂。在第一个学期结束后，这位官员会安排这些爱尔兰修女回到爱尔兰并且让美国的修女在第二个学期开始之前回到这个社区。

一夜之间，这群焦虑、抑郁的母亲们都不见了。如果我们仍然强调办公室中治疗，无可否认的是这个诊所会一整年都超负荷。这是很多例子中的一个，说明我们心理学家要将传统的角色和办公室放一边。对，极端治疗可比我们受传统训练的 50 分钟治疗的意义更深远。

有治疗效果的“大购物”

慢性精神分裂症能通过心理治疗师帮助处理日常生活来避免他们因为引起麻

烦而重复入院。这个群体中,这些可避免的重复住院导致了他们的治疗费用高昂。一个精神分裂症患者所谓危机,对于大部分人来说都不是危机,比如购买袜子或者点餐。

在他们还是孩子的时候,慢性精神分裂症病人学会了在不明原因的情况下被周围的人吓到。他们的行为、古怪的说话方式,还有他们不能像大部分孩子一样理解事情让他们因为是笑柄而被孤立。他们形成的害羞和回避的习惯发展到了成年期,变得越来越严重。现在面对着要买一双袜子的情况,慢性精神分裂症患者会因为商店里的喧嚷而害怕起来。

在结账处排队的时候,他/她感到似乎每个人都在盯着他/她并且就要拿他/她来开玩笑。这种威胁每秒钟都在增长,并且很快恐惧感造成了他们的语言、行为、行走和总体的礼仪上变得很奇怪。其他顾客注意到这些行为后就会开始离精神分裂症病人越来越远。成年人不会像孩子一样去取笑,他们会走开。他们会对这些奇怪的语言关注并且往往会将商店里的保安叫来。保安人员没有接受过区分异常行为是否危险的训练,误会不断升级,最后这个无威胁的精神分裂症病人就会被撵到医院,然后根据他们的住院前科,他们往往会在受着限制的情况下(药物或者身体约束)完成一个快速的重新入院。

日常生活的项目可以在群组进行,能让慢性但稳定的精神分裂症病人学会买衣服、订餐,在公共交通处问方向,在图书馆借书,还有对大部分人来说很平常的活动。本书作者和他的同事有好几年都组织这样的外出项目,在告知这些商店、餐馆和公共交通系统我们的用意后,得到了他们的理解和配合。这样的外出长度往往是两到三个小时,尽管这超过了我们传统的 50 分钟治疗,每次可以有 6 个病人参加。

病人已经让心理治疗师进入了他们内心的世界并且相信他/她能在通过之前描述的技巧让他们学会一些简单的日常行为,并且治疗师也觉得这样很有意义。在我们的经验中,慢性精神分裂症都比心理治疗师更愿意离开他们固定的治疗室来参加这样的实境体验项目去得到行为的指导。然而这样的项目成效表明其需要被纳入我们的行为医疗系统中的一部分。他们的效果超过了病人在离开医院后只依靠药物治疗，因为药物的副作用就是在慢性精神分裂症病人停止吃药时导致他们重新需要住院。

总　结

走廊转介，加入病人错觉，加入病人抗拒的方向和其他的这些我们之前章节中描述的技巧，这都符合我们倾向使用的极端治疗的规则。所有心理治疗所需要的都必须符合三个 E：效验、效果和效率。

第十三章　行为健康医疗人员的心理药理学

在医药环境中做行为健康医生必须要有心理药理学指引。本章的目的不是为了让行为健康医生有资格跟医生竞争开处方药物；相反，心理学家需要知道他们在治疗的病人正在服用什么药物，它们的副作用是什么，它们是否适合你提供心理咨询治疗。这会让你对任何意外的或者不恰当的药物的副作用情况提起警觉，也能跟医生更好地合作，从而给你的病人最好的服务。

记住，它们深入训练的本质，新生训练的心理治疗师被训练为能让更多的病人脱离药物。但因为与开处方的医生有关，最大程度地灵活变通很重要。BCP 通过展示你的知识、技能和为你病人提供最好的心理治疗的投入，来共建一个互相尊重和信任的工作关系。

最后，本章包含了药物滥用的内容。让人伤心的事实是今天有超过 40％的病人都有滥用药物的问题，包括街头流行的药物和处方药物，往往跟酒精一起，这些都是心理治疗师所不了解的。滥用药物的病人在心理治疗中不会康复得很好，并且治疗师没有意识到成瘾药物问题是不负责任的。更确切地说，在不了解病人是否有潜在的药物依赖问题时，服用处方精神科药物是极其危险的。

药物管理

在新生模型中，行为医师依赖最有效的心理治疗性干预，同时不会受今天通常的执业限制——也就是由精神科药物主导的治疗。所以，只有很少一部分病人需要服药，而行为医疗是常用方式。那么，有技巧的心理治疗师更会经常跟医生协商给病人脱离药物，而不是讨论需要处方什么药物。

保障病人的进展有赖于药物管理的艺术，在更复杂的例子中，就需要更多的艺术。在处理整个问题时，作为一位非医药的医师，行为医师必须能灵活地建立治疗性的联系和增强信心。另外，行为医师必须有恒心，也能在药物策略上有创造力。至关重要的是能预知、确认和解决抗拒的能力。所有这些都需要有说服力。

在新生模型中，病人先看一位行为治疗师。这位行为治疗师会根据治疗决定病人是否能从适合的药物中得到益处，再跟医生或者精神科医生联系。这种最理想的做法在今天很少见，因为大部分情况下医生或者精神科医生都已经见过病人也给了处方的药物了。在见了病人后，心理医生会判断病人在不用药的情况下，可能情况不会变好但是也不会变坏，还有处方的药物是否恰当。最佳的操作是治疗师能以病人的最佳治疗为出发点。在最复杂的案例中，就需要有更多的技巧。

总结，非医药背景的行为治疗师从事临床心理病理学的业务时需要有诊断师的技巧，心理治疗师的技巧，用现存药物的指引，还有计划心理治疗配方的能力。选择和开始药物治疗必须是根据：

a. 病人过去的历史；

b. 病人的家族史；

c. 病人现在的临床症状(医学上和心理学上)；

d. 治疗计划。

此外，必须要了解目标或者药物测试的目的，还有吃药需要达到效果的时间长度。这个行为医师必须了解可能发生的可逆转作用还有怎么去管理它们，包括在药物不起作用的时候，代换药物策略知识。重要的是判断是否有必要长期服用药物的迹象。

病人的配合很重要，治疗计划必须要给病人和其他家庭成员解释，病人对用药的反应，还有病人对用药的理解，也会影响他/她的配合度。如果行为医师认为因为病人的意愿给予通融会妨碍治疗，这就必须要跟病人解释清楚。

适当的诊断

现在心理治疗师面对的问题是诊断的分类变得过于广泛。例如，“抑郁”现在包括了从丧亲到正常的生活问题。对太多的医生和精神科医生来说，任何抑郁症的根据都会让他们自然而然地处方抗抑郁药物。这会掠夺了病人自我按需要处理好他/她生活方式的某些情绪的权利。

恰当的诊断需要理解抑郁是很多种情况呈现出的一种症状，就如头痛这种症状可能由于普通的眼压问题或脑癌引起。行为医师要在判断出现的症状的真正原因和影响后才能达成治疗计划。很常见的是，跟今天通常的治疗比较，药物是不需要的。

新生药物管理规则

(1) 通过临床的访谈、心理状态评估、家庭历史、和心理学症状，医生决定障碍症的本质，还有回答问题:这种障碍症是否会对药物有反应?

(2) 医生必须对精神科药物的分类，它们的恰当使用，还有它们的反作用熟知。必须了解用药的分量范围，方法和安排。

(3) 医生对病人的态度非常重要。医生必须抱有积极希望的态度，完全不能有爱好用药或者反对用药的偏见。

(4) 在非药物治疗与药物治疗一样效果的情况下用非药物治疗。例如，对大部分的恐惧症，行为治疗比药物治疗更优，也如神经性抑郁症用认知行为治疗。

(5) 不要否认病人适当的药物治疗，但小心地评估其适当性。

(6) 选择有最少副作用，有最大临床效果的药物。

(7) 在最短时间内用最低剂量。

(8) 处方最简单的药物疗程来配合。例如，睡前吃一次抗抑郁药可能是最简单的药物治疗。

(9) 尽可能避免混杂用药。混合药物往往不比用一种药物有效，最佳的方法是保持一个剂量范围内来避免需要第二种药物来控制副作用。如果不能避免混合用药，用“合理的混合用药，”它必须是：

a. 用最少种类的药物来达到最大的改善。

b. 如果需要质量两种或更多的独立的症状才混合药物(如，症状是有多于一个潜在原因)。

(10) 在给儿童、年长的人和药物过敏的人治疗时要有特别的护理。

(11) 每一种药的用药时长要适当。

(12) “稍微减轻症状”对于病人来说比“过量用药”更好。

(13) 如果药物会引起不适的副作用，先用一个小剂量。

(14) 考虑病人对此类或者其他药物的过往的经验，他/她对药物的态度，他/她家人对用药的态度还有他们医生对精神科药物的态度。

(15) 病人在不需要一种药物的情况下要求用药并不罕见，需要一种药物而病人拒绝服药的情况也一样。

(16) 精神科药物在结合适当的心理治疗的情况下最有效。精神科药物不是单独使用的，但是需要跟心理治疗一起。

(17) 如果病人明显不愿意服用药物，最好的办法就是尊重病人的意愿。如果是病人自己无法做出好的、考虑周全的决定，这种情况例外处理。

最重要的是记住，虽然不是全部，但很多、很大部分的医生和精神科医生都会不同意上述的许多点，尊重这个新生药物管理规则。最大程度地灵活是很重要的。慢慢地，在行为医师展示其知识、能力还有在病人治疗上的成功后，信任就能建立。

附录1　尼克拉斯A·卡明斯行为健康博士中国项目

尼克拉斯A·康明斯行为健康博士项目旨在建立与中国大学、医院、社区健康中心建立在行为健康咨询，培训研究项目上的合作：

· 支持中国在行为干预措施上的创新以及改善中国人的心理健康。

· 改善中国医师在应用疗效反馈措施、实证为基础并且文化上适合的治疗模式。

· 让中国的医疗机构受益于美国的医疗改革经验，能应用更有价值，更可靠，更有成本效益的行为健康护理。

· 推广新生心理治疗模型。

我们的中国项目任务有

· 招收中国的医生、心理学家、咨询师入读行为健康博士课程。

· 与中国高校建立正式合作关系。

· 为中国的医院和政府机构提供培训。

· 探索访问学者和交换生项目。

行为健康博士课程是一个54学分的网上博士课程

· 给有志提高的硕士等级专业人员。

· 针对医生有临床方向。

· 针对领导者有管理方向。

• 混合灵活办学:综合网络课程和在校学习。

如需更多信息,请访问网站:https://chs. asu. edu/dbh,

欢迎您与我们联系:

Ronald R. O'Donnell: ronald. odonnell@asu. edu

College of Health Solutions

Nursing and Health Innovation Building 1

3rd Floor

500 N. 3rd Street

Phoenix, AZ 85004

Phone: 602-496-1354

Fax: 602-496-1597

附录 2
The Biodyne Research Model for Determining Efficacy, Effectiveness, and Efficiency
(证明新生模型的效验性、有效性和效率性研究)

Recent years have witnessed great strides in the transformation of psychotherapy from an experience—based practice to that of an empirically supported treatment discipline. Chambless and her colleagues are distinctive among a number of academic clinicians (for a thorough application to treatments of diverse conditions, see Chambless & Hollon, 1998, and O'Donohue & Fisher, 2009). Termed efficacy, it identifies evidenced—based treatments, indicting proven interventions for existing conditions.

This transformation has been laudable, but as Kazdin (2008) has pointed out, it has been influenced by limitations in research design inasmuch as the EBTs (as evidence—based treatments have come to be known) that have been published are those that are easily quantified and lend themselves to our circumscribed research methods. Barlow (2004) has shown that our EBTs may or may not work outside the laboratory. He calls for research in effectiveness, meaning that the EBTs actually work in the clinic and treatment room rather than just in the lab.

The Biodyne Model calls for a third E, that is efficiency. Just because a treatment has been proven to be both efficacious and effective does not mean we should not seek to make psychotherapy more efficient. The paucity of research in effectiveness and the absence of research in efficiency is characteristic of psychology, but not medicine where interest in efficiency abounds. An excellent example is in heart surgery. When coronary bypasses were perfected, many lives were saved, but the procedure was drastic and the recovery was prolonged, with many patients becoming depressed during the months—long recovery phase. Clearly efficiency was needed, and it came with the invention of the stent, which is applicable to a large percentage of cardiac patients. With the stent, the patient is out of the hospital and back to work the next day.

The Biodyne Model for decades has committed resources not only to the first and second Es, but also the third E, insisting tha psychotherapy must be rapid and incisive in both its diagnosis and treatment. The Biodyne Patient Bill of Rights, described earlier, exemplifies this. Efficiency is a neglected need in psychotherapy but it is not a new concept. Sigmund Freud, before his death, lamented that psychoanalysis was so protracted that only a relatively few people could afford it. He argued that it would be the necessary responsibility of his successors to make psychoanalysis shorter and ore effective. From its inception, the Biodyne Model took this admonition seriously and began research in brief psychotherapy as early as the mid—1950s, much to the consternation of the profession which responded not only with hostility, but with unceasing criticism that psychotherapy was being diluted and even destroyed. The idea that efficient psychotherapy could also be more efficacious and effective had never occurred to the myopic critics.

The Biodyne Model incorporated the first two Es as part of its research into the third E. The research methodology was, and remains, unique in that it is proven efficacious, effective, and efficient not only outside the laboratory but with extensive verification in the real world of healthcare delivery, involving not hundreds or thousands of lives, but millions.

The Biodyne Model Research Methodology

What is now called refocused psychotherapy, or the Biodyne Model, has been subjected to an unprecedented half century of research. The medical cost offset phenomenon, which measures the effectiveness of psychotherapy by the reduction of somatization (as reflected in the rapid decline of medical/ surgical utilization), was employed in the development of the interventions. Cummings and his colleagues at Kaiser Permanente early on intuitively observed that certain conditions seemed to respond better to dynamically oriented therapy, others to group therapy, still others to cognitive behavioral therapy, and still others to systems approaches. This is anathema to most practitioners in that they adhere to usually one "school" of psychotherapy, making them akin to what we have termed many years ago as "psycho—religions." It was also observed that , even within the school of psychotherapy, some conditions were more effectively treated in individual therapy, other in group therapy, and still others in psychoedutational programs. They tentatively accepted the premise that all schools and modalities had truth, but none had all—encompassing truth. The optimal truth could well be an admixture of several approaches, and they set about to test the hypothesis through outcomes research utilizing medical cost offset as the criterion of efficacy. Since in our society persons under stress somatize their stress, a greater reduction in medical utilization in an aggregate group receiving a different kind of intervention would be a measure of the effectiveness of the intervention.

The cost—therapeutic effectiveness ratio, also known as the efficiency—effectiveness ratio, was derived by dividing the average (mean) medical/ surgical utilization for the entire group for year prior to the intervention, by the average (mean) medical/surgical utilization plus the average (mean) psych visits for that same group in the year after the intervention:

$$r = mean \frac{medical/surgicalutilization\ year\ before}{Mean(medical\ surgical\ utilization\ year\ after) + Mean(psychotherapy\ sessions)}$$

Differentially weighting by cost the various kinds of medical utilization, such as giving an outpatient visit a value of 1. 0 and a day of hospitalization value of 10, only complicated out computations and neither added precision nor altered outcome. But weighting individual therapy, group therapy, and psychotherapist time to accomplish a unit. Thus, individual psychotherapy (1 therapist with 1 patient for 45 minutes)received a value of 1, while group therapy (1 therapist with 8 patients for 90 minutes) received a value of 0. 25, and a psythoeducational group (1 therapist with 12 patients for 90 minutes) was given a value of 0. 08. To clarify further, 10 sessions of individual therapy equals 10, the same number of group therapy sessions equals 2. 5, and 10 sessions of psychoeducational programming yield less than 1. A psychotherapist responding to an emergency psychotherapy visit was given a value of 2, which means that 10 such visits had a total value of 20.

To illustrate from actual research, a group of 83 borderline personality disorder patients were placed in individual psychotherapy, with the rest that medical utilization declined only slightly, but at an enormous expenditure of both individual sessions and emergency therapy visits:

$$r = \frac{163}{141 + 68} = 0.8$$

The ratio is low, indicating the interventions were neither therapeutically efficient (reduction in medical/surgical utilization) or cost—efficient (number of mental health units). The staff over time created a focused set of interventions within individual therapy with some improvement in cost efficiency but little impact on therapeutic effectiveness with another group of 73 borderline personality patients:

$$r=\frac{167}{148+51}=0.7$$

The overall effectiveness—efficiency ratio actually declined. With another population of 76 patients suffering from borderline personality disorder, a great deal of care and effort was expended in designing a 20—session group therapy, augmented with 10 sessions of individual therapy, and then with monthly follow—up sessions. Emergency department visits were virtually eliminated and the ratio rose dramatically:

$$r=\frac{166}{27+31}=2.8$$

Learning a great deal from this group of patients, we incorporated many of the "garlic" conceptions that were being developed, and we also shortened the series to 15 group sessions followed by 10 psychoeducational sessions, and with subsequent monthly follow—up individual sessions. That yielded a ratio and a program that were adopted as both effective and efficient:

$$r=\frac{171}{11+12}=7.4$$

The research team continued to experiment with honing the program even further, but the word with borderline personality disorder, a category of resistant and highly acting —out patients, never achieved the ratio of 9.0 or higher that became the goal and standard for the other protocols. In this way, using medical cost offsets, there were designed 68 focused, targeted interventions for 68 psychological/psychiatric conditions that became the methodology in what was at the time termed brief, intermittent psychotherapy throughout the life cycle, an approach that concentrates on solving the problem in the "here and now" while also giving the patient a greater repertoire of responses to stress. These findings were the backbone of the clinical training and service delivery early at Kaiser Permanente and later at American Biodyne (Cummings, 1991), as well as the eight-year, longitudinal Hawaii project with federal employees and Medicaid recipients (Cummings et al., 1991)

参考文献
(Reference)

[1] Balint, M. (1957). The doctor, his patient and the illness. New York: International Press.

[2] Barlow, D. H. (2004). Psychological treatments. American Psychologist, 59, 869-878.

[3] Bray, J. H. (2011). Reforms in treating children and families. In N. A. Cummings & W. T. i. O'Donohue (Eds.), Understanding the healthcare crisis (pp. 343-366). New Y Routledge.

[4] Budman, S. H., & Gurrnan, A. S. (1988). Theory and practice of brief therapy. New Y Guilford Press.

[5] Carlat, DJ (2010). Unhinged: The trouble with psychiatry: A doctor's revelations about a protession in crisis. New York: Free Press.

[6] Chambless, D. L., & Hollon, S. D. (1998). Defining empirically supported therapies. Jail of Consulting and Clinical Psychology, 66, 7-18.

[7] Christensen, C. M. (2009). The innovator's presaiption: A disruptive solutionfor health care. New York: McGraw-Hill.

[8] Cooper, K. H. (1995). It's better to believe. Nashville, TN: Thomas Nelson.

[9] Cummings, N. A. (1977). Prolonged (ideal) versus short-term (realistic) psychotherapy. Professional Psychology, 8, 491-501.

[10] Cummings, N. A. (1986). The dismantling of our health system: Strategies for the survival of psychological practice. American Psychologist, 41, 426-431.

[11] Cummings, N. A. (1991). Brief, intermittent psychotherapy throughout the life cycle. In J. K. Zeig & S. G. Gilligan (Eds.), Brief therapy: Myths, methods and metaphors. New York: Brunner/Mazel.

[12] Cummings, N. A. (2011). Our 50-minute hour in the nanosecond era. In N. A. Cummings & W. T. O'Donohue (Eels.), Understanding the behavioral healthcare crisis (pp. 19-31). New York: Routledge.

[13] Cummings, N. A., & Cummings, J. L. (1997). The behavioral health practitioner of the future: The efficacy of psycho educational programs in integrated primary care. In N. A. Cummings, J. L. Cummings, & J. N. Johnson (Eds.), Behavioral health in primary care: A guide for clinical integration (pp. 325-346). Madison, CT: Psychosocial Press (International Universities Press).

[14] Cummings, N. A., & Cummings, J. L. (2000). The first session with substance abusers: A step- by-step guide. San Francisco: Jossey-Bass (Wiley).

[15] Cummings, N. A., & Follette, W. T. (1968). Psychiatric services and medical utilization in a prepaid health plan setting: Part 2. Medical Care, 6, 31-41.

[16] Cummings, N. A., & Sayama, M. (1995). Focused psychotherapy: A casebook of brief intermittent psychotherapy throughout the life cycle. New York: Brunner maze!'

[17] Cummings, N. A., & VandenBos, G. R. (1981). The twenty year Kaiser-Permanente experience with psychotherapy and medical utilization: Implications for national health policy and national health insurance. Health Policy Quarterly, 1, 159-179.

[18] Cummings, N. A., & Wiggins, J. G. (2001). A collaborative primary care/behavioral health model for use of psychotropic medications with children. Issues in Interdisciplinary Care, 3(2), 121-128.

[19] Cummings, N. A., Cummings, J. L., & Johnson, J. N. (1997). Behavioral health in primary care: A guide for clinical integration. Madison, CT: Psychosocial Press (International Universities Press).

[20] Cummings, N. A., O'Donohue, W. T., & Cummings, J. L. (2011). The financial dimension of the behavioral healthcare crisis. New York: Routledge.

[21] Cummings, N. A., O'Donohue, W. T., &J'erguson, K. E. (2002). The impact of medical cost offset on practice and research: -Making it work for you. Foundation for Behavioral Health: Healthcare Utilization and Cost Series, Vol. 5. Reno, NV: Context Press.

[22] Cummings, N. A., Pallak, M. S., & Cummings,J. L. (Eds.) (1996). Surviving the demise of solo practice. Madison, CT: Psychosocial Press (International Universities Press).

[23] Cummings, N. A., Dorken, H., Pallak, M. S., & Henke, C.]. (1991). The impact of psychological intervention on health care costs and utilization. The Hawaii Medicaid Project. HCFA Contract Report #11-C-983344/9.

[24] Cummings, N. A., Dorken, H., Pallak, M. S., & Henke, C.]. (1993). The impact of psychological intervention on healthcare costs and utilization: The Hawaii Medicaid Project. In N. A. Cummings & M. S. Pallak (Eds.), Medicaid, managed behavioral health and implications for public policy. Vol. 2: Healthcare and utilization cost series (pp. 3-23). South San Francisco: Foundation for Behavioral Health.

[25] Erikson, E. (1950). Childhood and society. New York: Norton.

[26] Follette, W. c., & Houts, A. C. (1996). Models of scientific progress and the role of theory in taxonomy development: A case study of the DSM. Journal of Consulting and Clinical Psychology, 64, 1120-1132.

[27] Follette, W. T., & Cummings, N. A. (1967). Psychiatric services and medical utilization in a prepaid health plan setting. Medical Care, 5, 25-35.

[28] Fromm-Reichmann, F. (1929/1950). Principles ofintensive psychotherapy. Chicago: University of Chicago Press.

[29] Garfield, S. L. (1998). The practice of briif psychotherapy. New York: Wiley

[30] Greenberg, G. (2010). Manufacturing depression. New York:

[31] Simon & Schuster. Haley, J. (1976). Problem solving behavior. San Francisco: Jossey-

Bass.

[32] Hayes, S. c. (2000). Danny: A case of panic disorder. Orientation: Acceptance/commitment therapy. In N. A. Cummings & J. L. Cummings (Eds.), The essence of psychotherapy: Reinventing the art in the new era of data (pp. 188-193). New York: Routledge.

[33] Healy, D. (2012). Renewing the clinical relationship. In N. A. Cummings & W. O'Donohue (Eds.), Restoring psychotherapy as the first line intervention in behavioral health (pp. 63-106). Dryden, NY: Ithaca Press.

[34] Herzberg, D. (2008). Happy pills in America. Baltimore, MD: Johns Hopkins University Press.

[35] Hunter, C.L. (2010). Integrated behavioral health in primary care: Step-by-step guidance for assessment and behavioral interventions. Washington, DC: APA Books.

[36] Jones, K. R., & Vischi, T. R. (1979). The impact of alcohol, drug abuse, and mental health treatment on medical care utilization: A review of the research literature. Medical Care, 17 (suppl.), 43-131.

[37] Kazdin, A. E. (2008). Evidence-based treatment and practice: New opportunities to bridge clinical research and practice, enhance the knowledge base, and improve patient care. American Psychologist, 63,146-159.

[38] Kirsch, I. .(2010). The emperor's new drugs. New York: Basic Books.

[39] Konigsberg, RD. (2011). The truth about grief New York: Simon & Schuster.

[40] Lee, S. (1997). Estranged bodies, simulated harmony, and misplaced cultures: Neurasthenia in contemporary Chinese society. Psychosomatic Medicine, 60, 448-457.

[41] Lee, S., & Kleinman, A. (2007). Are somatoform disorders changing with time: The case of neurasthenia in China. Psychosomatic Medicine, 69, 846-849.

[42] Lesse, S. (1982). The uncertain future of clinical psychiatry. Americanjournal of Psychotherapy, 37(2), 306-312.

[43] Manaster, C. J., & Corsini, R. J. (1982). Individual psychology: Theory and practice. San Francisco: E. E. Peacock Publications.

[44] May, R. (1950). The meaning of anxiety. New York: Norton.

[45] May, R. (1977). The meaning of anxiety (Rev. Ed.). New York: Norton.

[46] Menand, L. (2010). Can psychiatry be a science? New Yorker, March 10. Available at: www.newyorker.com/arts/ critics/2010/03/01/100301crat_atlargw.menand? curr (accessed March 20, 2010).

[47] Mosher, L., & Hendrix, V. (2008). Soteria: From madness to deliverance. Washington, DC: Authors.

[48] O'Donohue, W. T., & Fisher, J. L. (2009). Evidence-based treatments. New York: Springer.

[49] O'Donohue, W. T., Byrd, M. R., Cummings, N. A., & Henderson, D. A. (2005) Behavioral integrative care. New York: Routledge.

[50] Prochaska, D. O., Redding, C:A:, & Evers, C:A. (2008). The trans-theoretical model of behavior change. In K. Glanz, F. M. Lewis, B. K. Rimer (Eds.), Health behavior and health education: Theory, research and practice (3rd ed.) (pp. 97-121). San Francisco: Jossey-Bass.

[51] Rosenhan, D. L., & Seligman, M. E. P. (1984). Abnormal psychology. New York: Norton.

[52] Selye, H. (1956). Stress. New York: McGraw-Hill.

[53] Shedler, J. (2010a). Getting to know me. Scientific American Mind, Nov./Dec., 52-57.
Shedler, J. (2010b). The efficacy of psychodynamic psychotherapy. American Psychologist, 65(2), 98-109.

[54] Shorter, E. (2010). Why psychiatry needs therapy. Wall StreetJoumal (WSJ.com). Available at: http://online.wsj.com/artikcle_emaii? SBG10001424052748704188104570081370022 7601116 (accessed December 3, 2010).

[55] Skinner, B. F. (1938). The behavior of organisms. New York: Appleton-Century.

[56] Sullivan, H. S. (1927). Affective experience in early schizophrenia. American Journal of Psychiatry, 6, 468-483.

[57] Sullivan, H. S. (1940). Research in schizophrenia. American joumal of Psychiatry, 9,

222-248.

[58] Tone, A. (2009). The age of anxiety: A history of America's turbulent affair with tranquilizers. New York: Basic Books.

[59] Wakefield, J., & Horwitz, A. (2007). The loss of sadness. New York: Oxford University Press.

[60] Whitaker, R. (2010). Anatomy of an epidemic. New York: Crown Publishers.

[61] Wright, R. H., & Cummings, N. A. (Eds.) (2005). Destructive trends in mental health: The well- intentioned path to harm. New York: Routledge.

[62] Zur, O. (2005). The psychology of victirnhood. In R. H. Wright, & N. A. Cummings (Eds.), Destructive trends in mental health: The well-intentioned path to harm (pp. 45-63). New York: Routledge.

感　　谢

作者对本书的翻译崔琳琛小姐表示感谢。本书有许多不容易翻译的美国俚语和心理学专业用词,崔小姐的勤奋和智慧让她克服了重重困难并完成了全书翻译。

作者也希望借此机会感谢所有曾经与 Ronald O'Donnell 合作过的中国专业人士,感谢你们的帮助,让他将创新的新生干预模型带到中国的行为健康领域。

本书作者在 1979 年受当时的中国心理学会长,时年已经九十多岁潘菽博士的邀请到访中国,并在中国科学院作客座演讲。他的演讲稿最终以中文版出版。本书作者非常感激能再有幸到中国,也因为有许多好朋友在中国而感到荣幸。